JN042073

ここだけおさえて！

院内で出合う

症状・疾患がわかるBOOK

[編著] 山中克郎

照林社

まえがき

私はあらゆる内科疾患を診る「総合診療」を米国で学び、帰国後は医学生や研修医の医学教育に携わってきた。いくつかの大病院の救急室で救急診療を行った後、諏訪中央病院で地域医療を５年間学んだ。

医師１人でできる医療は限られている。これからはチーム医療がますます重要になる。看護師は常に患者さんの近くにいて、多くの時間を看護に費やしている。状態の変化にいち早く気がつくのはナースである。

数年前から、フィジカルアセスメントのナース向け講義を頼まれるようになった。医学生や研修医に教えてきた基本的な診察法が看護師教育にも大いに役立つことを実感している。

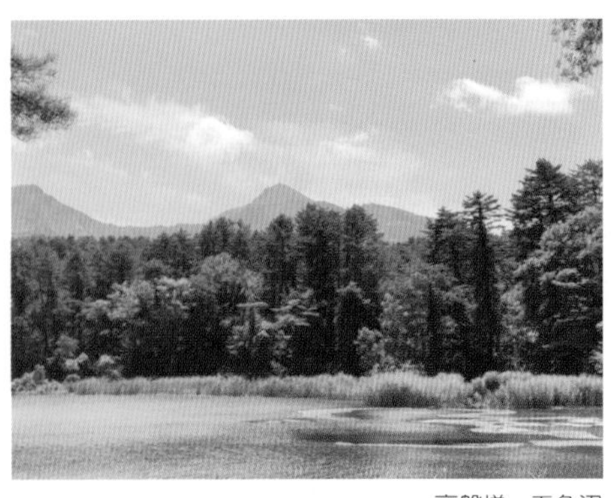

裏磐梯　五色沼

病床利用率を改善するため、たとえば循環器病棟に消化器疾患の患者が入院することがある。あらゆる疾患に対し適切な看護ができるよう、専門以外の疾患についても基本的な医学知識は持たなければならない。

主治医に伝えるべき重要な症状と所見は何か、ナースは何をアセスメントすべきか、代表的な疾患の経過とその治療は何か。全てを記憶する必要はない。必要に応じて本書を調べることにより、適切な看護のポイントがわかるであろう。

日常生活では未来のことを推理することが普通である。例えば、新型コロナ感染症がこのまま続けば、人の移動は制限されるので数年間は海外旅行に行けないかもしれないと将来のことを推理する。

しかし、看護では発熱を伴う咳が生じた場合、何が原因でそうなったのだろうかと過去にさかのぼって「逆推理」しなければならない。患者さんの話を詳しく聞くと、1か月前から倦怠感や微熱があったという。体重減少や寝汗もある。そうか、今の症状は結核のせいかもしれない、と「逆推理」するのである。

本書では「逆推理」を行うために必要な症状からの病態推測、重要疾患への適切な対応法、さらに重要な薬の作用機序と副作用についてもわかりやすく解説されている。さあ、一緒にたくさんの患者さんを幸せにしましょう！

—— **明日死ぬつもりで生きろ 永遠に生きるつもりで学べ**

マハトマ ガンジー（1869-1948）

2020年8月

山中克郎

Part 1 アセスメントの「基本のキ」

Part 2 症状から病態を考える

ここだけおさえて!
院内で出合う
症状・疾患がわかるBOOK

CONTENTS

Part 3 疾患に適切に対応する

カバーデザイン：関原直子　本文イラスト：フクイヒロシ
本文デザイン·DTP：鈴木洋史　カバーイラスト：iStockphoto.com/Reenya/aurielaki

Part 4 おさえておきたい重要な薬

本書の特徴と活用法

- 本書は、院内(病棟、外来など)で、ナースがよく出合う症状・疾患について「ここだけは、おさえておきたい」知識だけをまとめたハンドブックです。総合診療医が、日常臨床で、何をどうみて判断しているかに沿ってまとめられているので、実践的な知識が身につきます。
- Part2では、よくみる26の症状を取りあげ、観察・アセスメントで見抜きたい「危険な病態／よくみる病態」を端的にまとめました。
- Part3では、よく出合う16の疾患を取りあげ、「何に注意して対応するか」のポイントをまとめました。
- Part4では、特に臨床で頻用される薬剤について、おさえておきたい重要ポイントだけをまとめました。

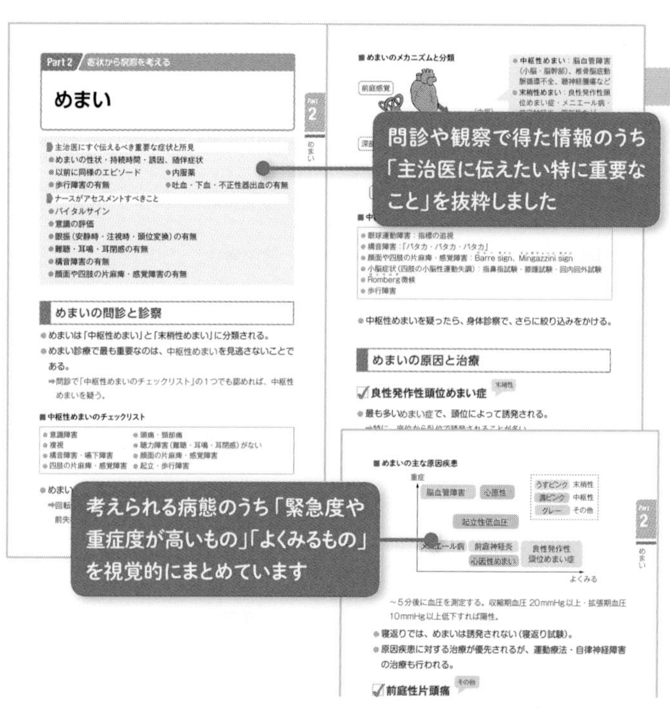

Part 3 疾患に適切に対応する

脳血管障害

関連する重要な疾患は、Part3もあわせてチェックすると理解が深まります

主治医にすぐ伝えるべき重要な症状と所見

- 意識レベル低下
- 構音障害
- 呼吸不全
- 麻痺
- 瞳孔異常

ナースがアセスメントすべきこと

- 意識レベルの評価
- ABC（気道、呼吸、循環）の確認
- バイタルサインの評価
- 瞳孔異常
- 構音障害
- 麻痺

おさえておきたい基礎知識

- 脳血管障害は、脳が虚血あるいは出血によって一過性または持続性に障害された状態と定義される。
  - ⇒脳を灌流する血管に生じた異常によって生じる疾患の総称で、虚血性や出血性のほか、無症候性や慢性に経過する疾患も含まれる。
- 脳血管障害のうち、血管の閉塞や破綻によって急性に神経症状が発現した状態を脳卒中と呼ぶ。
  - ⇒脳血管の狭窄や閉塞による虚血性疾患（脳梗塞など）と、脳血管の破綻による出血性疾患（脳出血、くも膜下出血）に分類される。

Airway：気道、Breathing：呼吸、Circulation：循環

初期対応は「意識・ABC・血糖チェック」

- まず、意識レベルやABC（気道、呼吸、循環）を評価する。
- バイタルサインを測定し、瞳孔異常、顔面非対称、構音障害、麻痺などの有無を確認する。
- 呼吸抑制や誤嚥がみられる場合は気管挿管を行う。
  - ⇒換気が保たれている患者は、酸素飽和度をモニタリングし、低酸素血

脳出血 出血性

- 脳実質内に出血が生じた状態をいう。
  - ⇒血腫によって脳組織が圧排されることで、局所神経症状や頭蓋内圧亢進症状（意識障害、頭痛、嘔気・嘔吐、血圧上昇、徐脈など）が生じる。
- 高血圧が危険因子となる。
- 急性期には、血圧のコントロールを行う。
- 意識障害や呼吸不全をきたしている場合は、気道確保や人工呼吸管理を行う。
- 切迫する脳ヘルニアを疑う所見（意識障害、瞳孔散大、対光反射消失、片麻痺、血圧上昇、徐脈）を認める場合、外科的治療を行う。
  - ⇒脳ヘルニア：腫瘍や血腫によって脳組織が圧迫され、本来の部位から押し出される状態。障害を受けた脳組織の循環障害や脳幹の圧迫によって意識障害や呼吸不全をきたす。
- 血腫による圧迫所見が高度な場合や、血腫が脳室内に穿破した場合には、外科的治療を考慮する。
- 再発予防として、危険因子の管理（降圧療法、節酒、禁煙など）を行う。

くも膜下出血 出血性

- 脳表面の血管病変が破綻し、くも膜下腔に出血した状態をいう。
  - ⇒突然の激しい頭痛、嘔気・嘔吐、意識障害、けいれんなどをきたす。
- 原疾患は脳動脈瘤や脳動静脈奇形であることが多い。
- 危険因子として、喫煙、高血圧、大量飲酒が挙げられる。
- 病態悪化を防ぐためには、再出血の予防が重要となる。
- 急性期は、血圧コントロール、呼吸管理、鎮静・鎮痛などを行う。
  - ⇒状態の改善が見込める場合は、脳血管の攣縮が生じるまで（原則発症後72時間以内）に再出血予防処置（外科的治療や血管内治療）を行う。
- 慢性期には、水頭症の発症に注意する。
  - ⇒水頭症：頭蓋内腔に髄液が過剰に貯留した状態。頭蓋内圧が上昇するため、意識障害、けいれん、頭痛、嘔吐、血圧上昇、徐脈などの症状

Part 3 脳血管障害

177

おことわり

- 本書で紹介している問診・診察、アセスメント、処置・ケアなどは、各執筆者が臨床例をもとに展開しています。実践により得られた方法を普遍化すべく努力しておりますが、万一、本書の記載内容によって不測の事故等が起こった場合、編者、著者、出版社はその責を負いかねますことをご了承ください。
- 本書に記載している治療や薬剤・機器等の選択・使用法などは、2020年7月時点のものであり、あくまで一例です。薬剤や機器等の使用にあたっては、個々の添付文書や取扱説明書を参照し、適応や使用法等については常にご留意ください。なお、Part 4に記載した用量は、薬剤に含まれる有効成分量となっています。

■編集

山中克郎　福島県立医科大学 会津医療センター 総合内科学講座 教授

■執筆（五十音順）

鵜山保典　福島県立医科大学 会津医療センター 総合内科学講座

齋藤有佳　福島県立医科大学 会津医療センター 総合内科学講座

澤田覚志　なごや調剤薬局

平野　雅　福島県立医科大学 会津医療センター 総合内科学講座

三宅真里世　福島県立医科大学 会津医療センター 総合内科学講座

宗像源之　福島県立医科大学 会津医療センター 総合内科学講座 講師

山中克郎　福島県立医科大学 会津医療センター 総合内科学講座 教授

Part 1

アセスメントの「基本のキ」

Part 1 アセスメントの「基本のキ」

バイタルサインの見かた

- 患者の状態が急変する前、バイタルサイン（体温、血圧、心拍数、呼吸回数）に変化が現れることが多い。
  - ➡洞性頻脈の原因は、循環血液量減少（出血、脱水）、感染症、痛みである。
  - ➡毎分20回以上の頻呼吸は、低酸素血症やアシドーシス、敗血症など、何か異常な事態が起こっていることを示している。

Point 1 頻呼吸をみたら「敗血症」を疑う ▶p.186

- 体温、血圧、心拍数は薬剤によって変化を受けるが、呼吸回数は薬の影響を受けることが少ない。
- 医療現場では、SpO_2を測定し呼吸回数をルーチンに測定しないことが多いが、呼吸回数にも注意したほうがよい。
  - ➡例：85歳の女性が「SpO_2 99%、呼吸回数30回/分」で来院したら、敗血症を第一に疑いたい。敗血症の診断基準であるqSOFA（クイック ソファー）には、22回以上の呼吸回数が入っている。

■ qSOFA

- 呼吸回数 22回/分以上
- 意識レベルの低下
- 収縮期血圧 100mmHg以下

上記3項目中、2項目を満たせば敗血症と判断する

Point 2 バイタルの逆転をみたら「ショック」を疑う

- 「バイタルの逆転」とは、収縮期血圧が心拍数よりも下がった状

態をいう。これは、ショックまたはプレショックの状態を意味する。

➡「shock index（ショック インデックス）」という用語が用いられることもある。

- ショックには、4つの種類がある。
- これらショックのいくつかは、身体所見から簡単に鑑別が可能である。

■ショックの分類

①循環血液量減少性ショック（脱水、出血）
②血液分布異常性ショック（敗血症、アナフィラキシー、脊髄損傷）
③心原性ショック（心筋梗塞）
④閉塞性ショック（心タンポナーデ、肺塞栓症）

Point 3 ショックを疑ったら末梢温・病歴・右頸静脈を確認

- まず、手足を触ってみる。末梢が温かければ血液分布異常性ショックなので、敗血症またはアナフィラキシー、脊髄損傷である。

➡アナフィラキシーと脊髄損傷は、病歴から明らかなケースが多い。

- 次に、右側の頸静脈を見る。末梢が冷たく、頸静脈が虚脱していれば、循環血液量減少性ショックである。

➡脱水となるような水分摂取不良や高温環境下での発汗、頻回の下痢や嘔吐がなかったかを確かめたい。

➡次に出血がなかったかどうかを確認する。黒色便があれば消化管出血を強く疑う。

- 心原性ショックと閉塞性ショックの鑑別は難しい。心電図や心エコーでの心機能評価が参考となる。

➡収縮期血圧が100mmHg以上あっても、普段の血圧と比べて収縮期血圧が20mmHg以上低下している場合には、ショックであることがあるので注意が必要である。

（山中克郎）

患者の心をつかむ

- 医療において最も大切なことは、最初の1分間で患者の心をつかむことである。
  - ➡店に入ったとき、少し挨拶を交わしただけなのに「素敵な店員だなあ」と感じることがある。その判断は、たいてい正しい。初対面でも短時間で人柄を判断できるのは「心をつかまれた」からである。

Point 1 第一印象で重要なのは「笑顔」「誠実」「知性」

- 笑顔は、最大の武器である。
  - ➡新型コロナウイルスの流行により、マスクは医療に必要な感染防御具となった。しかし、マスクをすると、笑顔がわかりにくいのが残念である。
  - ➡筆者は、マスクなしの笑顔で撮影してもらった写真を胸につけ、ていねいな声かけを心がけている。
- 自分の名前を名乗り、誠実な対応を心がけることは重要である。どのような職業でも仕事に対して真摯に取り組むことほど大切なことはない。
- 笑顔が素敵で優しくても、「こいつアホや」と思われてはだめである。プロフェッショナルとしての知性と教養は、磨く必要がある。

Point 2 看護には「患者の信頼」が必要不可欠

- 最初の1分間で心をギュッとつかめば、患者の信頼を得てその後の看護が楽になる。
  - ➡この時点で悪い印象を与えたならば、患者の協力は得られず、的確に患者の状態を把握することが、きわめて難しくなる。

（山中克郎）

診断推論

- 「診断は医師に任せておけばいい」とする意見に、私は賛成できない。
  - ➡ナースのためのフィジカルアセスメントセミナーが近年よく開催されている。患者の看護に多くの時間を割き、いつも患者のそばにいるナースが、患者急変の予兆にまず気がつくことがほとんどである。
  - ➡ナースが診断推論の技術を磨けば、重症化する前に主治医にその異常を伝え、医師とのチーム医療により患者を救命することが可能である。

Point 1 診断は「問診80%」「検査10%」「身体診察10%」

- 私は医学生や研修医に「診断においては問診が80％である」と説明している。
  - ➡このことは、以前から、多くの優秀な内科医によって語られてきたことである。
- 何でも検査ができるこの時代、我々は「検査をしなければ診断ができない」ような風潮にとらわれているが、それは大きな間違いである。検査は10％しか診断に寄与しない。
- 残りの10％が身体診察（視診、聴診、触診、打診）である。
  - ➡身体診察は10％しか診断に寄与しないが、患者の身体に直接触れるため、患者の安心感を得るには最も効果的である。

Point 2 3分たったら「攻める問診」に切り替える

- 問診が診断の80％を占めるならば、問診の技術を磨けばおおよその診断ができることとなる。しかし、患者の話をそのまま聞いていてはダメなのである。
- 3分間は共感を持って患者の話を聞くべきであるが、その後は話を聞いているだけではいけない。予想される疾患に対し、その診断を裏づける症状があるかどうかを積極的に質問しなければならない。これを、筆者は「攻める問診」と呼んでいる。

■攻める問診の例

入院患者が急に頭痛を起こした

- 突然発症、すなわち1分以内に頭痛が最大になったのかどうかの情報は、鑑別診断を考えるうえで、最も重要な問診である。
  - ➡突然発症の頭痛では、くも膜下出血など脳血管の病気がおおいに考えられるためである。
  - ➡突然発症かどうかの確認には「何をしているときに頭痛が起こったのか」を聞けばよい。ベッドから立ち上がったときに急に頭が痛くなったならば、それは危険な突然発症である。
- 片頭痛と考えるならば、蛍光灯を見るとまぶしくないか、頭痛がひどいとき吐き気を伴うことがあるか、頭痛時に家事ができなくなる、または会社を早退することがあるのか（日常生活の妨げ）を聞きたい。
  - ➡それらは片頭痛に特徴的な症状だからである。
  - ➡さらに、痛みはズキンズキンと拍動性か、月経時や天気が悪くなると痛くなるか、家族に頭痛持ちはいるかを質問し片頭痛診断の確信を得るのである。検査結果により片頭痛の診断はできない。

- 少し難しいことのように思えるかもしれないが、慣れである。よくある病気に対しては、典型的な症状がどのようになるのか理解していなければ、優れた医療従事者とはいえない。
- 現代医療は、チームワークが大切である。医師だけに頼らず、ナースが異常なバイタルサインにいち早く気づき、「攻める問診」によって緊急度を把握し、的確な報告を医師に行えば、救命率は大きく上がるであろう。

（山中克郎）

参考文献

1. 山中克郎，澤田覚志，植西憲達編：UCSFに学ぶ できる内科医への近道 改訂4版．南山堂，東京，2012.
2. 山中克郎：医学生からの診断推論 今日もホームランかっとばそうぜ．羊土社，東京，2016.

Part 2

症状から病態を考える

ショック

主治医にすぐ伝えるべき重要な症状と所見

- パッと見た目の重症感（general appearance）
- 意識レベルの低下
- バイタルサインの異常
  ➡脈拍の確認：橈骨動脈でとれたら血圧80mmHg、大腿動脈でとれたら血圧70mmHg、頸動脈でとれたら血圧60mmHg
- shock index＝心拍数／収縮期血圧＞1

ナースがアセスメントすべきこと

- 意識の評価
- A（気道）・B（呼吸）・C（循環）の評価

血圧のみでショックと診断してはダメ！

ショックの初期対応

- ショックは「生体に対する侵襲あるいは侵襲に対する生体反応の結果、重要臓器の血流が維持できなくなり、細胞の代謝障害や臓器障害が起こり、生命の危機に至る急性の症候群」と定義されている（日本救急医学会）。
- 単に「血圧の低下」だけでは、ショックとはいわない。
  ➡血圧＝心拍出量×末梢血管抵抗
  心拍出量＝1回拍出量×心拍数
  ➡一般には、「収縮期血圧＜90mmHg、普段の血圧より＞40mmHgの低下」を血圧低下とみなすことが多い。

✓ショックを疑ったら、アセスメントより先に初期治療

- ショックの場合、バイタルサインを安定させることが最も重要。
  ➡病歴聴取をする時間的余裕がないことも多い。

■ショックとは

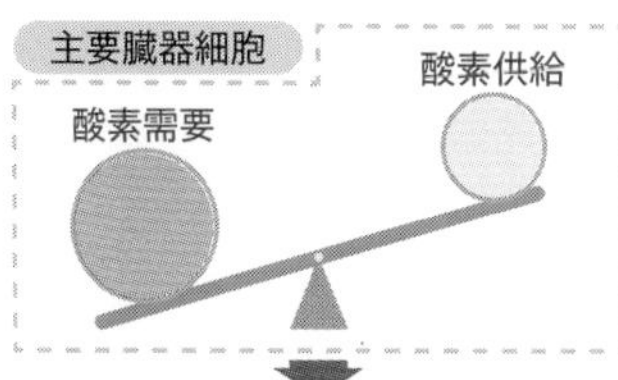

■みるべきこと

- ラ音の有無
- 頸静脈怒張の有無
- 乏尿・無尿の有無
- 出血の有無（吐血・下血・外出血など）
- 皮膚温・冷汗・皮疹の有無

- 「ショックかもしれない」と思ったら行動あるのみ。OMIを行う。
  ➡OMI：O（O_2：酸素投与）、M（monitor：心電図・SpO_2モニター装着）、I（iv line：静脈路確保）
- OMIを開始したら、ショックの分類を把握し、分類に応じた対応を開始する。
  ➡ショックは、循環血液量減少性ショック、心原性ショック、閉塞性ショック、血液分布異常性ショックの4つに分類される。

ショックをきたす代表的疾患とその治療

循環血液量減少性ショック

- 出血や脱水などにより、循環血液量が減少することで起こるショックである。

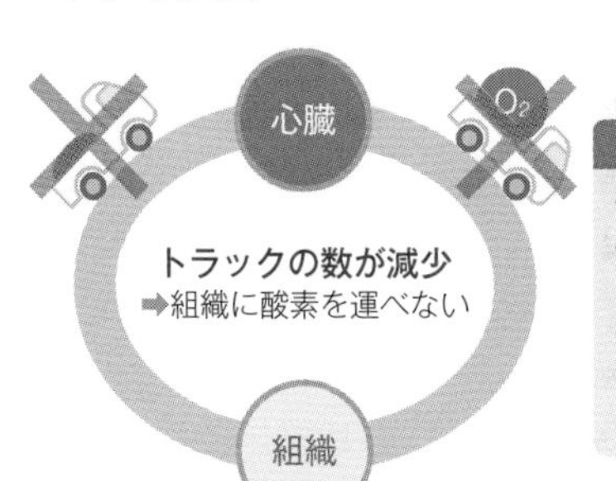

出血・脱水だけではない

原因

- 外傷性出血
- 消化管出血、大動脈瘤破裂、異所性妊娠、肝細胞がん破裂など
- 脱水（嘔吐・下痢）、熱中症など
- 急性膵炎、熱傷、糖尿病ケトアシドーシスなど

- 身体診察では、血圧低下、頻脈、発熱・高体温、頸静脈虚脱、出血（外出血、吐血・下血、血便、血胸・腹腔内出血・後腹膜出血）の所見、皮膚温低下・冷汗、広範囲な熱傷を確認する。
  - ➡急性出血の場合は、ヘモグロビン値よりもバイタルサインや身体所見を優先する。
- 治療で重要なのは、出血源のコントロールである。急速大量輸液と輸血も必要となる。
  - ➡急速大量輸液：20G（ゲージ）以上の針で2ルート以上確保し、細胞外液（乳酸リンゲル液や生理食塩液）を輸液する。
  - ➡同時に、血液型・交差試験用の採血も施行し、輸血の準備も行う。

心原性ショック

- 器質的心疾患や不整脈のため、心拍出量が低下して起こるショックである。

心臓
O2
心臓のはたらきが低下
➡十分な酸素を
組織に送れない
組織

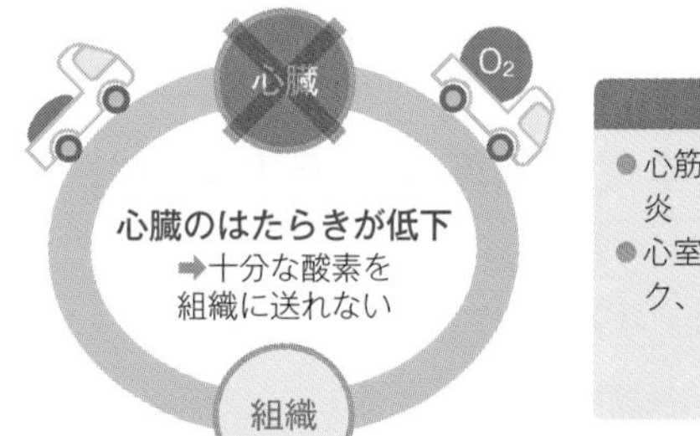

原因

- 心筋梗塞、心筋症、弁膜症、心筋炎　など
- 心室細動、心室頻拍、房室ブロック、洞不全症候群　など

- 身体診察では、呼吸数増加・SpO_2低下、Ⅲ音・心雑音の聴取、ラ音の聴取、頸静脈怒張、肝腫大、下腿浮腫の有無を確認する。
- 治療は、原因疾患によって異なる。急性心筋梗塞▶p.195の鑑別が最も重要である。
  - ➡急性心筋梗塞（特にST上昇型）：すみやかな冠動脈インターベンション
  - ➡心室細動・心室頻拍：電気ショック
  - ➡血行動態が不安定な徐脈：経皮ペーシングや経静脈ペーシング
- 血管作動薬の第一選択は、ノルアドレナリンである。
  - ➡各施設で事故がないよう希釈方法を統一したほうがよい。

血液分布異常性ショック

- 血液の喪失はないが、全身血管抵抗が低下し、末梢血管に血液分布異常が起こるショックである。

心臓
O2
組織の酸素需要が増大
➡いくら運んでも組織では
酸素が足りない
組織

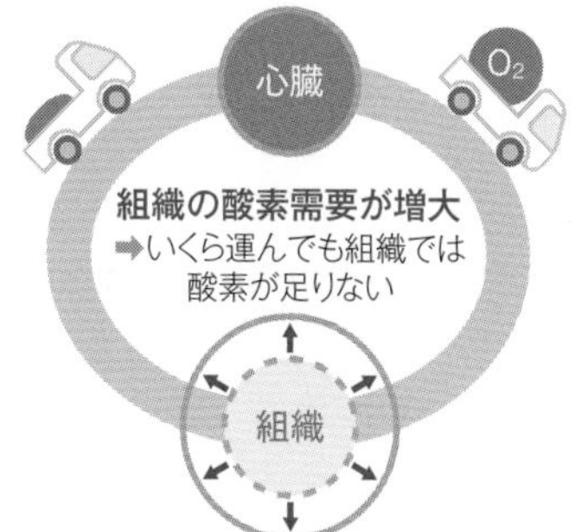

原因

- 敗血症性ショック
- アナフィラキシーショック
- 神経原性ショック
  ➡上位胸椎より高位の脊髄損傷によるショックで、自律神経失調によって末梢血管が弛緩し血圧が低下する。ちなみに、脊髄ショック（spinal shock）は、横断性の脊髄損傷に伴う神経症状で、弛緩性麻痺・感覚脱出・尿閉が現れる。

- 身体診察では、頸静脈虚脱、皮膚温上昇・発熱、紅斑の有無を確認する。
  ➡敗血症性ショック：qSOFA（クイックソファ）（呼吸数≧22回/分・意識障害・収縮期血圧≦100mmHg）2点以上の場合に疑われる。
  ➡アナフィラキシーショック：発疹＋気道閉塞（A：気道）、wheezes聴取（B：呼吸）、血圧低下（C：循環）、下痢・腹痛（D：消化器）。
  ➡神経原性ショック：頭頸部外傷、対麻痺。
- 治療としては、急速大量輸液が必要となる。
  ➡敗血症性ショック：各種培養施行後、抗菌薬を投与する。昇圧薬（ノルアドレナリン）投与を考慮する。
  ➡アナフィラキシーショック：アドレナリン筋注を躊躇せず行う。
  ➡神経原性ショック：輸液よりも「トレンデレンブルグ体位＋血管収縮薬」が有効。徐脈に対してはアトロピン投与を行う。

閉塞性ショック

- 心臓の外側の原因によって心臓に血液が戻りにくくなり、全身に血液を送れなくなって起こるショックである。

心臓
O2
心臓の働きが
心外から抑制される
➡トラックを動かせない
組織

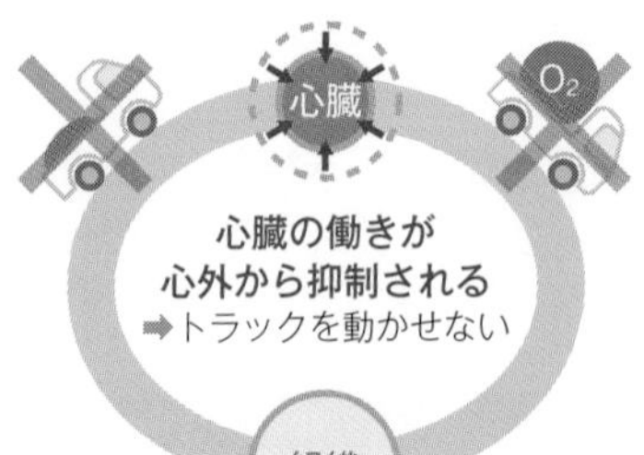

原因

- 緊張性気胸
- 肺動脈血栓塞栓症
- 心タンポナーデ

- **身体診察では、頸静脈怒張、緊張性気胸・肺動脈血栓塞栓症・心タンポナーデの所見を確認する。**
  - ➡緊張性気胸：皮下気腫、気管偏位、片側胸郭の過膨張、片側の呼吸音低下。
  - ➡肺動脈血栓塞栓症：頻呼吸、Ⅱ音（肺動脈成分の亢進）、下肢腫脹（深部静脈血栓症）。
  - ➡心タンポナーデ：奇脈（吸気時に血圧低下）、頻脈、頻呼吸。
- **治療は、原因によって異なる。**
  - ➡緊張性気胸：すみやかに胸腔穿刺を行う。
  - ➡肺動脈血栓塞栓症：血栓溶解療法・血栓除去術を考慮する。
  - ➡心タンポナーデ：すみやかに心嚢穿刺を行う。

（宗像源之）

参考文献

1. Semler MW, Self WH, Wanderer JP, et al；SMART Investigators and the Pragmatic Critical Care Research Group. Balanced Crystalloids versus Saline in Critically Ill Adults. *N Engl J Med* 2018；378（9）：829-839.

意識障害・失神

主治医にすぐ伝えるべき重要な症状と所見

- A（気道）・B（呼吸）・C（循環）・D（血糖）の確認
- バイタルサインの異常
- 意識レベルの評価（JCS・GCS）
- 眼の所見（眼位・瞳孔径・対光反射・眼球運動）
- 片麻痺の有無

ナースがアセスメントすべきこと

- ショックや脳神経疾患を疑う所見・症状がないか確認する
- 「ABCDが不安定」な状況であれば、すみやかにバイタルサインの安定化を図る

意識障害の問診

可能な限りの病歴聴取を行う

- 意識障害の場合、本人からの病歴聴取が難しい。
- 家族・目撃者・救急隊からの聴取、以前のカルテやお薬手帳からの情報収集が非常に有用である。
  ➡家族の「いつもと違う感じ」も重要となる。

■収集すべき情報

- 意識障害発症時の状況
- 意識障害の持続時間（遷延性・一過性意識消失発作・失神）
- 同様のエピソードの有無
- 内服薬
- 既往歴
- けいれんの有無
- 片麻痺の有無

✓「意識変容」を見逃さない

- 意識障害は「意識レベルの障害」「意識内容の障害（＝意識変容）」の２種類がある。
  - ➡意識には「覚醒度」と「自分自身と周囲の環境の認識」の２要素がある。
- 一過性意識消失発作は、一時的に意識レベルが低下し、その後、回復する病態である。
- 失神は、一過性意識消失発作のなかで「一過性意識消失発作の結果、姿勢保持ができなくなり、自然にかつ完全に意識の回復がみられる」病態をいう。

意識障害の初期対応

✓まずはABCDの確認・安定化を行う

- A（airway：気道）の異常があれば、気道確保・気管挿管を行う。
  - ➡いびきをかいている・声が出ない状態であれば「Aの異常」と判断する。
- B（breathing：呼吸）の異常があれば、人工呼吸を行う。
  - ➡無呼吸・徐呼吸・頻呼吸であれば「Bの異常」と判断する。
- C（circulation：循環）の異常があれば、輸液・カテコラミン持続静注を行う。
  - ➡四肢冷感・冷汗・脈拍微弱があれば「Cの異常」と判断する。
- D（dextrose：血糖）の異常があれば、50％ブドウ糖 40mL静注を行う。
  - ➡「Dの異常」を見抜くには、簡易血糖測定が必要である。

✓バイタルサインを測定し、原因をおおまかに推測する

- バイタルサイン（血圧・脈拍・体温・呼吸数・SpO_2）は、それぞれの異常だけでなく、「組み合わせて考える」ことも必要となる。
  - ➡qSOFA：呼吸数≧22回/分・意識障害・収縮期血圧＜100mmHgの２項目以上を満たせば「敗血症疑い」となる▶p.2。

■「意識障害+バイタルサイン異常」の見かた

血圧の異常	●収縮期血圧≧160mmHg：頭蓋内病変を示唆する ●低血圧：敗血症・代謝性疾患・薬物中毒が多い
脈拍の異常	●徐脈：薬物中毒・頭蓋内圧亢進症・神経原性ショックが考えられる ●頻脈：敗血症・薬物中毒が考えられる
体温の異常	●高体温：敗血症・熱中症・脳血管障害などが考えられる ●低体温：低体温症・低血糖・甲状腺機能低下症などが考えられる
呼吸数の異常	●徐呼吸：薬物中毒・延髄病変が考えられる ●頻呼吸：敗血症・高血糖・尿毒症などが考えられる

Part 2 意識障害・失神

意識レベルを評価する

●意識レベル評価は、JCS・GCSなどを用いて行う。

➡GCSの場合、≦8点・急速に2点以上の低下があったら要注意。

■JCS（Japan coma scale）

Ⅰ	刺激しなくても覚醒している
1	だいたい意識清明だが、今ひとつはっきりしない
2	時・場所または人物がわからない
3	名前または生年月日がわからない
Ⅱ	刺激すると覚醒する（刺激を止めると眠り込む）
10	普通の呼びかけで容易に開眼する
20	大きな声または身体を揺さぶることで開眼する
30	痛み刺激を加えつつ呼びかけると開眼する
Ⅲ	刺激しても覚醒しない
100	痛み刺激に対して、払いのけるような動作をする
200	痛み刺激に対して、手足を動かしたり顔をしかめる
300	痛み刺激に反応しない

■GCS（Glasgow coma scale）

E	開眼
4	自発的に
3	言葉により
2	痛み刺激により
1	開眼しない
V	**言語音声反応**
5	見当識あり
4	混乱した会話
3	不適当な単語
2	無意味な発声
1	発声がみられない

M	最良運動反応
6	指示に従う
5	痛み刺激部位に手足をもってくる
4	痛みに手足を引っ込める＝逃避屈曲
3	上肢を異常屈曲させる＝除皮質肢位
2	四肢を異常伸展させる＝除脳肢位
1	まったく動かさない

眼を診る

●瞳孔径の異常、対光反射の消失、眼球運動の異常の有無を確認する。

■診るべき「眼の異常」

瞳孔	●瞳孔径の差が1mmより大きい：瞳孔不同 ●瞳孔径5mm以上：瞳孔散大 ●瞳孔径2mm以下：縮瞳
対光反射	●対光反射消失：器質的脳疾患を示唆する
眼球運動	●共同偏視＋反対側の片麻痺：共同偏視と同側のテント上脳病変 ●共同偏視＋同側の片麻痺：共同偏視と反対側の脳幹部病変 ●眼振（roving eye movement：眼球の緩やかな左右の振り子様運動）

片麻痺を診る

●顔面麻痺・四肢麻痺・構音障害の有無を確認する。

意識障害を起こす代表的な疾患とその治療

●意識障害の原因は、AIUEO TIPS（アイウエオ チップス）をもとに鑑別する。

➡鑑別に沿って必要な問診・検査を行い、すみやかに原因疾患の治療を開始する。

- 急性意識障害の頻度は、脳神経疾患（28％）、中毒（21％）、外傷（14％）、精神疾患（14％）、感染症（10％）、内分泌代謝疾患（5％）の順に高い。

■AIUEO TIPS

A	alcohol	●急性アルコール中毒 ●アルコール離脱症候群	➡飲酒歴・アルコール臭・血中エタノール濃度
I	insulin	●高血糖 ●低血糖	➡糖尿病の既往・内服薬・簡易迅速血糖測定・尿中ケトン値
U	uremia	●尿毒症	➡腎臓病の既往・腎機能検査・血液ガス検査
E	endocrine	●甲状腺クリーゼ ●甲状腺機能低下症 ●副腎不全	➡電解質・甲状腺機能・アンモニア・ビタミンB_1測定
・	electrolyte	●電解質異常（低Na血症・高Ca血症など）	
	encephalopathy	●肝性脳症 ●ウエルニッケ脳症 ●高血圧脳症 ●自己免疫性脳症	
O	oxygen	●低酸素血症 ●CO_2ナルコーシス ●一酸化炭素中毒	➡血液ガス検査・内服薬
	overdose	●薬物中毒	
T	trauma	●頭部外傷	➡環境（暑熱・寒冷）曝露歴・頭部CT
	temperature	●高体温 ●低体温	
I	infection	●敗血症 ●細菌性髄膜炎 ●単純ヘルペス脳炎	➡髄膜刺激徴候・血液培養・髄液検査
P	psychogenic	●心因性	➡既往歴・除外診断
S	Stroke	●脳梗塞 ●脳出血	➡頭部CT/MRI・既往歴・脳波検査
	SAH	●くも膜下出血	
	seizure	●てんかん ●非けいれん性てんかん重積状態	
	Shock	●ショック	

■意識障害の主な原因疾患

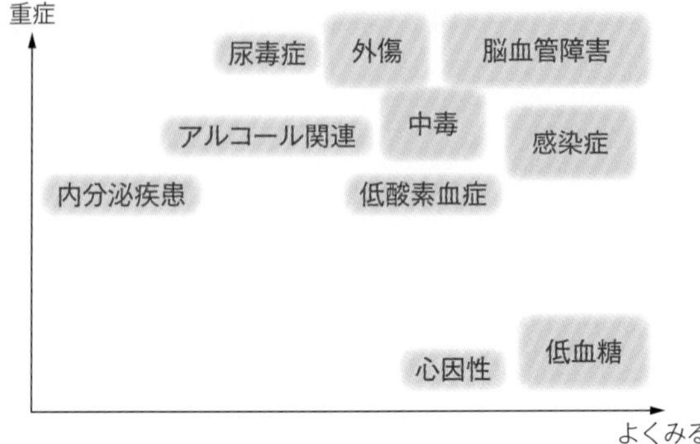

(宗像源之)

参考文献

1. Cadena RS, Sarwal A. Emergency Neurological Life Support：Approach to the Patient With Coma. *Neurocrit Care* 2017；27(Suppl 1)：74-81.
2. Ikeda M, Matsunaga T, Irabu N, et al. Using Vital Signs to Diagnose Impaired Consciousness：Cross Sectional Observational Study. *BMJ* 2002；325(7368)：800-808.

せん妄

主治医にすぐ伝えるべき重要な症状と所見

- 問題となる症状（不眠・昼夜逆転・興奮・易怒性・物盗られ妄想）
- 症状（急性発症か、日内変動はあるか）
- 見当識障害（場所・時・人）：特に曜日
- 4桁の数字の逆唱
- 入院となった身体疾患、内服薬

ナースがアセスメントすべきこと

- せん妄が起こりやすい（準備因子をもつ）患者かを考えて対応する
- 「せん妄を起こさない」ようなかかわりが重要

せん妄の原因と鑑別

- せん妄は、身体疾患や薬剤、手術などによって起こる急性の軽度意識障害である。
  - ➡日内変動を伴う精神神経症状が出現するのが特徴である。
- せん妄は、入院期間を延長し、死亡率を上昇させる。
- 退院後も、1/3の症例でせん妄症状が持続する。

■せん妄の症状

注意障害	●ある刺激に注意の焦点を当てることができない ●その注意を維持することができない ●適切に注意を振り分けることができない
睡眠覚醒リズム障害	●日中の傾眠傾向と夜間不眠を呈する
認知機能障害	●見当識障害：人・場所・時間 ●発話障害：発話低下・錯誤・保続 ●書字障害：字が乱れて書けなくなる
その他	●幻覚（幻視が多い）　●思考障害 ●妄想　●精神運動興奮

● せん妄は、過活動型、低活動型、混合型の３つに分類される。

➡経過中に移行することもある。

■ せん妄の分類

混合型は、過活動型と低活動型の混合

過活動型	不眠・興奮・易怒性・大声・暴言・暴力・徘徊など
低活動型	傾眠傾向・発語低下・無関心・食欲不振など

鑑別のポイントは「意識障害の有無」

● 鑑別すべき病態は、不眠症、認知症、うつ病、アカシジアである。

➡不眠症：睡眠覚醒リズム障害（せん妄の症状）との鑑別が重要。準備因子を評価し、リスクがあればせん妄として対応する。安易にベンゾジアゼピン系薬を投与しない。

➡認知症：慢性に進行するため、家族から入院前の状況を聴取する。意識障害はない。

➡うつ病：低活動型せん妄との鑑別が重要。午前中に症状が増悪する。意識障害・注意障害・見当識障害はない。

➡アカシジア：落ち着きのなさ（せん妄の症状）との鑑別が重要。抗精神病薬や制吐薬が投与されているかを確認する。意識障害はない。

せん妄の原因は「トライアングル」と考える

● せん妄の原因は、準備因子・直接因子・誘発因子に分けて考える。

➡せん妄は、決して入院による環境の変化だけで起こるわけではない。

■ せん妄のトライアングル

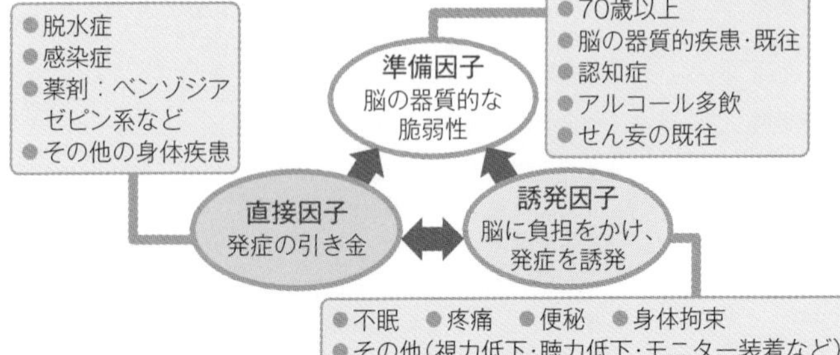

せん妄の治療

✓「準備因子」のスクリーニングを行う

- すべての入院患者に準備因子のチェックを行うことが重要。

✓「直接因子（身体疾患）」の治療を優先する

- 脱水症や感染症、その他の身体疾患があれば、その治療を行う。
- せん妄の原因となる薬剤が投与されていたら、中止を検討する。
  ➡ベンゾジアゼピン系薬だけでなく、抗ヒスタミン薬・H_2ブロッカー、抗コリン薬、抗うつ薬、頻尿治療薬、副腎皮質ステロイド、気管支拡張薬も、せん妄の原因となる。

✓「誘発因子」への対応は「PECO-DNR」を意識する

- P（pain control）：疼痛コントロール
  ➡鎮痛薬の定期内服を検討する。
- E（environment）：環境調整
  ➡眼鏡・補聴器の使用を促し、適切な照明となるように調整する。
- C（constipation control）：便秘コントロール
- O（orientation）：オリエンテーション
  ➡時計・カレンダーを設置する。家族・知人などと定期的に面会できるように調整する。
- D（device）：デバイス
  ➡モニター・ライン・チューブ・カテーテル類の整理を行う。
- N（nocturnal procedure）：夜間処置をしない！
  ➡可能な限り夜間の処置を避ける。
- R（rehabilitation）：リハビリテーション
  ➡早期からリハビリテーション介入を行う。
- 身体抑制の４原則を常に意識する。
  ①切迫性：本人／他人に生命の危険が及ぶ可能性が高い。
  ②非代替性：身体抑制以外に方法がない。

③一時性：可能な限り短時間にする。

④身体抑制しない！

✓ 上記を行ったうえで、薬物療法を検討する

- せん妄に対して薬剤を用いても、重症度や罹病期間・入院期間・死亡率は改善しない。
- 薬剤は、自己や他者に危害が及ぶ危険がある際に、一時的に使用するだけである。

➡厚生労働省は「クエチアピン（セロクエル®）、リスペリドン（リスパダール®）、ハロペリドール（セレネース®）、ペロスピロン（ルーラン®）の4剤については、器質性疾患に伴うせん妄・精神運動興奮状態・易怒性に対する適応外使用を審査上認める」としている（2011年9月）。

➡これらの薬剤を使用する場合には、患者本人・家族に対する十分な説明と同意が必要。

（宗像源之）

参考文献

1. 小川朝生：自信がもてる！ せん妄診療 はじめの一歩．羊土社，東京，2014.
2. Meagher DJ, Moran M, Raju B, et al. Phenomenology of Delirium. Assessment of 100 Adult Cases Using Standardised Measures. *Br J Psychiatry* 2007；190：135-141.
3. Inouye SK, Westendorp RGJ et al. Delirium in Elderly People. *Lancet* 2014;383(9920):911-922.

低血糖

主治医にすぐ伝えるべき重要な症状と所見

- 意識障害
- 手足の震え
- 冷汗
- 動悸
- 脱力感

ナースがアセスメントすべきこと

- バイタルサインの確認
- 意識レベルの評価
- 血糖測定

低血糖の問診と診察

糖尿病患者なら、まずは「薬剤性」を疑う

- 低血糖は、血糖値が生理的な変動範囲を超えて低下することで、さまざまな症状を呈した状態をいう。
- 低血糖は、原因により、空腹時、反応性、薬剤性の3つに大別される。
  ➡臨床的に問題となるのは、糖尿病患者における薬剤性の低血糖である▶p.233。

通常は「自律神経症状→中枢神経症状」の順に症状が出る

- 症状は、血糖値の低下に伴って「自律神経症状→中枢神経症状」の順に変化する。
  ①血糖値が低下すると、インスリン拮抗ホルモンであるカテコラミンの分泌が上昇し、自律神経症状が出現する。
  ②血糖値がさらに低下すると、脳・神経細胞の代謝が低下し、中枢神経症状が出現する。
  ③血糖値が低下し続けると、昏睡に至る。

- 症状は人それぞれ異なるが、同じ人には同じ症状が現れやすい。
- 血糖コントロール不良患者の場合、血糖値が「正常もしくはいくらか高い」くらいであっても、低血糖症状が現れることがある。
- 高齢者の場合、自律神経の反応が低下しているため、自律神経症状が現れず、いきなり中枢神経症状が現れてしまうことがあるので注意が必要である。

■ 低血糖の症状

自律神経症状	● 強い空腹感 ● 嘔気	● 冷汗 ● 手足の震え	● 動悸 など
中枢神経症状	● 頭痛 ● 眠気	● 空腹感 ● 脱力感　など	● 生あくび

低血糖の原因とその治療

「意識があるとき」の初期治療

- ブドウ糖またはブドウ糖を含む清涼飲料水を摂取して、しばらく安静にする。
- 症状が回復したら、血糖値を再度測定する。
- 症状がなかなか回復しない場合や、血糖値が低いままの場合は、もう一度、ブドウ糖などを摂取する。

「意識障害があるとき」の初期治療

- 医療機関受診前であれば、家族や友人による応急処置として、ブドウ糖や砂糖を口唇と歯肉の間に塗り付けてもらう。
- 医療機関における緊急処置として、50％ブドウ糖注射液20mLを静注する。
  - ➡意識レベルが改善した場合：低血糖の再発を防ぐために糖質を経口摂取してもらう。
  - ➡意識レベルの改善がみられない場合：再度ブドウ糖を静注するか、ブドウ糖を含む点滴を行う。

✓治療上の注意点

- α-グルコシダーゼ阻害薬服用中の患者の低血糖では、二糖類（砂糖など）では吸収が遅れるため、必ずブドウ糖を摂取させる。
- スルホニル尿素薬による低血糖や、飲酒をしている場合は、入院による経過観察が必要である。
  ➡低血糖が遷延する危険があること、一度低血糖が改善しても再び低血糖に陥る危険性が高いためである。

（齋藤有佳、宗像源之）

参考文献
1. 金城光代，金城紀与史，岸田直樹編：ジェネラリストのための内科外来マニュアル第2版．医学書院，東京，2017.

Column 高血糖の救急疾患

- 糖尿病ケトアシドーシス
  （DKA：diabetic ketoacidosis）

　インスリン不足が原因である。通常は1型糖尿病で起こるが、2型糖尿病や清涼飲料水をたくさん飲んで発症することもある（ペットボトル症候群）。

　高血糖（300-600mg/dL）、アシドーシス（血液pH＜7.3）、ケトン体増加が特徴である。

- 高浸透圧高血糖症候群
  （HHS：hyperosmolar hyperglycemic syndrome）

　感染症などによりインスリンの相対的欠乏が起こる。著明な高血糖（＞600mg/dL）、高浸透圧（＞350mOsm/L）、脱水が特徴である。

（山中克郎）

発熱

主治医にすぐ伝えるべき重要な症状と所見

- 悪寒戦慄
- 頭痛
- 嘔気・嘔吐
- 下痢
- 関節痛
- 意識障害

ナースがアセスメントすべきこと

- バイタルサインの確認
- 意識レベルの評価
- 聴診、視診、触診
- 尿量

発熱の初期対応

- 発熱とは、視床下部にある体温中枢のset point（セット ポイント）が上昇し、日内変動の正常範囲を超えて体温が高くなった状態を指す。
- 発熱の鑑別疾患は多様だが、入院患者の発熱の原因は、感染症が多い。
  - ➡発熱の鑑別疾患：感染症、自己免疫疾患、悪性腫瘍、薬剤性、詐病（さびょう）など。
- 発熱患者に対しては、詳細な身体診察と各種培養検査を行うことが原則である。

✓ 入院患者では、3つの柱を平行して行う

- 入院患者の発熱の場合、3つの柱（問診・診察、検査、治療）を考えながら対応する。
  - ➡「問診・診察→検査→治療」といった流れで行うのではなく、優先順位をつけて同時に行っていく。
- バイタルサインが崩れている場合は、バイタルサインの安定化を最優先とする。

➡例：血圧低下や低酸素血症などがある場合は、細胞外液の投与・酸素投与などを行って、まずはバイタルサインの安定化を図る。

● **発熱患者では「緊急対応が必要かどうか」の判断が重要である。**

➡「発熱を伴う内科緊急疾患」を疑う場合は、血液培養を含めた各種培養をできる限り早く行い、適切な抗菌薬治療を開始する。

■発熱を伴う内科緊急疾患

●敗血症性ショック	●CAPD腹膜炎
●好中球減少者の発熱	●呼吸困難が強い急性肺炎
●急性細菌性髄膜炎	

迅速な対応を行わないと命にかかわる疾患

問診：「随伴症状」から発熱の原因を推測する

● **急性（4週間以内）の倦怠感があり、先行する気道症状があれば、感冒後疲労が多い。**

➡陽性所見に乏しい場合：過労、ストレス、心身症、うつ病、慢性疲労症候群を考える。

➡陽性所見がある場合：感染性心内膜炎、亜急性甲状腺炎、膠原病、悪性腫瘍などを考える。

● **発熱時にのみ軽度の頭痛を併発する場合、髄膜炎の可能性は低い。**

➡髄膜炎を疑う場合、身体診察のみでは限界がある。髄膜炎を見逃さないためには腰椎穿刺を行う必要がある▶p.192。

● **胃腸炎の典型的な自然経過（嘔気・嘔吐から始まり、その後下痢。嘔気・嘔吐は24時間程度でピークを迎える）を覚えておく。胃腸炎の典型的な症状から外れる場合は、他疾患も疑う。**

➡嘔吐のみが24時間以上続く場合は、糖尿病ケトアシドーシス▶p.233や小脳梗塞▶p.174を疑う。

➡胃腸炎のなかでも、初期のカンピロバクターによる胃腸炎▶p.97では、高熱のみで受診することがある。

➡消化管出血▶p.99患者が下痢と微熱を主訴にしたり、腎盂腎炎▶p.191患者が嘔気・嘔吐を主訴としたりするため注意する。

● **多くのウイルス（インフルエンザなど）は、多関節痛を起こす。**

➡単関節痛の場合は、原則穿刺して細菌性関節炎を除外する。

- 局所症状が出にくい原因疾患として、腎盂腎炎、前立腺炎、肝膿瘍、化膿性胆管炎、感染性心内膜炎、蜂窩織炎、カテーテル関連血流感染症、歯髄炎などが挙げられる。

■「発熱」の診察に役立つ主な身体所見

皮膚・四肢	●皮疹・発赤の有無は、訴えがなくても必ず確認する ➡患者が気づいていないことも多い ●Janeway(ジェーンウェイ)病変(痛みのない平坦な紅斑)、Osler(オスラー)結節(押すと痛む結節):感染性心内膜炎 ●四肢末梢は温かいか、冷たいか:末梢循環不全の指標 ●褥瘡の有無
頭頸部	●結膜充血:結膜炎 ●黄疸:胆道感染 ●点状出血:感染性心内膜炎 ●項部硬直、neck flexion test(髄膜刺激症状)、jolt accentuation(ジョルトサイン):髄膜炎 ●副鼻腔叩打痛の有無も確認する ➡長期にわたってNGチューブが挿入されている場合は、特に副鼻腔炎のリスクとなりうる ●齲歯や歯周病の有無 ●咽頭発赤・扁桃腺腫大 ●甲状腺の腫大・圧痛:亜急性甲状腺炎など ●頸部リンパ節腫脹
胸部	●心雑音(変化に注意) ➡発熱のみのケースでは、慎重に評価する ●呼吸音(crackle、wheeze、左右差や減弱の有無)
腹部・背部・鼠径部	●圧痛、腸蠕動音、排便回数、下痢の有無 ●季肋部の叩打痛、CVA叩打痛:左右差を少し認める程度のこともある ●脊柱叩打痛:骨髄炎など ●直腸診:前立腺の圧痛を確認する(前立腺炎) ●肛門周囲膿瘍
関節	●腫脹の有無 ●他動時に疼痛があるかを評価する
ライン・カテーテル刺入部	●ライン刺入部(末梢ライン、中心静脈カテーテル、中心静脈ポート) ●尿道カテーテル・バッグ:尿の混濁の有無 ●腎瘻周囲やドレナージチューブ刺入部の発赤の有無

■ 発熱の主な原因疾患

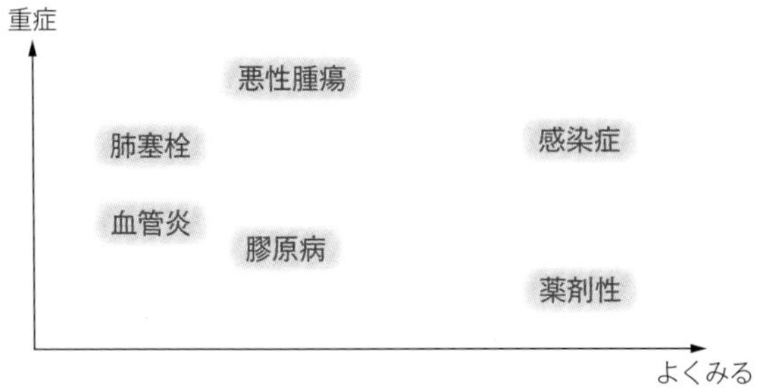

重症

悪性腫瘍

肺塞栓

感染症

血管炎

膠原病

薬剤性

よくみる

診察：詳細な観察は、鑑別疾患の検討に役立つ

● 「top-to-bottom approach（頭から爪先まで）」で詳細に観察を行い、鑑別疾患を考える。

➡主な身体所見と注意点を把握しておく。

重要用語の解説

【敗血症】

敗血症を疑う徴候を以下に示す。

- qSOFA：呼吸数22回/分以上、意識障害、収縮期血圧100mnHg以下の2項目以上を満たす
- 意識、精神状態の変化がある（反応が鈍い、傾眠、不穏など）
- 低酸素血症を認める
- 血圧が低い（収縮期血圧が普段より40mmHg低下、あるいは、収縮期血圧が90mmHg以下）
- 尿量が急激に低下
- 悪寒戦慄を伴う発熱

略語

【CAPD】

continuous ambulatory peritoneal dialysis：持続携行式腹膜透析

（齋藤有佳、宗像源之）

参考文献

1. 金城光代, 金城紀与史, 岸田直樹編：ジェネラリストのための内科外来マニュアル第2版. 医学書院, 東京, 2017.

頭痛

主治医にすぐ伝えるべき重要な症状と所見

- 意識障害、失神、発熱、視力障害、嘔吐を伴う頭痛
- 突然発症のひどい頭痛
- いつもとパターンの違う頭痛
- 外傷後の頭痛
- 免疫不全患者の頭痛

ナースがアセスメントすべきこと

- バイタルサインの再確認
- 意識レベルの評価
- 神経所見の評価（麻痺、呂律、瞳孔）

頭痛の問診と診察

- ポイントを絞った病歴聴取を行い、二次性頭痛（器質的疾患・外因による頭痛）に関連した症状を中心に確認する。
  - ➡OPQRSTに沿って問診するとスムーズである。

✓O（onset）発症様式

- 突然発症か、急性・亜急性発症か、慢性頭痛かを確認する。
  - ➡突然発症の頭痛とは「瞬間的から数分での発症」をいう。
  - ➡ある瞬間、突発的に生じた頭痛は雷鳴頭痛といわれ、くも膜下出血（SAH）、内頸動脈または椎骨脳底動脈解離（脳動脈解離）などが疑われるため、特に重要となる。

✓P（provocation/palliative）増悪寛解因子

- 血圧変動をきたすような負荷、運動、急激な環境温度の変化は、くも膜下出血や脳出血をきたす誘因となる。

➡頸部をひねるような運動、作業は脳動脈解離の誘因となる。

✓Q（quantity/quality）痛みの性質・程度

- 「これまでの人生で最も激しい頭痛」のときは、くも膜下出血を考える。
- 片頭痛は、光・音過敏のため刺激を避けて寝込むことが多いのに対し、群発頭痛は激痛のためじっとしていられない。
- 緊張型頭痛は、仕事の効率は落ちるが、日常生活は通常どおり可能なことが多い。

✓R（region/radiation/related symptoms）部位・放散痛・随伴症状

- 痛みの場所、左右差について聴取する。
  - ➡急な後頸部・後頭部痛：椎骨脳底動脈の解離や、くも膜下出血で認める。
  - ➡眼痛や眼窩後部痛：頸動脈海綿静脈洞瘻、急性緑内障発作、群発頭痛などで認められる。
  - ➡顔面痛：三叉神経痛や副鼻腔炎を示唆する。
- 発熱、嘔吐、中枢以外の感染症状があれば髄膜炎、脳炎を疑う。
- 先行する閃輝暗点（せんきあんてん）、頭痛に伴う悪心・嘔吐、光・音・嗅覚過敏は、片頭痛の診断に役立つ。
- 頭痛側の流涙、鼻閉、鼻漏、眼球充血は、群発頭痛を示唆する。

✓S（severity/vital signs）重症度

- 人生で最悪の頭痛の場合は、くも膜下出血を疑う。
- 重症感が認められない「続く痛み」は、単純ヘルペスや帯状疱疹によることがある。

✓T（time course/treatment）時間経過・治療

- 二次性頭痛の場合、生じた頭痛が短時間でよくなることはない。
- 一方で、秒単位であると、神経痛のことが多い。
- 反復性だと一次性頭痛のことが多い。

頭痛を起こす代表的な疾患とその治療

- 頭痛は、一次性頭痛と二次性頭痛に大きく分類される。
- 一次性頭痛は、頭痛自体が疾患の本体であり、片頭痛、緊張性頭痛、群発頭痛などが含まれる。
- 二次性頭痛は、器質的疾患や外因によって生じる頭痛であり、くも膜下出血や髄膜炎といった緊急性が高い疾患が含まれる。

✓くも膜下出血 ▶p.174

- 生じている頭痛が「①最悪、②増悪、③突発」のうち、どれか1つでも満たす場合はくも膜下出血を疑う。
  - ➡突然発症の頭痛が典型的である。「重篤で、瞬間から1分以内にピークに達する激しい頭痛」が75％に認められるといわれる。
- 頭痛から24時間以内に、再破裂による突然の高度意識障害をきたす場合があるため、診断後、安静・血圧管理を行うことが重要となる。
- 初期治療は、再出血の予防と頭蓋内圧の管理である。
  - ➡重症例では、呼吸・循環管理も必要となる。
- その後は、十分な鎮静と積極的な降圧を行いながら、開頭による脳動脈瘤クリッピング術や、血管内治療による瘤内塞栓術などを行う。

✓脳出血 ▶p.174

- 出血の部位と大きさによって局所症状が異なる。
- 頭痛が認められるのは、小脳出血・皮質下出血・脳室穿破下視床出血などである。
  - ➡特に小脳出血では、頭痛とともに嘔気・嘔吐、めまいを呈することが多い。
- 診断は、頭部CTが有効である。
- 超急性期においては、血腫拡大の防止と脳浮腫の軽減が大切となる。血圧管理を行い、画像評価を繰り返し行う。

■頭痛の主な原因疾患

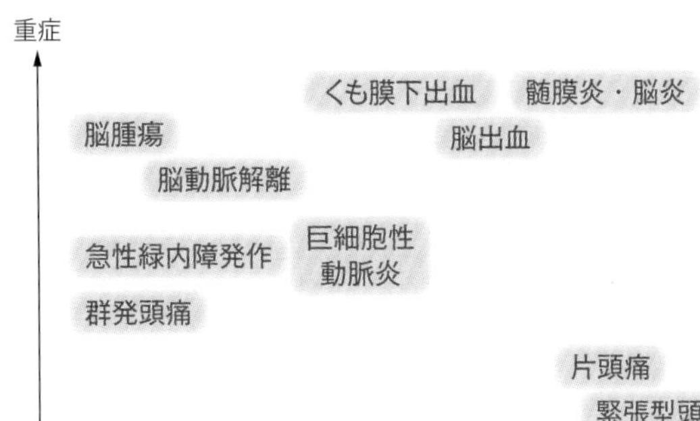

- その後は、経過をみながら血腫除去術を行う。

脳動脈解離

- 頭痛は、解離性動脈瘤の70％で生じる。
  - ➡痛みは突発的で、解離の近い部位で生じる。
- 比較的若年に多く、急激な後頭部痛や後頸部痛で発症し、神経所見（Wallenberg（ワレンベルグ）症候群）、時に意識障害を呈する。
- 発症様式に応じて治療を行う。
  - ➡脳梗塞・TIA（一過性脳虚血発作）症状では、入院のうえ、安静・血圧管理・抗血栓療法の適応を決めて治療を行う。
  - ➡くも膜下出血など出血性発症の場合は、入院のうえ、血管内治療を含めた脳外科的治療が必要である。

脳腫瘍

- 脳腫瘍そのものによる頭蓋内圧亢進による頭痛が多い。
- 腫瘍の発生部位により、頭痛の部位や神経症状が異なる。
  - ➡脳腫瘍では早朝頭痛が有名であるが、その他の疾患で起きることもある。
- 治療は、腫瘍が「脳原発か転移性か」「良性か悪性か」「個数・大きさ・存在部位」などで異なる。

➡治療法には、脳腫瘍的手術、定位放射線照射（ガンマナイフ、サイバーナイフ、Xナイフなど）、全脳照射、化学療法、ステロイド投与、リハビリ、best supportive careがある。

髄膜炎・脳炎 ▶p.192

● 頭痛に加えて発熱・嘔吐・髄膜刺激症状を認める場合は、髄膜炎を考える。

➡特に細菌性髄膜炎では、頭痛・発熱に続き、髄膜刺激症状、けいれん、意識障害、頭蓋内圧亢進症状が急激に出現する。

➡発熱とともに意識障害・局所神経症候を伴う場合は、脳炎も考える。

● 髄液検査で髄液が混濁しているときは、細菌性髄膜炎が疑われる。ただちに血液・髄液培養を行い、ステロイド・抗菌薬治療を行う。

➡患者の年齢によって起因菌が異なる。成人では肺炎球菌やインフルエンザ桿菌が多い。高齢者では大腸菌、クレブシエラ、リステリアを念頭に置いて抗菌薬を選択する。

● ウイルス性髄膜炎の場合は、対症療法を行いながら経過を見ることが多い。

急性緑内障発作

● 房水の流出路である前房隅角が閉塞し、眼圧が急激な上昇をきたす疾患である。

● 眼痛、霧視、嘔気・嘔吐などの症状や、結膜充血、角膜浮腫、散瞳、対光反射消失、眼圧上昇などを認める。

● 治療をすみやかに開始しないと視機能障害をきたすため、すぐに眼圧下降治療を行う。

➡ピロカルピンおよびその他の緑内障治療点眼薬投与、高浸透圧薬の点滴を行う。

➡それでも眼圧が改善しない場合、外科的治療（レーザー治療）を行う。

巨細胞性動脈炎

● 50歳以上の女性に好発する。

● 症状は、側頭部を中心とした拍動性頭痛、側頭動脈の発赤腫脹・索状肥厚、発熱、全身倦怠感、体重減少、食思不振などが認められる。

➡虚血症状として、突然の視力低下や顎跛行（顎の筋肉を動かすと痛む）を主徴とする。

● 側頭動脈の生検により確定診断を行う。

● 治療としては、ステロイド治療を行う。

片頭痛

● 頭痛発作の前兆として、視覚異常、感覚症状、言語症状などを伴うことがある。

➡発作時に、過敏症（光過敏、音過敏、嗅覚過敏など）が現れることがある。

● 多くの場合、頭痛の性状は片側性・拍動性で、動作により頭痛が増強し、日常生活に支障をきたす場合が多い。

● 軽症例では、アセトアミノフェンやNSAIDs、アスピリンなどで経過をみる。中等症から重症の発作や、上記の薬が無効の場合は、トリプタンを用いる。

➡頭痛発症から早期に使用するほうが効果は大きい。

● 嘔気が強い場合は、メトクロプラミドを使用する。

群発頭痛

● 一側性の重度～きわめて重度の頭痛が、眼窩部・眼窩上部または側頭部に生じる。

➡1～2時間で消失する一側性の激痛発作を認めた場合は、群発頭痛を想起する。

● 発作は決まった時間に起こる。

➡深夜に起こることが多く、激烈な痛みのため覚醒する。

● 急性期治療としては、スマトリプタン皮下注を行う。

➡院内であれば、酸素投与（リザーバーマスク12L/分）を15分間座位で行う。

● 予防としてはベラパミル投与を行う。

緊張型頭痛

● 一次性頭痛のなかで、最も頻度の高い頭痛である。
● 二次性頭痛を除外し、頭痛の発症状況・性状・頻度・随伴症状を確認し診断する。
● 日常生活に支障をきたす場合はアセトアミノフェンやNSAIDsなどを用いる。
➡抗うつ薬、筋弛緩薬などを用いることもある。
● 非薬物療法（頭痛体操など）もある。

重要用語の解説

【雷鳴頭痛】
突然に起こり、1分以内に極大になる重度の痛み。その症状が起きたときに何をしていたか明確に何をしていたか言える場合や、経験したことのない痛みの場合を雷鳴頭痛といい、注意が必要な頭痛である。

【Wallenberg（ワレンベルグ）症候群】
延髄外側の障害のこと。①障害と同側顔面の温痛覚障害、②障害と反対側の頸部以下の半身の温痛覚障害、③障害と同側の小脳失調症状、④障害と同側のホルネル症候群、⑤めまい・眼振、⑥軟口蓋、咽頭、喉頭の麻痺による嚥下障害などを示す。

略語

【SAH】
subarachnoid hemorrhage：くも膜下出血
【TIA】
transient ischemic attack：一過性脳虚血発作

（平野　雅、宗像源之）

参考文献

1. 日本内科学会編：内科救急診療指針2016. 総合医学社, 東京, 2016.
2. 山中克郎, 澤田覚志, 植西憲達編：UCSFに学ぶできる内科医への近道 改訂4版. 南山堂, 東京, 2012.
3. 坂本壮：救急外来ただいま診断中. 中外医学社, 東京, 2015.

めまい

主治医にすぐ伝えるべき重要な症状と所見

- めまいの性状・持続時間・誘因、随伴症状
- 以前に同様のエピソード
- 内服薬
- 歩行障害の有無
- 吐血・下血・不正性器出血の有無

ナースがアセスメントすべきこと

- バイタルサイン
- 意識の評価
- 眼振（安静時・注視時・頭位変換）の有無
- 難聴・耳鳴・耳閉感の有無
- 構音障害の有無
- 顔面や四肢の片麻痺・感覚障害の有無

めまいの問診と診察

- めまいは「中枢性めまい」と「末梢性めまい」に分類される。
- めまい診療で最も重要なのは、中枢性めまいを見逃さないことである。
  - ➡問診で「中枢性めまいのチェックリスト」の1つでも認めれば、中枢性めまいを疑う。

■中枢性めまいのチェックリスト

- 意識障害
- 頭痛・頸部痛
- 複視
- 聴力障害（難聴・耳鳴・耳閉感）がない
- 構音障害・嚥下障害
- 顔面の片麻痺・感覚障害
- 四肢の片麻痺・感覚障害
- 起立・歩行障害

- めまいの性状は、診断の助けにはなるが、確定診断には至らない。
  - ➡回転性めまいは「グルグル回る」、浮動性めまいは「フラフラする」、前失神は「気が遠のく感じ」と表現される。

■めまいのメカニズムと分類

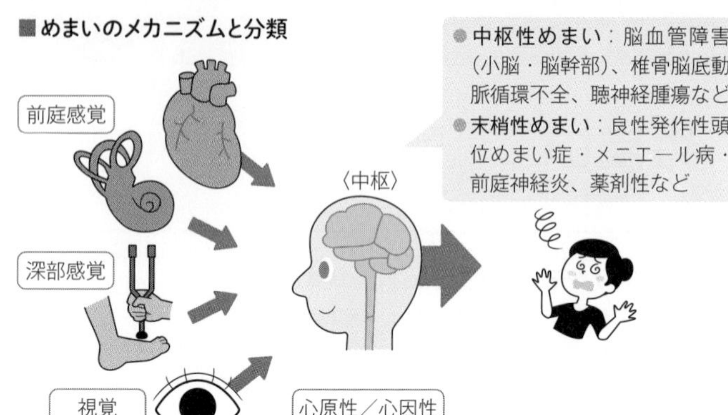

■中枢性めまい・身体診察のポイント

- 眼球運動障害：指標の追視
- 構音障害：「パタカ・パタカ・パタカ」
- 顔面や四肢の片麻痺・感覚障害：Barre sign（バレーサイン）、Mingazzini sign（ミンガツィーニサイン）
- 小脳症状（四肢の小脳性運動失調）：指鼻指試験・膝踵試験・回内回外試験
- Romberg（ロンベルグ）徴候
- 歩行障害

●中枢性めまいを疑ったら、身体診察で、さらに絞り込みをかける。

めまいの原因と治療

✓良性発作性頭位めまい症　末梢性

●最も多いめまい症で、頭位によって誘発される。
➡特に、座位から臥位で誘発されることが多い。

●めまいには潜時（頭位をとってから、めまい発現までのタイムラグ）があり、数秒から1分間持続する。

●頭位で誘発される方向交代性水平性眼振がある。

●Epley（エプリー）法で治療が可能である。

■Epley法（浮遊耳石置換法：右耳の場合）

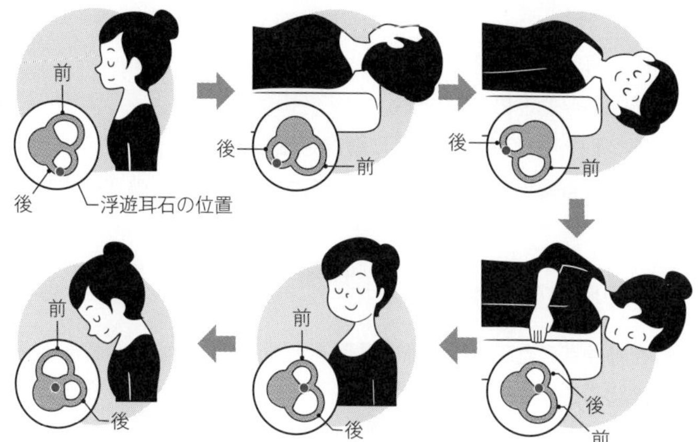

後半規管や外側半規管に迷入した耳石に有効

メニエール病 末梢性

- ストレスが関与している。30～40歳代の女性に多い。
- 難聴・耳鳴を伴うめまい発作を反復する。
- めまいは数分～数時間持続する。
- 「メニエール病がある」という患者は多いが、実際は、自己申告ほど多くない。
- 発作時には炭酸水素ナトリウムやジアゼパムの点滴が行われる。
  ➡難聴に対しては、ステロイドが投与されることもある。

前庭神経炎 末梢性

- ウイルス感染などの先行感染・前駆症状がある。
- めまいは数日間持続する。
- 難聴・耳鳴は認めない。
- 健常側への方向固定性水平性眼振あり。
  ➡健側を向くと、より強い眼振が起こる。
- 急性期の治療として、炭酸水素ナトリウム・制吐薬・ステロイド薬の投与が行われる。

聴神経腫瘍　中枢性

- 難聴・耳鳴・耳閉感が多い。
- 持続性の浮動性めまいが多い。
- 頭部CT・MRIで小脳橋角部に腫瘍を認める。
- 手術による摘出も可能だが、手術による合併症を考慮する必要がある。

椎骨脳底動脈循環不全

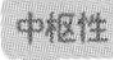

- 首を動かすことで椎骨動脈の循環不全が生じ、小脳・脳幹部の虚血が起こる。
  ➡椎骨脳底動脈系に狭窄がある場合も多い。
- めまいは数秒〜数十秒持続する。
- 危険因子（高血圧・糖尿病・脂質異常症・喫煙）をもっていることが多い。
- 治療としては「抗血小板薬の投与＋危険因子の治療」が行われる。

小脳・脳幹部の梗塞・出血　中枢性

- 突然発症する、重度の持続性めまいである。
  ➡めまい以外の神経症候（眼球運動障害・構音障害・顔面や四肢の片麻痺・感覚障害・歩行障害など）を伴う。
- 注視方向性眼振・垂直性眼振が多い。
- 難治性の嘔気・嘔吐、頸部痛がある。
- 危険因子（高血圧・糖尿病・脂質異常症・喫煙）をもっていることが多い。
- 脳血管障害 ▶p.174 の治療に準ずる。

起立性低血圧　その他

- 消化管出血・不正性器出血を見逃してはいけない。
- Schellong（シェロング）試験が陽性となったら、起立性低血圧と判断する。
  ➡Schellong試験：5分以上臥位で安静にした後、静かに立位にして2

■めまいの主な原因疾患

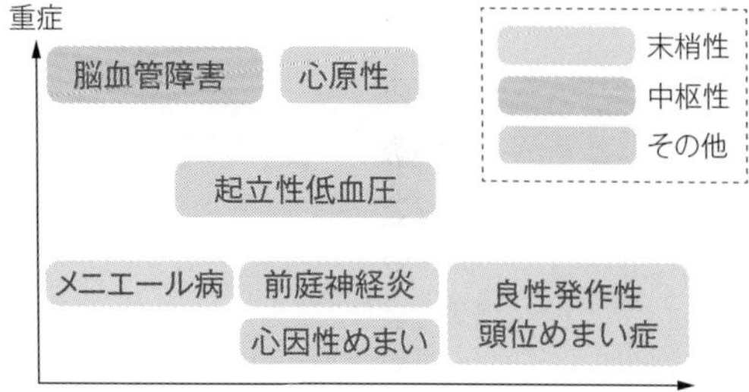

～5分後に血圧を測定する。収縮期血圧20mmHg以上・拡張期血圧10mmHg以上低下すれば陽性。

- 寝返りでは、めまいは誘発されない（寝返り試験）。
- 原因疾患に対する治療が優先されるが、運動療法・自律神経障害の治療も行われる。

✓前庭性片頭痛

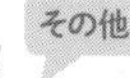

- 睡眠不足・ストレス・疲労などが誘因になる。女性に多い。
- 頭痛を伴わない場合もある。
- 閃輝暗点（せんきあんてん）・光過敏・音過敏・体動での悪化を伴う。

➡閃輝暗点：突然、視野の中心付近にキラキラした点が現れ、ギザギザした光の波が拡がっていく症状。

- 片頭痛の治療に準ずる。

（宗像源之）

参考文献

1. 城倉健：めまい診療シンプルアプローチ．医学書院，東京，2013.
2. Kerber KA, Meurer WM, Brown DL, et al. Stroke Risk Stratification in Acute Dizziness Presentations：A Prospective Imaging-Based Study. *Neurology* 2015；85（21）：1869-1878.
3. Pan Q, Zhang Y, Long T, et al. Diagnosis of Vertigo and Dizziness Syndromes in a Neurological Outpatient Clinic. *Eur Neuro* 2018；79（5-6）：287-294.

視力障害・聴力障害

▶主治医にすぐ伝えるべき重要な症状と所見

【視力障害】
- 突然の視力消失
- 眼痛を伴う視力低下
- 突然の視野欠損

【聴力障害】
- 突然の聴力消失
- めまいを伴う聴力低下

▶ナースがアセスメントすべきこと

- バイタルサインの再確認
- 意識レベルの評価
- 神経所見の評価（麻痺、構音障害、瞳孔不同）
- 観察でわかる範囲の眼・耳の状態

視力障害の問診

「外傷の有無」「片側性か両側性か」「急性か慢性か」がポイント

- 視力障害といっても「かすむ」「ぼやける」「チカチカする」「二重に見える」「まぶしい」「一部が見にくい・見えない」「黒いものが見える」「夜ものが見にくい」「片目が見えない」など、さまざまである。
- 視覚障害の問診を行う場合、まず、外傷の有無、片眼か両眼か、そして発症様式・経過、性質、全身症状の有無に注目する。既往歴・内服薬は、原因の推測に重要となるためきちんと聴取する。

➡問診で、眼疾患、脳血管障害、脳腫瘍、脱髄疾患など、ある程度鑑別できることが多い。

- 急性発症の場合は、血管障害や炎症が原因であることが多い。慢性で発症時期がはっきりしない場合は、腫瘍などの病変が隠れていることがある。

➡急性発症の視力障害を主訴とする疾患で、緊急対応が必要なのは、急性閉塞隅角緑内障、脳梗塞、脳動脈瘤、網膜中心動脈閉塞症、虚血性視神経炎、眼内炎、網膜剥離などである。

- **片側性か両側性かがわかれば、病変部位を推定できる。**
  - ➡両側性の場合は、病変が眼ではなく、より中枢側の視交叉から脳に存在する可能性を示唆する。
  - ➡片側性で急性の場合は視神経炎や多発性硬化症、外傷などが鑑別にあがる。

■視力障害の鑑別の流れ

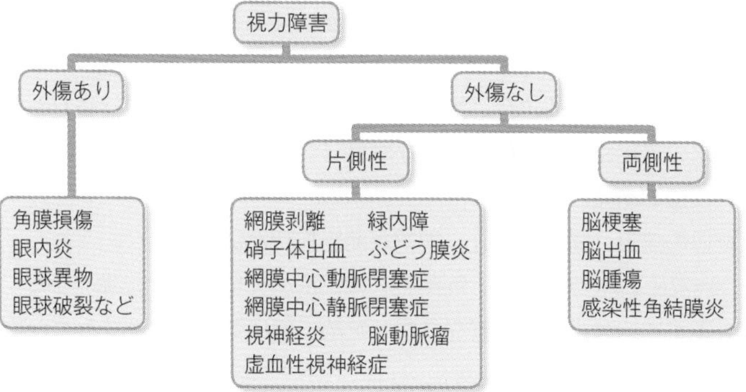

聴力障害の問診

✓「片側性か両側性か」「急性か慢性か」「随伴症状」がポイント

- **聴覚障害の問診では、まず「片側か両側か」を確認する。両側の場合は、それぞれの耳に対して問診を行う。**
  - ➡片側性では突発性難聴、外傷、炎症、腫瘍などを考える。
  - ➡両側性では遺伝、加齢、薬物、騒音、全身疾患などを考える。
- **厳密な定義はないが、数日〜数週間以内の発症を急性、数か月〜数年単位で徐々に悪化したものを慢性発症として問診を進める。**
  - ➡急性発症では耳垢塞栓、急性中耳炎、突発性難聴、急性低音障害型感音難聴などを疑う。

➡慢性発症では老人性難聴、耳硬化症、聴神経腫瘍、慢性中耳炎、中耳真珠腫などを想起する。

- 随伴症状の有無を確認する。

➡めまい、痛み、耳鳴り、発疹、顔面神経麻痺などの有無は、特に病歴の鑑別に役立つ。

視力障害を起こす代表的な疾患とその治療

急性閉塞隅角緑内障 重篤（専門家介入が必要）

- 瞳孔ブロックにより、光彩周辺部が繊維柱帯に押し付けられ、房水の流出路である前房隅角が閉塞し、急激な眼圧の上昇をきたす疾患である。
- 目の痛み、嘔気・嘔吐、霧視が前駆症状といわれる。

➡眼圧上昇、結膜充血、角膜浮腫、散瞳、対光反射消失なども認める。

- 不可逆的な視機能障害をきたすため、眼圧効果療法をすみやかに行う必要がある。
- 緊急治療として、ピロカルピンおよび緑内障治療薬の点眼、脱水酵素阻害薬内服、高浸透圧薬点滴で可及的に眼圧を下降させ、眼科的レーザー治療を計画する。

網膜中心動脈閉塞症 重篤（専門家介入が必要）

- 網膜中心静脈に併走する動脈の基幹や分枝の閉塞である。

➡動脈硬化・糖尿病・大動脈炎症候群による頸動脈の閉塞、攣縮、心疾患による塞栓で生じる。

- 「突然、視野が真っ暗になった」と訴えることがある。
- 救急処置として、眼圧を下げ、網膜血管の循環をよくするために、眼球マッサージや前房穿刺を行う。

網膜剥離 重篤（専門家介入が必要）

- 外力によって網膜裂孔を生じ、そこから液化した硝子体が網膜下

■視力障害の主な原因疾患

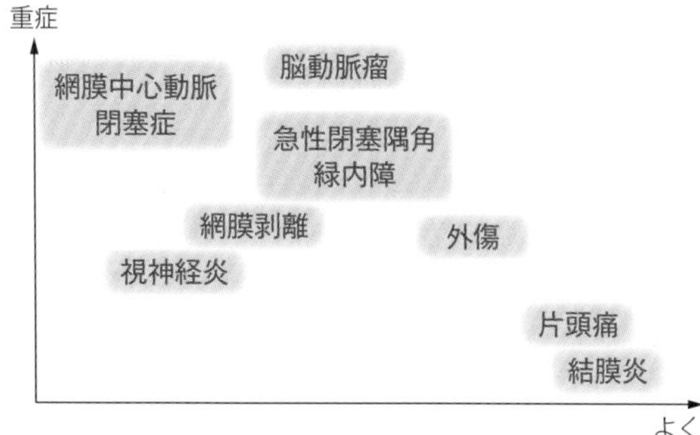

に入り込み剥離する疾患である。

- 網膜剥離が「黄斑部に及んでいるか」が術後視力の回復に影響する。
- 手術療法で治療を行う。

✓視神経炎 重篤(専門家介入が必要)

- 視神経そのものの炎症・脱髄・血管障害・変性により起こる。
  ➡多発性硬化症に代表される脱髄性疾患の場合は、予後不良である。
- 原因としては、感染症、脱髄疾患、中毒、炎症性疾患、代謝障害などがある。
- 治療は、基礎疾患の治療が主体となる。
  ➡急性期には、炎症の抑制目的でステロイドの大量投与を、視神経賦活目的でビタミンB_1・B_{12}・血行促進薬を併用する。

✓脳動脈瘤 重篤(専門家介入が必要)

- 内頸動脈後交通動脈分岐部にできる脳動脈瘤が大きくなった場合や、破裂する前触れとして、動眼神経を圧迫し、眼瞼下垂、複視、散瞳症状を起こすことがある。
- 視神経の側にできる脳動脈瘤では、視野欠損や視力低下を引き起こすことがあるため、MRAなどにより血管の評価を行うことが大切である。
- 治療は脳外科にて行う。

外傷 高頻度

- 眼外傷において重要なのは、前房出血、水晶体脱臼、視神経管骨折などである。
  - ➡前房出血は、毛様体から虹彩の移行部に亀裂が入り、血管が傷つくことによって起こる。出血がわずかであれば吸収されるが、大量の場合は続発性緑内障などが生じうるため、前房穿刺・前房洗浄を行う。
  - ➡水晶体脱臼では、屈折異常が主訴である。続発性ぶどう膜炎や続発性緑内障を合併することがある。
  - ➡視神経管骨折は、眉弓部の外側に外力を受けた際に生じやすく、受傷側の視力障害、視野障害、鼻出血が主な症状である。視神経管内の視神経が浮腫を起こすため、大量のステロイド＋高浸透圧薬を点滴静注する。

片頭痛 ▶p.30 高頻度

- 頭痛発作の前兆として視覚異常・感覚症状・言語症状などが、発作時には光過敏・音過敏・嗅覚過敏などの過敏症が現れることがある。
- 頭痛は片側性・拍動性であることが多い。
  - ➡動作により頭痛が増強し日常生活に支障をきたす場合が多い。
- 軽症例は、アセトアミノフェン、NSAIDs、アスピリンなどで経過をみる。中等症～重症発作や上記薬無効例にはトリプタンを用いる。
  - ➡頭痛発症から早期に使用する方が効果は大きい。
- 嘔気が強い場合はメトクロプラミドを使用する。

結膜炎 高頻度

- 基本的な症状は、痒み、充血、流涙、眼脂の４つである。
  - ➡眼脂が一番多いのは、細菌性結膜炎である。
  - ➡痒みを主訴とする場合は、アレルギー性結膜炎であることが多い。
- 治療は原因による。
  - ➡細菌性なら抗菌薬の点眼、アレルギー性なら抗アレルギー薬の点眼、ウイルス性なら対症療法である。

- 伝染力が強いウイルス性結膜炎の場合は、タオルなどを介して感染するため感染管理を行うことが大切である。

聴力障害の代表的な疾患とその治療

✓突発性難聴 重篤（専門家介入が必要）

- 突然の難聴、めまい、耳鳴、耳閉感で発症する。
- 40～60歳代に多く、原因は不明である。
- 発症後1週間以内にステロイド治療を受けると、聴力が回復することが多い。

✓中耳真珠腫 重篤（専門家介入が必要）

- 角化扁平上皮とその残骸が骨破壊性に増殖することによって起こる。
- 耳痛や悪臭を伴う膿性耳漏がみられ、伝音難聴が主な症状である。
- 鼓室形成術が主な治療法である。

✓聴神経腫瘍 重篤（専門家介入が必要）

- 多くは前庭神経の髄鞘を形成するシュワン細胞から発生する聴神経鞘腫である。

➡内耳道から脳幹に入ったばかりの部位に生じることが多い。

- 蝸牛症状（耳鳴りや難聴など）と感音難聴をきたす。
- 治療は、経過観察、外科的摘出術、ガンマナイフなどである。

✓騒音性難聴 高頻度

- 騒音環境に長期間曝露された場合に発生する音響性難聴で、聴力は不可逆性である。

➡内耳コルチ器感覚細胞の変生が原因とされる。

- 4000ヘルツ付近の聴力低下が特徴である。

■聴力障害の主な原因疾患

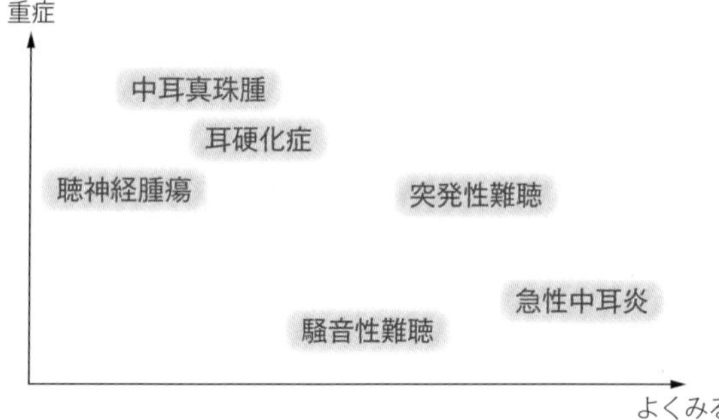

✓急性中耳炎 高頻度

- 中耳への細菌感染（インフルエンザ桿菌、肺炎球菌、黄色ブドウ球菌が多い）によって生じる。
  ➡解剖学的な構造上、乳幼児に多い。
- 発熱、耳痛、耳閉塞感、伝音性難聴などが認められる。
- 軽症例では抗菌薬は使用せず、中等症以上に抗菌薬を使用する。重症例には鼓膜切開による排膿を行う。

✓耳硬化症 高頻度

- 骨迷路の海綿様変化により、前庭窓とあぶみ骨底の固着を生じた結果、両側性の伝音性難聴をきたす疾患である。
- 女性に多く妊娠で増悪する。
- 治療はあぶみ骨手術である。

（平野 雅、宗像源之）

参考文献

1. 日本内科学会編：内科救急診療指針2016．総合医学社，東京，2016．
2. 北村淳：急性発症の視力障害．https://clinicalsup.jp/contentlist/2041.html（2020.7.30アクセス）．
3. 江口弘芳：STEP眼科 第3版．海馬書房，神奈川，2011．
4. 小森学，小島博己：難聴．https://clinicalsup.jp/contentlist/2041.html（2020.7.30アクセス）．
5. 高橋茂樹：STEP耳鼻咽喉科 第3版．海馬書房，神奈川，2013．

貧血

主治医にすぐ伝えるべき重要な症状と所見

- 易疲労感・労作時息切れ・動悸
- 出血（黒色便・血便、吐血、血尿・褐色尿、過多月経・不正性器出血）
- 随伴症状（体重減少、味覚障害・食欲不振、異食症・氷食症、四肢のしびれ感、むずむず足）
- 既往歴、飲酒歴・偏食、内服薬

ナースがアセスメントすべきこと

- バイタルサイン
- 眼瞼結膜縁の蒼白、青色結膜、手掌・手掌皮線の蒼白、顔面の蒼白
- 萎縮舌
- 匙状爪
- 便の性状
- 血液検査の正しい解釈

貧血の問診と診察

- 貧血は、末梢血中の赤血球成分が不足した状態である。
  - ➡赤血球成分が不足するのは、①骨髄（赤血球の工場）が悪い場合、②赤血球の原材料が不足している場合、③赤血球の消費（喪失・破壊）が亢進している場合、の3つに分けられる。

■貧血のWHO基準

成人	男性	≦13.0 g/dL
	女性	≦12.0 g/dL
小児		≦11.5 g/dL
乳幼児		≦11.0 g/dL
妊婦		≦11.0 g/dL

■造血のメカニズムと貧血の関連

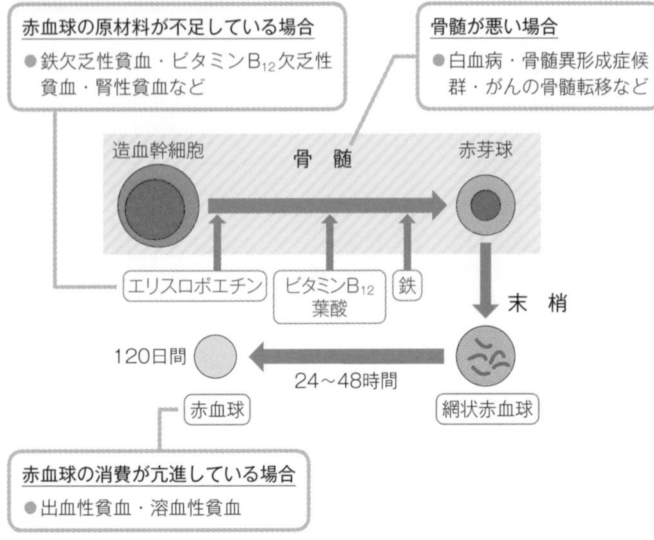

貧血に伴う症状の有無を確認する

- 易疲労感・労作時息切れ・動悸が出現する。バイタルサインの確認を行う。
  ➡これらの症状は、Hb値よりHb低下のスピードによって生じる。
- 上記の他、体重減少、味覚障害・食思不振、異食症・氷食症、四肢のしびれ感、むずむず足などの症状も生じうる。

出血を示唆する症状や病歴についても確認する

- 黒色便・血便、吐血、血尿・褐色尿、過多月経・不正性器出血の有無も確認する ▶p.99 ▶p.112。
  ➡便の性状は、必ずアセスメントする。
- 既往歴として、胃切除後、子宮筋腫、子宮内膜症、消化管出血の有無も確認する。
- 内服薬（NSAIDs・鉄剤など）や、飲酒歴・偏食の有無にも注意する。

✓「手掌や顔」に現れる所見を見逃さない

- 顔面の蒼白、眼瞼結膜縁の蒼白、青色結膜、萎縮舌の有無を確認する。
- 手掌・手掌皮線の蒼白、匙状爪(さじじょうつめ)の有無も確認する。

■貧血でみられる手掌・顔の所見

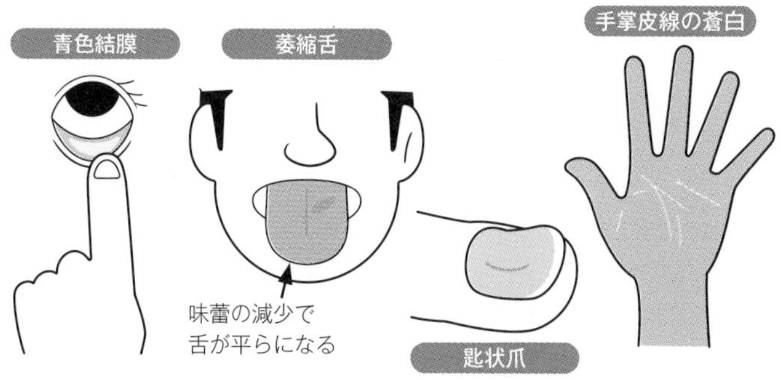

✓検査データは「MCV→網赤血球」の順でみる

- MCV(赤血球の大きさ)は、赤血球容積による分類である。
  - ➡MCV<80は小球性貧血、MCV80～100は正球性貧血、MCV>100は大球性貧血となる。
- 貧血の場合、通常、赤血球を多く作らなければならないため、網赤血球数は上昇する。
  - ➡赤血球の寿命は120日だが、網赤血球の寿命は2～3日なので現時点での赤血球産生能を評価しやすい。

貧血の原因と治療

✓鉄欠乏性貧血

- 診断は、血清鉄の低下ではなく、フェリチン低下によってなされる。

■網赤血球が増加するしくみ

網赤血球が増加している場合

- 工場には問題なく、原材料も足りている
  ➡赤血球が破壊や喪失し、赤血球寿命が短縮している

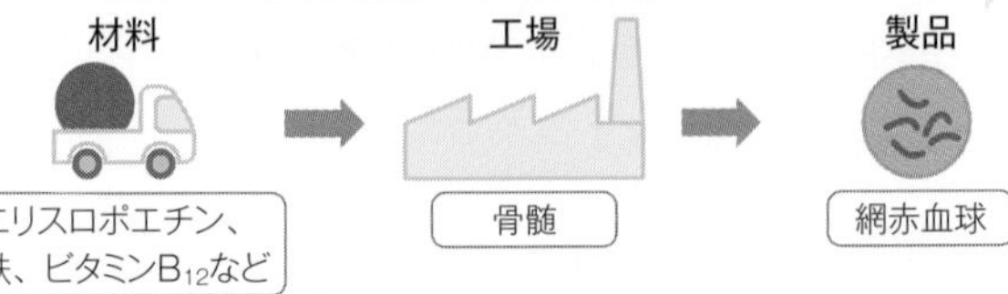

貧血にもかかわらず網赤血球が増加していない場合

- 工場に問題があるか、原材料不足が考えられる

■貧血の分類とチェックポイント

MCV＜80 （小球性貧血）	●血清鉄・総鉄結合能・**フェリチン**を測定する ➡**鉄欠乏性貧血**は、血清鉄ではなく、フェリチン低下で診断する ➡フェリチンが正常～高値の場合、**慢性疾患による貧血**を考え、慢性疾患（炎症）がないかチェックする ●消化管出血・過多月経などをチェックする ●MCVが異常低値の場合は、**サラセミア**も考慮する
MCV80～100 （正球性貧血）	●バイタルサインを確認する ●**網赤血球**を測定する ➡RDW（赤血球容積粒度分布幅）を参考にする ●**出血性貧血**を第一に考え、出血源を検索する ●**溶血性貧血**の場合、AST・LDH・間接ビリルビンの上昇、ハプトグロビンの低下を確認する ●2種類の貧血が合併して正球性貧血になっている可能性も考慮する ➡「小球性貧血＋大球性貧血」「鉄欠乏性貧血＋ビタミンB_{12}欠乏性貧血」で正球性貧血になる ●**腎性貧血**も正球性貧血になることが多い
MCV＞100 （大球性貧血） サイズが大きい網赤血球が増えると大球性になる	●MCV＞120の場合、まず、巨赤芽球性貧血（**ビタミンB_{12}欠乏性貧血・葉酸欠乏性貧血**）を考える ●貧血（Hb低下）がなくてもMCV＞100の場合は、原因検索が必要 ➡アルコール多飲や肝疾患などでも大球性貧血になる ●**ビタミンB_{12}欠乏性貧血**では、過分葉好中球やLDH軽度上昇がみられる ➡ビタミンB_{12}欠乏性貧血の場合、胃切除後・悪性貧血・food cobalamin malabsorptionを考える ●骨髄異型性症候群も、大球性貧血になることがある

■貧血の主な原因疾患

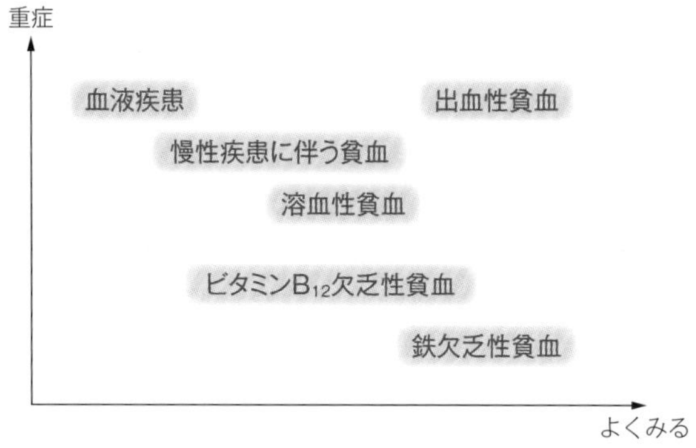

重症

血液疾患
出血性貧血
慢性疾患に伴う貧血
溶血性貧血
ビタミンB_{12}欠乏性貧血
鉄欠乏性貧血

よくみる

- 鉄欠乏性貧血には100％原因がある。原因がわからないのに、鉄剤を使用しない。
  - ➡閉経前女性では過多月経、男性・閉経後女性では消化管出血が多い。胃がんや大腸がんも多い。
- 貧血が改善しても、フェリチン値が改善するまで鉄剤投与を継続する。

✓慢性疾患（炎症）に伴う貧血

- 慢性疾患に伴う貧血の場合、フェリチン値は正常〜上昇する。
  - ➡ヘプシジンの発現により、鉄吸収が抑制され、鉄供給も抑制される。
- 原因として、感染症・膠原病・悪性腫瘍などが考えられる。
- 原因の治療を優先する。

✓出血性貧血

- 急性出血の鑑別が重要となる。
- 消化管出血・血尿・不正性器出血などの原因を検索し、治療する。

✓溶血性貧血

- AST・LDH・間接ビリルビンの上昇、ハプトグロビンの低下を確認する。

- 最も多いのは、自己免疫性溶血性貧血である。
  - ➡クームス試験・骨髄検査を行う。
- 病型によって治療法は異なる。
  - ➡自己免疫性溶血性貧血に対してはステロイド治療、遺伝性球状赤血球症に対しては脾臓摘出術を行う。

ビタミンB_{12}欠乏性貧血

- ビタミンB_{12}低下以外にも、過分葉好中球の出現やLDH軽度上昇が認められる。
- 胃切除歴がない場合、悪性貧血（ビタミンB_{12}と結合して吸収される内因子に対する抗体がある）を考える。
  - ➡胃切除後、ビタミンB_{12}欠乏性貧血が改善するまでには、術後5年以上かかる。
- プロトンポンプ阻害薬や、ビグアナイド薬などによるビタミンB_{12}の吸収障害も多い（food cobalamin malabsorption）。
- 治療はビタミンB_{12}筋注だが、1～2％のビタミンB_{12}は、内因子非依存性にも吸収される。

重要用語の解説

【RDW】
赤血球容積粒度分布幅（RBC Distribution Width）。赤血球の「大きさの幅」のこと。

略語

【NSAIDs】
non-steroidal anti-inflammatory drugs：非ステロイド系抗炎症薬
【MCV】
mean corpuscular volume：平均赤血球容積

（宗像源之）

参考文献

1. 日本血液学会編：血液専門医テキスト 改訂第3版．南江堂，東京，2019.

胸痛

主治医にすぐ伝えるべき重要な症状と所見

- 胸痛の性状・誘因・程度・部位・時間経過
- 随伴症状
  ➡嘔吐・呼吸困難・嚥下困難・皮下気腫・失神・咳嗽・血痰・冷汗・放散痛など
- 内服薬

ナースがアセスメントすべきこと

- バイタルサイン
- 肝腫大の有無
- 頸静脈怒張の有無
- 心雑音の有無
- ラ音の有無
- 胸部圧痛の有無
- Ear lobe crease
- 下腿浮腫の有無
- 心電図のチェック ▶p.60

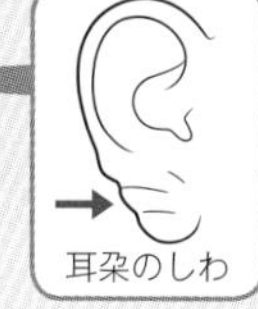

胸痛の問診と診察

✔問診は「OPQRST」に沿って行う

- 胸痛の性状を漏れなく短時間で把握するため、OPQRSTに沿った問診を行う。

O	Onset	発症：胸痛の発症は？（突然・急性・慢性）
P	Palliative factor	寛解因子：どうすると良くなるか？（安静・食事など）
	Provocative factor	増悪因子：どうすると悪くなるか？（労作・吸気・体動など）
Q	Quality	性状：どんな胸痛か？
	Quantity	程度：日常生活は可能か？
R	Region	場所：胸痛の部位・範囲・場所の移動
	Radiation	放散：放散痛
S	associated Symptom	随伴症状：胸痛以外の症状は？
T	Time course	時間経過：①頻度は？ ②間歇的か持続的か？ ③持続時間は？ ④改善するか不変か増悪するか？

既往歴や家族歴、内服薬についても確認する

- 狭心症・心筋梗塞の既往
- 動脈硬化危険因子（高血圧・脂質異常症・糖尿病・喫煙）
- 若年性冠動脈疾患の家族歴
- 内服薬（降圧薬、糖尿病治療薬、脂質異常症治療薬）

「5 Killer Chest pain」を見逃さない

- 胸痛をきたす疾患はさまざまあるが、緊急を要する5 Killer Chest painを、絶対見逃してはいけない。
  ➡5 Killer Chest pain：急性冠症候群、大動脈解離、肺動脈血栓塞栓症、緊張性気胸、食道破裂。

5 Killer Chest painについて解説

胸痛の原因疾患とその治療

急性冠症候群 ▶p.195

- 急性冠症候群は、冠動脈プラークの破綻とそれに伴う血栓形成により、冠動脈の高度狭窄・閉塞をきたして急性心筋虚血を呈する症候群である。
- 急性心筋梗塞（ST上昇型・非ST上昇型）・不安定狭心症に分類される。
  ➡胸痛で来院する65歳以上の60～70％が急性冠症候群という報告もある。
- 典型的な症状は、数分～数時間持続する胸部全体の「締め付けられる」「重い感じ」。
  ➡高齢者では、胸痛を認めないことも多い。
- 随伴症状として、冷汗・呼吸困難・肩や下顎への放散痛がある。
- 診断には、心電図所見が重要である。
  ➡心電図異常は、解剖学的に隣り合う２つ以上の誘導で同様な変化がみられた場合に「異常所見あり」と判断する。

■胸痛の主な原因疾患

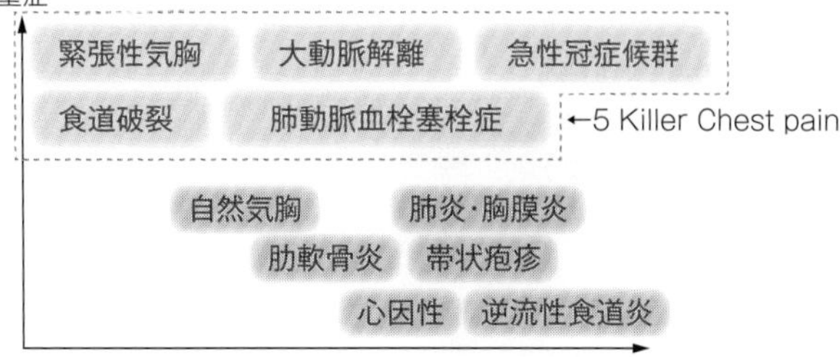

➡特に、肢誘導では、解剖学的な配列に直して考える。

- 心筋梗塞の場合、発症時期にもよるが、血液検査でトロポニン・CK上昇がみられる。
- 治療として、ST上昇型急性心筋梗塞では、緊急冠動脈インターベンションが必要となる。

■心電図の正しい見かた

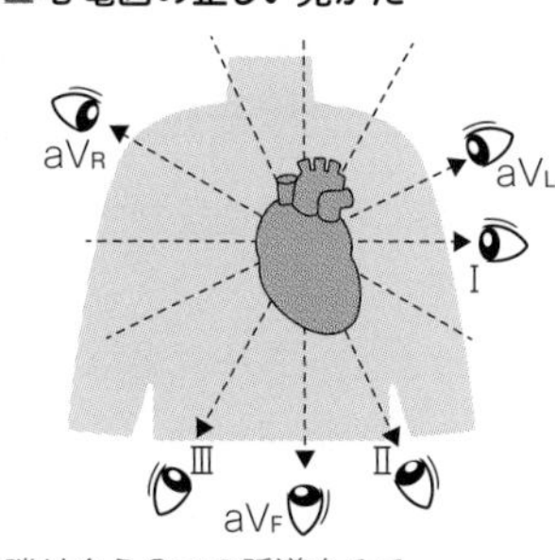

隣り合う2つの誘導をみる

✓大動脈解離 ▶p.200

- 大動脈の中膜が裂けて生じる。そのため、大動脈の破裂と分岐の血流障害を起こす。

➡急性期死亡率は13％である。

- 症状は、多くの場合、突然発症の非常に強い胸痛である。

➡解離の進行とともに、胸痛の部位も移動する。

- 随伴症状では、背部痛・ショック・失神・片麻痺などが重要である。
- 診断には、造影CTが有用である（感度99％・特異度100％）。

➡胸部X線で縦隔拡大をきたさない症例もある。大動脈弓部の石灰化陰影の偏位は有用。

➡心電図上ST上昇をきたし、心筋梗塞との鑑別を要することもある。

- 初期対応では、安静、血圧コントロール、疼痛管理が重要となる。

➡心タンポナーデ合併例はドレナージ、上行大動脈に解離がある場合（Stanford A型）は緊急手術が必要。

■ 大動脈解離の造影CT（例）

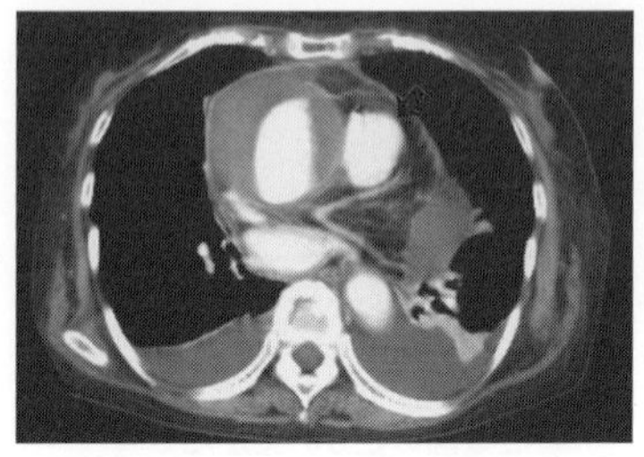

上行大動脈に解離があり、真腔と偽腔を認める（➡）

✔ 肺動脈血栓塞栓症 ▶p.210

● 静脈系にできた血栓が血流に乗って流れ、肺動脈に詰まることで起こる。

➡女性、60～70代に多く、日本でも増えてきている。

➡急性期で血行動態が不安定な場合、死亡率は58.3％である。

● 症状は、多くの場合、突然発症の胸痛・呼吸困難である。

➡失神・咳嗽・血痰・下肢の発赤や腫脹も生じる。

● 確定診断は、胸部造影CTで行う。

➡Dダイマーが正常の場合、除外できる。

● 急性期は、まず、血行動態を安定化させることが重要である。

➡その後、抗凝固療法＋血栓溶解療法を実施する。

■ 肺動脈血栓塞栓症の造影CT（例）

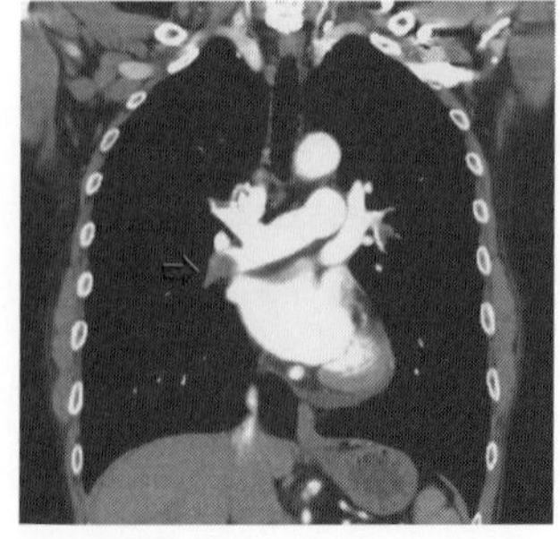

左右の肺動脈に血栓を認める（➡）

Part 2

胸痛

緊張性気胸

- 気胸によって患側の胸腔内圧が上昇し、患側肺の虚脱・健側への縦隔偏位・静脈還流減少が生じて、ショックに至る疾患である。
  - ➡人工呼吸器管理中・外傷後・喘息や慢性閉塞性肺疾患の急性増悪 ▶p.217 などが原因となる。
- 症状としては、胸痛以外にショックが重要となる。
  - ➡頸静脈怒張・皮下気腫・気管偏位も重要となる。
- 診断は臨床的に行い、画像は使用しない。
- 治療としては、緊急胸腔ドレナージが必要となる。

食道破裂

- 医原性・特発性・異物・外傷後などに生じる。
  - ➡死亡率は20％と高い。破裂（穿孔）後24時間が経過すると、死亡率は2倍になる。
- 随伴症状では、嘔吐・呼吸困難・心窩部痛・嚥下困難がある。
  - ➡特発性食道破裂の場合、Mackler（マックラー）の三徴（胸痛・嘔吐・皮下気腫）が重要である。特発性食道破裂の原因は、嘔吐に伴う圧外傷が多い。
- 診断は、造影CT＋食道造影によってなされる。
- 治療として、外科的閉鎖が必要なことが多い。

（宗像源之）

参考文献

1. 日本循環器学会，日本冠疾患学会，日本胸部外科学会，他編：急性冠症候群ガイドライン（2018年改訂版）．https://www.j-circ.or.jp/old/guideline/pdf/JCS2018_kimura.pdf（2020.7.30アクセス）．

不整脈

主治医にすぐ伝えるべき重要な症状と所見

- 頻脈性不整脈による症状
  ➡動悸・不整脈の自覚・気分不快・胸痛・呼吸困難感・失神
- 徐脈性不整脈による症状
  ➡失神・めまい・眼前暗黒感・気分不快・胸痛・呼吸困難感
- 基礎(心)疾患の有無
- 健診等での心電図異常の有無
- 内服薬

ナースがアセスメントすべきこと

- バイタルサイン
- 脈拍(数・整 or 不整)
- 血圧
- 意識障害
- 頸静脈怒張
- 心雑音・ラ音
- 肝腫大
- 下腿浮腫

不整脈の問診と診察

- まずは、症状・バイタルサインをチェックする。
- モニター心電図をみるときは「徐脈か頻脈か」に注目する。

■心電図を読むときのステップ

Step 0	患者の症状・バイタルサイン	
Step 1	心拍数をみる	……＜50回/分は徐脈性不整脈、≧100回/分は頻脈性不整脈
Step 2	徐脈の場合、P波をみる	……徐脈性不整脈は2つしかない P波なし：洞不全症候群 P波あり：房室ブロック
Step 3	頻脈の場合、QRS幅をみる	……頻脈性不整脈は4種類しかない [＜3mm, ≧3mm] × [期外収縮, 頻拍, 粗動, 細動]

徐脈性不整脈の分類と治療

- 心拍数＜50回/分の徐脈性不整脈の場合、まずはP波を探す。
- 徐脈性不整脈は「P波がない／遅い」ために徐脈になっている洞不全症候群と、「P波はきちんと出ている」のに徐脈になっている房室ブロックの2種類しかない。

■徐脈性不整脈は2つ

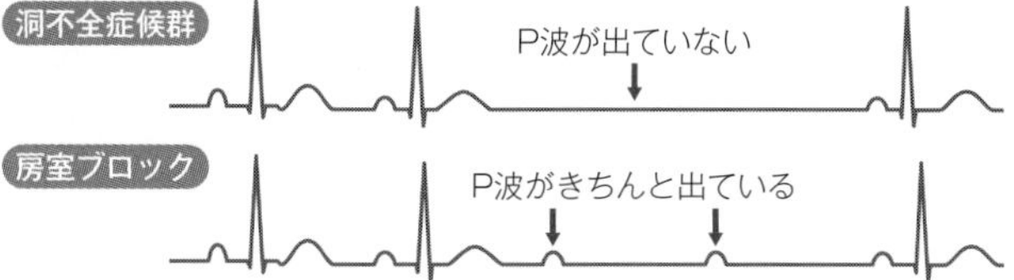

洞不全症候群

- P波を出す洞結節が悪いため、P波が出ない／遅いことで徐脈になるもの。
- Rubenstein（ルーベンスタイン）の分類が用いられる。
  ➡Ⅰ型：洞徐脈、Ⅱ型：洞停止、Ⅲ型：徐脈頻脈症候群。
- 徐脈に伴う症状（めまい、失神など）の有無が重要である。
- 生命予後は良好である。

房室ブロック

- P波はきちんと出ているが、それを心室に伝導する房室結節が悪いため、徐脈になるもの。
- 重症度によって分類される。
  ➡Ⅰ度：PQ時間は延長するが、P波とQRSは1：1でつながっているもの。
  ➡Ⅱ度：ときどき1つQRSが抜けるもの。PQ時間が徐々に延長するWenckeback型と、PQ時間はそのままのMobitzⅡ型に分かれる。
  ➡それ以上：房室伝導比2：1の2：1房室ブロック、房室伝導比が3：1以下の高度房室ブロック、P波とQRSがまったくつながっていない完全房室ブロックに分かれる。

●MobitzⅡ型Ⅱ度房室ブロック以下は、予後不良で、突然死の危険がある。

頻脈性は4種類

頻脈性不整脈の分類と治療

●心拍数≧100回/分の頻脈性不整脈の場合、QRS幅を見る。

➡QRS幅<3mmなら心房（心房＋接合部＝上室ととらえる）が原因。

➡QRS幅≧3mmなら心室が原因。

●頻脈性不整脈は、時期を外れて早めに興奮する期外収縮、100〜250回/分で興奮する頻拍、250〜350回/分で興奮する粗動、350回/分以上で興奮する細動の4つしかない。

心房期外収縮（PAC）

QRS幅が狭い

●QRS幅の狭い（<3mm）波形が時期を外れて早めに出現するもの（期外収縮）。

●先行するP'波を認める。

➡P'波とは、逆行性（下向き）のP波のこと。

●生命予後は良好であるため、経過観察でよい。

上室頻拍（PSVT）

QRS幅が狭い

●明らかなP波がなく、QRS幅の狭い頻拍が発作性に出現するもの。

➡房室リエントリー性頻拍と房室結節リエントリー性頻拍に分類される。

●ATP・ベラパミル静注で停止する。

●カテーテル・アブレーションで根治可能。

心房粗動（AFL）

QRS幅が狭い

●のこぎり歯状の粗動波が300回/分で出現しているもの。

➡2：1房室伝導では、心拍数は約150回/分になる。

●発作停止には薬剤は無効で、電気ショックが必要。

●カテーテル・アブレーションで根治可能。

■不整脈の主な分類

重症
心室細動
心室頻拍
房室ブロック
発作性上室頻拍
心房細動
心房粗動
心室期外収縮
洞不全症候群
心房期外収縮
よくみる

心房細動（AF）

QRS幅が狭い

- 絶対性不整脈とも呼ばれる。
- グニャグニャとした基線の揺れ（細動）が、レート350回/分以上で出現するもの。
- 心房細動から脳梗塞を発症すると1年で約半数が死亡する。
- 抗凝固療法が必要。

■「QRS幅が狭い」頻脈は4つ

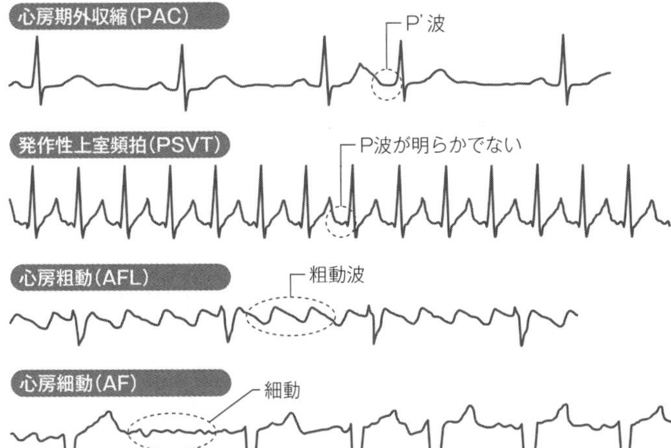

✓心室期外収縮（PVC）

QRS幅が広い

- QRS幅の広い（≧3mm）波形が、時期を外れて早めに出現するもの（期外収縮）。生命予後は良好。
- 先行するP'波はない。
- 基礎疾患（心筋梗塞、心筋症、心臓弁膜症など）の悪化のサインの場合、基礎疾患の治療が必要となる。

✓心室頻拍（VT）

QRS幅が広い

- QRS幅の広い（≧3mm）頻拍が、規則的に3連発以上出現しているもの。
- 緊急対応が必要である。

✓心室細動（VF）

QRS幅が広い

- QRS幅の広い（≧3mm）頻拍が、不規則に連続して出現しているもの。
- 血行動態は破綻し、緊急電気ショックが必要となる。

■「QRS幅が広い」頻脈は3つ　「心室粗動」はない!

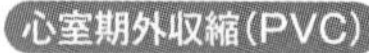

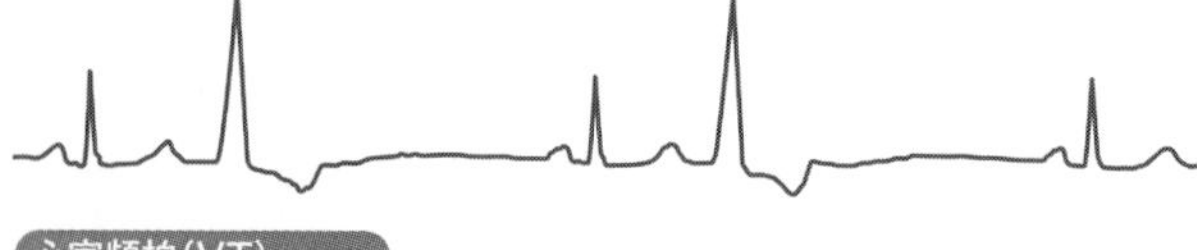

心室頻拍(VT)

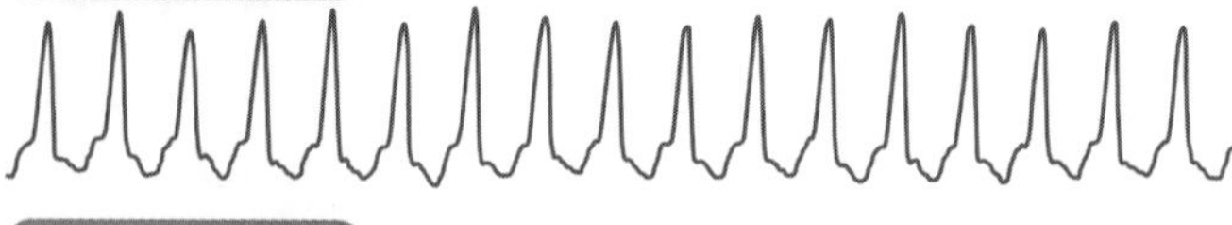

心室細動(VF)

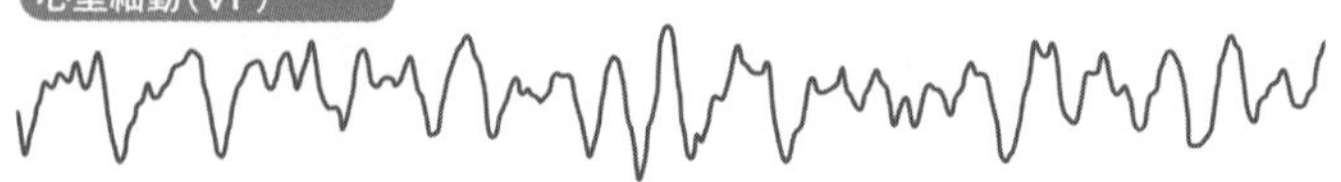

（宗像源之）

参考文献

1. 山下武志：心電図が好きになる．南江堂，東京，2004.

高血圧

主治医にすぐ伝えるべき重要な症状と所見

- 頭痛、悪心・嘔吐、意識障害、けいれん、視力・視野障害、片麻痺・感覚障害
- 胸痛・呼吸困難
- 乏尿・浮腫・体重増加

（高血圧緊急症を示唆する症状）

- 既往歴・家族歴
- 内服薬

ナースがアセスメントすべきこと

- バイタルサイン
- 血圧
  ➡180/120mmHg以上か、10mmHg以上の左右差があるか
- 意識障害
- 眼球運動障害・瞳孔異常
- 構音障害
- 顔面の片麻痺・感覚障害
- 頸静脈怒張
- 心雑音・ラ音
- 肝腫大・拍動性腹部腫瘤
- 下腿浮腫
- 四肢の片麻痺・感覚障害

高血圧の問診と診察

✓高血圧緊急症を示唆する症状を見逃さない

- 高血圧緊急症は、血圧の高度上昇（多くは180/120mmHg以上）によって、標的臓器（脳・心臓・腎臓・大血管など）に障害が生じて進行する病態で、以下の4つに分類される。

①加速型（悪性高血圧）：拡張期血圧が120～130mmHg以上で腎機能障害が急速に進行し予後不良の病態。

②高血圧性脳症。

③急性の臓器障害：脳出血・脳梗塞、頭部外傷、急性心不全、急性冠症候群、急性腎不全。

④カテコラミン過剰：褐色細胞腫クリーゼ、薬剤性、降圧薬中断など。

⑤子癇、重症高血圧合併妊婦。

- 血圧180/120 mmHg以上だったら、高血圧緊急症を疑って、臓器障害を示唆する症状がないか確認する。
  - ➡高血圧性脳症・脳梗塞・脳出血など：頭痛、悪心・嘔吐、意識障害、けいれん、視力・視野障害、片麻痺・感覚障害。
  - ➡急性心不全・急性冠症候群・大動脈解離など：胸痛、呼吸困難。
  - ➡加速型（悪性高血圧）：乏尿、浮腫、体重増加。

✓問診でリスクの有無を絞り込む

- 問診では、年齢、高血圧の既往、降圧薬内服の有無とアドヒアランス、脳血管疾患の危険因子の有無を確認する。
  - ➡高齢（65歳以上）、男性、喫煙、脂質異常症、糖尿病、肥満（BMI≧25 kg/m^2）がある場合、高血圧緊急症を起こしやすい。
- 若年（50歳未満）発症の脳心血管病の家族歴、高血圧の家族歴、女性の場合は妊娠の有無も確認する。

✓鑑別診断すべき病態は2つ

- 高血圧切迫症：高度の血圧上昇が持続するが、急性の臓器障害はない（または進行の可能性が低い）病態である。
- 一過性血圧上昇：一過性の高度の血圧上昇で、進行性の臓器障害を認めない病態である。
  - ➡圧受容体反射機構の障害、不安に伴う過換気、パニック発作、偽性褐色細胞腫（画像では腫瘍性病変を認めない）、褐色細胞腫が原因で生じる。

■高血圧切迫症・一過性血圧上昇の対応

- 安静、不安の緩和、血圧を上昇させるような侵襲の解除
- 臓器障害が隠れている可能性があるため、検索が必要
- 24～48時間かけて緩徐に降圧する
  - ➡緊急降圧による予後改善のエビデンスはない
- カルシウム拮抗薬の内服薬が使用しやすい
  - ➡ニフェジピン（アダラート®）カプセル内容物の舌下投与や、ニカルジピン（ペルジピン®）注射の急速静注は、過度の降圧・反射性頻脈をきたすため行わない

✓近年増加している二次性高血圧も見逃さない

- 二次性高血圧は、特定の原因による高血圧で、治療抵抗性高血圧を呈することが多い。
  ➡頻度は、全高血圧患者の10％にのぼる。
- 二次性高血圧の原因はさまざまあるが、原発性アルドステロン症の占める割合が増加している。
  ➡二次性高血圧の原因：睡眠時無呼吸症候群、腎実質性高血圧、腎血管性高血圧、原発性アルドステロン症、薬剤誘発性高血圧、その他（褐色細胞腫・クッシング症候群）など。
- 二次性高血圧のスクリーニングには、詳細な病歴聴取と身体診察が役立つ。
  ➡二次性高血圧を疑う状況：若年発症の重症高血圧、治療抵抗性高血圧、良好だった血圧管理が難しくなった高血圧、急に発症した高血圧、血圧値に比較して臓器障害が強い高血圧。

■血圧値の分類

分類	診察室血圧　mmHg			家庭血圧　mmHg		
	収縮期血圧		拡張期血圧	収縮期血圧		拡張期血圧
正常血圧	＜120	かつ	＜80	＜115	かつ	＜75
正常高値血圧	120-129	かつ	＜80	115-124	かつ	＜75
高値血圧	130-139	かつ／または	80-89	125-134	かつ／または	75-84
Ⅰ度高血圧	140-159	かつ／または	90-99	135-144	かつ／または	85-89
Ⅱ度高血圧	160-179	かつ／または	100-109	145-159	かつ／または	90-99
Ⅲ度高血圧	≧180	かつ／または	≧110	≧160	かつ／または	≧100
（孤立性）収縮期高血圧	≧140	かつ	＜90	≧135	かつ	＜85

日本高血圧学会高血圧治療ガイドライン作成委員会編：高血圧治療ガイドライン2019. ライフサイエンス出版，東京，2019．より転載

入院加療が必要

高血圧緊急症の治療

初期対応

- 観血的血圧モニタリングを行う。
- 降圧療法を行う（過度の降圧は臓器灌流圧の低下による虚血の危険性がある）。
  ➡はじめの1時間は平均血圧で25%低下、2〜6時間は160/100mmHg程度、24〜48時間は140/90mmHg程度を目標に降圧する。
- 降圧薬としては、ニカルジピン持続静注が効果・安全性で優れている。
  ➡ニカルジピン（ペルジピン®）：0.5〜6μg/kg/分で持続静注する。効果発現時間は5〜10分、作用時間は60分。副作用は、頻脈·頭痛·顔面紅潮などである。
- 降圧目標に達したら、内服降圧薬を開始して、注射薬を漸減する。

加速型─悪性高血圧の場合

- 拡張型血圧が120〜130mmHg以上で、腎機能障害が急速に進行する病態である。
  ➡網膜出血や乳頭浮腫を伴う。
- 原因として多いのは本態性高血圧（原因がはっきりしない高血圧）である。
  ➡腎血管性高血圧・原発性アルドステロン症・褐色細胞腫もある。
- カルシウム拮抗薬の内服薬が使用されることが多い。
  ➡レニン-アルドステロン系阻害薬は、少量より開始する。

高血圧性脳症の場合

- 高度な血圧上昇のため、脳血流自動調節能を超えて脳血液量が増加し、血液脳関門が破綻して脳浮腫が生じる病態である。
- 最も重篤な高血圧緊急症で、脳出血や意識障害を起こし、生命にかかわる。

- ニカルジピン（ペルジピン®）の持続静注を使用することが多い。
- 脳梗塞の場合、緊急降圧は禁忌となるため、除外が必要。

脳血管障害の場合 ▶p.174

- 血栓溶解療法未施行な脳梗塞の超急性期では、積極的な降圧は避ける。
  ➡ただし、220/120mmHgを超える高血圧が持続する場合や、合併症がある場合は、慎重に降圧する。
- 脳出血の急性期は、できるだけ早期に収縮期血圧を140mmHg未満に降圧する。

高血圧合併妊娠・子癇の場合

- 子癇は、妊娠20週以降に初めてけいれん発作を起こし、てんかんや二次性けいれんを除外された病態である。
- 妊婦の場合、180/120mmHg以上は高血圧緊急症と診断し、1時間以内に収縮期血圧＜140mmHgまで降圧する。
  ➡特に妊娠30週以降は、高血圧の管理が重要となる。
- ヒドララジン（アプレゾリン®）静注が、降圧効果・安全性で優れている。
- カルシウム拮抗薬には子宮弛緩作用があり、子宮弛緩出血の危険性がある。

大動脈解離の場合 ▶p.200

- 急性期には、すみやかに 収縮期血圧100〜120mmHgへ降圧する。

（宗像源之）

参考文献

1. 日本高血圧学会高血圧治療ガイドライン作成委員会編：高血圧治療ガイドライン2019. ライフサイエンス出版，東京，2019.

低酸素血症

主治医にすぐ伝えるべき重要な症状と所見

- 気道閉塞
- 呼吸数の変化
- 意識レベルの低下
- チアノーゼ
- 動脈血酸素飽和度（SpO_2）低下

ナースがアセスメントすべきこと

- 意識レベルの評価
- バイタルサインの確認
- 胸部の聴診（呼吸音低下、ラ音など）
- チアノーゼ（口唇、爪床、耳介、頬隆起部など）

低酸素血症の初期対応

「ABCの確認」が必須

Airway：気道、Breathing：呼吸、Circulation：循環

- まず、ABC（気道、呼吸、循環）の確認を行う。
- 意識レベルとバイタルサインの評価を行う。
- チアノーゼの有無を確認する。
  ➡口唇、爪床、耳介、頬隆起部などをチェックする。
- 気道確保、酸素投与、マスク換気、気管挿管などを行う可能性があるため、準備を行う。

低酸素血症の分類

- 血液中の酸素が減少することを低酸素血症と呼ぶ。
- 室内気吸入時の動脈血酸素分圧（PaO_2）が60Torr以下となる呼吸機能障害、または、それに準じる異常状態を呼吸不全という。
  ➡呼吸不全のうち、二酸化炭素分圧（$PaCO_2$）が45Torr以下のものをⅠ型呼吸不全、45Torrを超えるものをⅡ型呼吸不全に分類する。
  ➡呼吸不全が少なくとも1か月以上続く場合、慢性呼吸不全と呼ぶ。

●低酸素血症の原因は、肺胞低換気、換気血流比不均等、拡散障害、シャント、吸入気酸素分圧の低下などである。

➡実際には、これらが混在した状態で呼吸不全を引き起こすことが多い。

■低酸素血症の分類

	呼吸不全のタイプ	$PaCO_2$	$A\text{-}aDO_2$*
肺胞低換気	Ⅱ型	＞45Torr	正常
換気血流比不均等	Ⅰ型	≦45Torr	開大
拡散障害	Ⅰ型	≦45Torr	開大
シャント	Ⅰ型	≦45Torr	開大

＊ $A\text{-}aDO_2$（肺胞気―動脈血酸素分圧較差）：肺胞気酸素分圧（P_AO_2）と動脈血酸素分圧（PaO_2）の差（$A\text{-}aDO_2 = P_AO_2 - PaO_2$）。Ⅰ型呼吸不全で開大

肺胞低換気 換気不全

●換気とは、吸気と呼気を繰り返し、外気と肺内に存在する空気を交換することである。

●換気は、呼吸中枢から命令を受けた呼吸筋（横隔膜や肋間筋など）の収縮・弛緩によって行われている。これらの経路に障害が生じると、換気量が低下し、肺胞内および血液中の酸素が不足し、二酸化炭素が蓄積され、低酸素血症となる。

●肺胞低換気の原因は、呼吸中枢の異常、神経筋疾患、肺・胸郭・横隔膜の異常などである。

➡呼吸中枢の異常：薬物（麻薬性鎮痛薬、抗不安薬など）による呼吸中枢抑制、中枢神経病変（脳血管障害 ▶p.174）など

➡神経筋疾患 ▶p.147：重症筋無力症、多発性筋炎・皮膚筋炎、筋ジストロフィー、筋力低下など

➡肺・胸郭・横隔膜の異常：慢性肺疾患、肥満、後側弯症、フレイルなど

換気血流比不均等 酸素化障害

●酸素と二酸化炭素の交換は、肺動脈血が肺毛細血管網を通過する過程で行われる。

●ガス交換が正常に行われるためには、肺胞換気量や肺血流量が保

たれていること、肺内で換気量と血流量の比（換気血流比）が適切であることが重要である。何らかの原因によって、肺胞換気量と血流のバランスが崩れると、低酸素血症が生じる。

- 換気血流比不均等の原因は、気道疾患、間質性肺疾患、肺胞疾患、肺循環障害である。

拡散障害 酸素化障害

- 肺胞気に含まれる酸素が、肺胞腔、肺胞上皮細胞、間質、毛細血管内皮細胞、血漿を通過し、赤血球に至るまでのプロセスを拡散と呼ぶ。この経路に何らかの障害が生じることを拡散障害という。
- 拡散障害の原因は、肺胞膜の障害・肥厚、肺胞面積の減少、肺毛細血管血液量の減少、血中ヘモグロビン濃度の低下などである。
  - ➡肺胞膜の障害・肥厚：間質性肺炎、肺水腫、放射線肺臓炎、薬剤性肺障害など。
  - ➡肺胞面積の減少：無気肺、肺切除術後、慢性閉塞性肺疾患 ▶p.217 など。
  - ➡肺毛細血管血液量減少：肺血栓塞栓症 ▶p.210、肺動脈狭窄・閉塞など。
  - ➡血中ヘモグロビン濃度の低下：貧血 ▶p.49 など。

シャント 酸素化障害

- 正常であれば、心臓の右心室から送り出された血液（静脈血）が、肺動脈を通って左右の肺に入り、ガス交換が行われ、酸素を含む動脈血となり、左右の肺静脈から左心房に入る。
- シャント（本来血液が通るべき血管を通らず、別の経路から流れる状態）が存在すると、右心室からの血液が、換気が行われる肺胞に接触せず、酸素化されないまま左心系に流入する。これによって、低酸素血症が生じることがある。
- シャントの原因は、肺内血管シャント、心内右左シャント、肺胞の虚脱、肺内毛細血管の拡張などである。
  - ➡肺内血管シャント：肺動静脈瘻、肺血管腫。
  - ➡心内右左シャント：先天性心疾患など。
  - ➡肺胞の虚脱：無気肺、肺炎 ▶p.213 など。

吸入気酸素分圧の低下

- 高地では気圧が低いため、大気中の酸素量が平地よりも少なくなるため、低酸素血症を引き起こすことがある。
  ➡一般的に、平地では問題とならない。

低酸素血症の治療

- 治療は、酸素化障害と換気不全に分けて考える。
- 酸素化障害は、吸入する酸素濃度を増やすことで改善する。
- 換気不全は、非侵襲的陽圧換気療法（NPPV）や気管挿管・人工呼吸器管理を行い、換気補助を行う必要がある。
  ➡換気不全の場合、血中の二酸化炭素濃度が上昇しており、意識レベル低下を伴うことがある。

酸素療法

- 低酸素血症に対して、吸入気の酸素濃度を高める治療法である。
- 酸素投与の開始基準は、室内気でPaO_2＜60 Torr（SaO_2＜90％）の場合である。
  ➡不要な酸素療法は行わないことを心がける。
- 酸素投与の指標は、SpO_2 94～98％である。
  ➡慢性閉塞性肺疾患など高二酸化炭素血症をきたす病態が存在する場合、酸素投与によるCO_2ナルコーシス（後述）が生じる恐れがあるため、SpO_2 88～92％に維持することが推奨されている。
- 酸素投与を行う際に使用する器具は、鼻カヌラ、簡易酸素マスク、リザーバー付き酸素マスクである。

呼吸数の計測は必須

- 血中の酸素濃度が低下すると、呼吸数が増加し、酸素の取り込みを増大させる方向に傾く。
  ➡呼吸数の増加によって代償できなくなると、SpO_2が低下してくる。

■酸素投与の器具

鼻カヌラ：鼻腔から酸素を供給する器具		
特徴	酸素流量（L/分）	吸入酸素濃度（%）
●低濃度酸素の投与に適している ●酸素を吸入しながら、会話や食事が可能である ●口呼吸の患者には推奨されない ●酸素流量が6L/分を超える場合は、酸素が鼻粘膜を刺激するため、使用しない	1	24
	2	28
	3	32
	4	36
	5	40

簡易酸素マスク：鼻腔や口腔から酸素を供給する器具		
特徴	酸素流量（L/分）	吸入酸素濃度（%）
●マスク内に貯留したガスを再吸入しないよう、酸素流量は5L/分以上とする	5～6	40
	6～7	50
	7～8	60

リザーバー付き酸素マスク：鼻腔や口腔から酸素を供給する器具		
特徴	酸素流量（L/分）	吸入酸素濃度（%）
●酸素流量を多く供給することができる ●乾燥することがあるため、加湿が必要である	6	60
	7	70
	8	80
	9	90
	10	90～

●臨床現場では、パルスオキシメータが普及し、活用されている。バイタルサインに SpO_2 の値は記載されているが、呼吸数が計測されていないこともある。

➡モニター上に SpO_2 値が表示されることもある。ただし、モニター上の呼吸数は、胸郭運動をみているもので、正確ではないこともある。

●呼吸数は、患者の呼吸状態を評価するための鋭敏な指標である。バイタルサイン測定時に、呼吸数を計測することを習慣としたい。

✓高酸素血症を防ぐ

●高酸素血症は、活性酸素による肺障害などをきたすリスクがある。

●酸素投与患者の SpO_2 100%は、PaO_2 100Torrを意味しない。

➡SpO_2 98%で PaO_2 100Torrに相当する。

●SpO_2 100%は、PaO_2 100～500Torrの範囲をとりうるため、

高酸素血症が生じている可能性がある。SpO_2 98％以上であれば、酸素投与量を積極的に減らすべきである。

■酸素飽和度—酸素分圧換算表

SpO_2（%）	PaO_2（%）
60	30
70	37
80	44
88	55
90	60
91	61
92	64
93	67
94	71
95	76
96	82
97	91
98	100
100	≧100

■酸素解離曲線

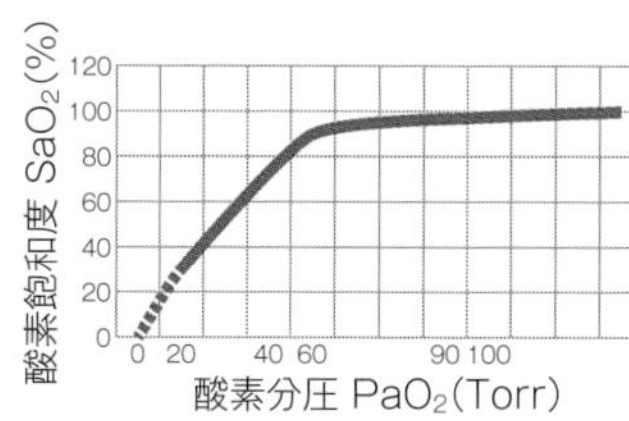

●成人のHb：pH＝7.4，37℃の条件における関係を数式したDr.J.W.Severinghaus*の式より算出

＊Astrup P, Severinghaus JW. The History of Blood Gases, Acids and Bases. Munksgaard, Copenhagen, 1986：150.

重要用語の解説

【CO_2ナルコーシス】

呼吸運動は、酸素（O_2）や二酸化炭素（CO_2）の量など、さまざまな因子による刺激を受ける。O_2が減りCO_2が増えた場合は換気を増やし、CO_2が減少すれば換気を減らす方向に傾く。

しかし、慢性的にCO_2が貯留している場合は、CO_2増加による呼吸刺激が低下し、低酸素血症による呼吸刺激が主となる。このような患者に酸素投与を行うと、呼吸刺激が低下し、呼吸抑制をきたすため、CO_2がさらに貯留する。これをCO_2ナルコーシスと呼ぶ。CO_2の貯留が進むと、中枢神経系に作用し、意識障害をきたし、死に至る場合がある。

慢性的にCO_2が貯留している患者に酸素投与を行う場合、低流量から投与を開始する。酸素投与開始後は、高二酸化炭素血症による症状（頭痛、血圧上昇、発汗、意識レベル低下など）に注意して経過を観察する。

（三宅真里世、宗像源之）

参考文献

1. 高久史麿，尾形悦郎，黒川清，矢崎義雄監修：新臨床内科学 第9版．医学書院，東京，2009：101-106.
2. 日本呼吸器学会肺生理専門委員会，日本呼吸管理学会酸素療法ガイドライン作成委員会編：酸素療法ガイドライン．メディカルレビュー社，東京，2006：6-9.
3. 中川義久：急性心筋梗塞患者への酸素投与の是非．冠疾患誌 2019；1：30-32.

咳

主治医にすぐ伝えるべき重要な症状と所見

- 意識レベルの低下
- 血圧低下
- 低酸素血症
- 呼吸回数増加
- 脈拍数増加

ナースがアセスメントすべきこと

- 意識レベルの評価
- バイタルサインの確認
- 胸部の聴診（喘鳴、呼吸音の左右差、ラ音など）
- 喀痰（有無、性状）
- 脱水所見

咳の問診と診察

- 咳嗽は、気道内に貯留した分泌物や吸い込まれた異物を気道外に排除するための生体防御反応である。
- 咳嗽は、3週間未満の急性咳嗽、3週間以上8週間未満の遷延性咳嗽、8週間以上の慢性咳嗽に分類される。
  - ➡急性咳嗽の原因の多くは、感冒を含む気道の感染症である。持続期間が長くなるにつれて、感染症の比率は低下する。
- 咳嗽は、喀痰を伴わない（あるいは少量の粘液性喀痰のみ）乾性咳嗽と、喀痰を伴い、その喀痰を喀出するために生じる湿性咳嗽とに分類される。
  - ➡乾性咳嗽の治療対象が咳嗽そのものであるのに対して、湿性咳嗽の治療対象は気道の過分泌である。

問診で「咳嗽の原因」を推定する

患者に必ずマスクを着用してもらう

- 咳の持続時間や喀痰の有無を聴取する。

- 咳嗽の性状、出現時期、随伴症状、増悪因子、既往歴などから、咳嗽の原因を推定することができる。
  - ➡症状の有無：発熱、呼吸困難感、血痰、胸痛、体重減少など。
  - ➡既往歴：呼吸器疾患、循環器疾患、胃食道逆流症、糖尿病など。
  - ➡薬剤使用歴：アンジオテンシン変換酵素（ACE）阻害薬など。
  - ➡アレルギー歴：気管支喘息、アトピーなど。
  - ➡生活社会歴：喫煙歴など。

■遷延性咳嗽・慢性咳嗽の原因疾患と特徴的な病歴

疾患	病歴
咳喘息	●夜間～早朝にかけて症状が悪化する ●症状に季節性や変動がある
アトピー咳嗽	●症状に季節性がある ●咽喉頭にイガイガ感や瘙痒感がある
副鼻腔気管支症候群	●慢性副鼻腔炎の既往・症状、膿性痰がある
胃食道逆流症	●胸やけや呑酸などの症状がある ●食後・臥床後に症状が悪化する ●体重増加に伴う症状の悪化、亀背の存在
感染後咳嗽	●先行する上気道症状がある ●自然軽快傾向である
慢性閉塞性肺疾患、慢性気管支炎	●喫煙歴がある ●湿性咳嗽
ACE阻害薬による咳	●服薬開始後に症状が出現

✓「red flag signs（レッド フラッグ サイン）」「致死的な疾患」を見逃さない

- 咳嗽は、ほぼすべての呼吸器疾患が原因になりうる。
- 重症化の危険がある疾患や、急を要する疾患がある可能性がある。
  - ➡注目すべき疾患：肺炎、肺がん、間質性肺炎、肺結核、肺塞栓症など
- 咳嗽のred flag signsを認める場合、生命予後に関係する疾患の可能性があるため、注意する。
  - ➡注意すべき疾患：扁桃周囲膿瘍、急性喉頭蓋炎、咽後膿瘍など

■咳嗽のred flag signs

●人生最悪の痛み　●唾も飲み込めない　●開口障害　●嗄声　●呼吸困難

喀痰がある場合は「膿性かどうか」をチェックする

- 膿性痰は、細菌感染症の可能性がある。
  - ➡特に、臭気を伴う場合は、嫌気性菌による感染が疑われる。
- 非膿性痰は、粘稠度の高いものを粘液性、そうでないものを漿液性に分類する。
  - ➡粘液性痰は喘息や急性気管支炎、漿液性痰は肺水腫・喉頭炎・肺がんなどでみられる。
- 喀痰のある咳嗽（湿性咳嗽）では、気道の過分泌に対する治療（粘液溶解剤など）を行う。
- 細菌感染症が疑われる場合は、抗菌薬の投与を行う。

急性咳嗽を起こす代表的な疾患とその治療

感染性咳嗽

- 感染症に伴う咳嗽は、すべて広義の感染性咳嗽と呼ぶ。
  - ➡胸部X線写真や胸部CTで、肺咳嗽の原因となる陰影（炎・結核・腫瘍など）を認めず、感染に伴うことが示唆される咳嗽を狭義の感染性咳嗽とする。
- 咳嗽以外に、発熱、鼻汁、くしゃみ、鼻閉、咽頭痛、嗄声、頭痛、耳痛、全身倦怠感などの症状を伴う。
  - ➡周囲に同様の症状の人がいること、咳嗽に好発時間がないことが多いことなども参考となる。
- 微生物（ウイルスや細菌など）による気道感染症によって生じる。
- 多くは自然に軽快するため、経過観察。
  - ➡非結核性抗酸菌症や結核など特殊な感染症を除く。

ウイルス性急性上気道炎

- いわゆる感冒（風邪）である。
- 典型的には、咳嗽・鼻汁・咽頭痛の3症状が、急性に、同時期に、同程度生じる。

➡ある症状が他の症状よりも重い場合もある。

- ほとんどの場合、自然に軽快するため、対症療法を行う。

✓肺炎

- 重篤な疾患を鑑別するため、バイタルサインの測定が重要である。

➡体温上昇、脈拍数増加、呼吸数増加、低酸素血症などがみられたら、肺炎をきたしている可能性がある ▶p.213。

- 高齢患者で、意識障害、呼吸数増加、血圧低下、脱水所見などを認める場合は、死亡率が高いため、入院加療が必要である。

➡高齢者は、典型的な症状を呈さないこともあるため注意する。

- 肺炎の診療では、バイタルサインを用いた重症度分類を使用する。

➡肺炎を疑った場合、臨床所見から重症度を評価し、治療場所を決定する。血液検査、喀痰検査、胸部X 線写真などの検査を行い、抗菌薬の投与を行う。

■身体所見・年齢による肺炎の重症度分類　「A-DROP」という

項目		指標
A	Age（年齢）	男性 70歳以上、女性 75歳以上
D	Dehydration（脱水）	尿素窒素 21 mg/dL 以上または脱水あり
R	Respiratory（呼吸）	SpO_2 90％以下（PaO_2 60 Torr 以下）
O	disOrientatin（意識）	意識障害
P	Pressure（血圧）	血圧（収縮期）90 mmHg 以下

■A-DROP に基づく治療場所の決定

スコア	重症度	治療場所
0	軽症	外来
1 - 2	中等症	外来あるいは一般病棟
3	重症	一般病棟
4 - 5	超重症	一般病棟あるいは集中治療室

※スコアは、A-DROP の合計。ただし、意識障害、ショックがあれば 1 項目のみでも超重症とする

遷延性～慢性咳嗽を起こす代表的な疾患とその治療

✓咳喘息

- 喘鳴や呼吸困難を伴わない慢性咳嗽が唯一の症状で、呼吸機能ほぼ正常、気道過敏性軽度亢進、気管支拡張薬が有効で定義される喘息の亜型（咳だけを症状とする喘息）である。
  - ➡わが国では、成人の慢性咳嗽の原因疾患として最も多い。
- 咳嗽は、就寝時、深夜あるいは早朝に悪化しやすいが、昼間にのみ生じることもある。
  - ➡しばしば症状の季節性が認められる。
- 喀痰を伴わないことが多い（伴う場合、少量で非膿性）。
- 小児では男児、成人では女性に多い。
- 上気道炎、冷気、運動、喫煙（受動喫煙を含む）、雨天、湿度、花粉、黄砂などが増悪因子となる。
  - ➡増悪因子を回避するため、禁煙やマスク着用などを勧める。
- 治療は、長期管理薬として吸入ステロイド、発作治療として短時間作用型β_2刺激薬（吸入）を処方する。

✓後鼻漏症候群

- 後鼻漏によって咳嗽を呈する疾患である。
  - ➡後鼻漏が気管へ流入する刺激によって咳嗽反射が働くことで生じると考えられている。
- 原因として、副鼻腔炎、好酸球性副鼻腔炎、アレルギー性鼻炎（季節性、通年性）、慢性鼻咽頭炎などがある。
  - ➡副鼻腔炎では、粘性あるいは膿性鼻汁やポリープを伴うことが多い。
  - ➡アレルギー性鼻炎では、くしゃみ、鼻粘膜の浮腫、水様性鼻汁などがみられる。
- 後鼻漏と診断されるのは、以下の２つが確認できた場合である。

①３週間以上持続する湿性咳嗽で、夜間に多い。咳嗽の多くは繰り返さ

■咳嗽の主な原因疾患

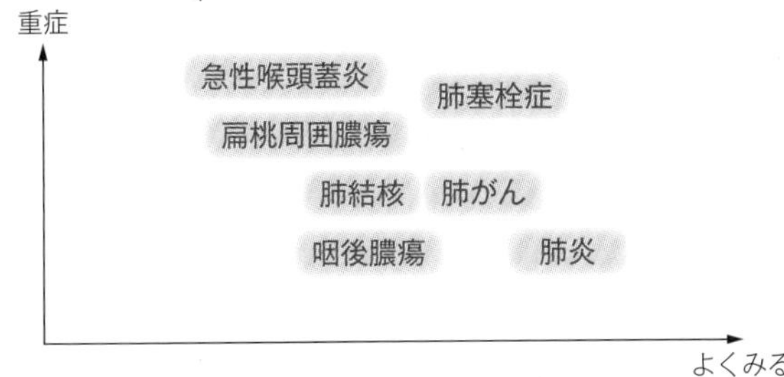

れる咳払いである

②「鼻の奥に降りてくる感じ」「垂れてくる感じ」といった訴えがあり、かつ、舌圧子で奥舌を下げて観察できる中咽頭、または鼻咽頭ファイバースコープで後鼻漏の存在が確認できる場合

- **胃酸分泌抑制薬や気管支拡張薬が無効であること、原因疾患に応じた治療を行い、症状が軽快もしくは消失することを確認する（診断的治療）。**
  - ➡副鼻腔炎に対しては、マクロライド系抗菌薬、鼻ポリープに対する内視鏡下鼻副鼻腔手術が行われる。
  - ➡アレルギー性鼻炎に対しては、ヒスタミンH_1受容体拮抗薬、点鼻ステロイド、免疫療法などの投与を行う。

✓胃食道逆流症

- **胃酸や胃内容物が胃から食道に逆流することで、何らかの症状や合併症が生じるもの。**
  - ➡**食道症状**（胸やけや呑酸など）や**咽喉頭症状**（咳払い、嗄声、咽喉頭異常感など）を伴うことが多い。**咳嗽**は、会話・食事・体動・就寝・起床直後・上半身前屈・体重増加などによって悪化し、咳き込みによって嘔吐してしまうこともある。
- **咳喘息や副鼻腔気管支症候群に対する治療による効果がみられず、胃食道逆流症に対する治療によって症状が改善すれば診断を確定することができる。**

- 治療は、薬物治療（胃酸分泌抑制薬、消化管運動機能改善薬など）や危険因子の回避（減量、禁煙、運動、食事療法など）である。
- 逆流対策として、就寝前の絶飲食、睡眠中の上半身挙上、腹圧を上昇させる衣類の回避なども有用である。

感染後咳嗽

- 「呼吸器感染症の後に続く、胸部X線写真で肺炎などの異常所見を示さず、通常、自然に軽快する遷延性ないし慢性咳嗽」と定義される。
- 乾性咳嗽であること、中高年者や女性に多いこと、咳嗽の発現時間帯として就寝前から夜間、朝が中心であることが特徴である。
- 以下の３つが確認できた場合、感染後咳嗽と診断される。
  ①かぜ症候群が先行していること。
  ②遷延性咳嗽あるいは慢性咳嗽を生じる他疾患が除外できること。
  ③自然軽快傾向がある場合。
- 通常、自然軽快するため、自然治癒を待つように指導する。
- 遷延する場合は、対症療法として鎮咳薬の投与を行う。
- 禁煙やマスク着用によって咳嗽を誘発する刺激を避けるように指導することも有用である。

アトピー咳嗽

- アトピー素因を有する中年の女性に多い。
- 咽喉頭のイガイガ感や瘙痒感を伴うことがある。
- 咳嗽は、就寝時、深夜から早朝、起床時に多い。
- 症状には季節性があり、上気道感染、気温・湿度・気圧の変化、会話、ストレス、喫煙（受動喫煙を含む）、運動などが誘引となる。
- 気管支拡張薬によって症状が改善しない場合、ヒスタミンH_1受容体拮抗薬や吸入ステロイドの投与を行う。
  ➡症状に改善がみられれば、治療を中止することができる。
- 誘発因子からの回避を心がける。

百日咳

- 1週間以上の咳嗽があり、百日咳に特徴的な4つの咳嗽症状のうち、1つ以上を伴う場合を臨床的百日咳と定義する。
  - ➡4つの咳嗽症状：吸気性笛声、発作性の連続性の咳込み、咳込み後の嘔吐、無呼吸発作（チアノーゼの有無は問わない）。
- 以下の2つを満たす場合、百日咳と診断できる。
  - ①咳嗽発症後からの期間を問わず、百日咳の分離あるいはPCR法またはLAMP法において陽性。
  - ②抗PT抗体価がペア血清で2倍以上の上昇。
- 治療は、抗菌薬（アジスロマイシンやクラリスロマイシンなど）投与である。

副鼻腔気管支症候群

- 慢性・反復性の好中球性気道炎症で、慢性の湿性咳嗽を呈する。
- 副鼻腔炎による鼻閉や後鼻漏を伴う。
  - ➡進行例では、労作時呼吸困難や膿性痰がみられることがある。
- 副鼻腔炎を示唆する画像所見も診断の助けとなる。
- 治療は、マクロライド系抗菌薬の少量長期療法である。

肺がん

- 肺がん・肺腫瘍を有する患者は、進行度や合併症により、発熱、呼吸困難、胸痛、咳嗽、喀痰、血痰などの症状を呈することがある。
- 肺がん患者の多くで咳嗽を認める。
  - ➡遷延性咳嗽を認める患者、特に、胸部悪性腫瘍の危険因子（高齢、喫煙歴、粉塵曝露歴など）を有する患者では、肺悪性腫瘍を鑑別に挙げ、胸部単純X線写真などの検査を行うことが重要である。
- 治療としては、まず原疾患の治療を行う。
  - ➡進行例では、対症療法として鎮咳薬（末梢性鎮咳薬、麻薬性・非麻薬性中枢性鎮咳薬）の投与を行うことがある。

薬剤による咳嗽

- 薬剤によって咳嗽が誘発されることがある。

  ➡高血圧症治療薬として使用されるACE阻害薬が代表的。その他、カルシウム拮抗薬、抗菌薬（ミノマイシンなど）、抗コリン薬、テオフィリンなどによっても咳嗽が起こりうる。

- 女性、非喫煙者、アジア系の患者に多い。
- 典型的には、喀痰を伴わない乾性咳嗽である。咽喉頭の瘙痒感を伴うこともある。

  ➡咳嗽は、服用開始から数時間以内に生じることが多いが、治療開始後数週間あるいは数か月後に出現することもある。

- 治療は、原因薬剤の中止である。

  ➡通常、服薬中止後１～４週間で軽快するが、３か月以上続くこともある。

  ➡原因薬剤の投与が必要な場合は、①再投与を行う（中止できない場合、鎮咳薬の投与を行う）、②アンジオテンシン受容体拮抗薬（ARB）に変更する、などの対応が考えられる。

略語

【ACE】
angiotensin converting enzyme：アンジオテンシン変換酵素
【ARB】
angiotensin II receptor blocker：アンジオテンシン受容体拮抗薬

（三宅真里世、宗像源之）

参考文献

1. 日本呼吸器学会 咳嗽・喀痰の診療ガイドライン2019作成委員会編：咳嗽・喀痰の診療ガイドライン 2019. メディカルレビュー社，大阪，2019.
2. 岸田直樹：誰も教えてくれなかった「風邪」の診かた 第2版. 医学書院，東京，2019：3-12，53-66.

嘔気・嘔吐

主治医にすぐ伝えるべき重要な症状と所見

- 意識レベルの低下
- バイタルの逆転（収縮期血圧＜心拍数）
- 誤嚥後の呼吸困難（SpO_2低下）
- 吐血またはコーヒー残渣様吐物
- 10回以上続く嘔吐
- 脱水症状（ひどい口渇、血圧低下）

ナースがアセスメントすべきこと

- 嘔気・嘔吐は、腹部以外の疾患が原因となっていることも少なくない
- 吐物の性状、嘔気・嘔吐の出現状況、既往・内服歴などの確認が重要となる

「腹部疾患」だと決めつけない！

嘔気・嘔吐の問診

嘔吐がある場合は「吐物の性状」を確認する

- 吐血があれば、悪性腫瘍、消化性潰瘍、マロリー・ワイス症候群を考える。
- 吐物の内容が未消化な食べ物ならば、食道憩室またはアカラシアである。
- 胆汁の混入があれば、胃からの排出には問題がない。
- 糞便のにおいがする場合は、遠位小腸または大腸の閉塞を示唆する。
  ➡腸閉塞は嘔吐をすると楽になる。膵炎や胆嚢炎では楽にならない。

✓「随伴症状」「既往歴」を確認する

- 女性の場合「妊娠の可能性」の把握が重要である。
  - ➡最終月経はいつか、通常と同じような月経（タイミング、量）だったかを聞く。
- 発熱、頭痛、めまい、口渇、腹痛、下痢、黒色便の有無を聞く。
- 片頭痛、腹部手術、心筋梗塞、糖尿病、精神疾患の既往に注意する。
- 内服薬（サプリメントも含む）を徹底的に聴取する。
  - ➡薬の副作用による嘔気・嘔吐は、非常に多い。
- 中毒の可能性はあるか、確認する。
  - ➡一酸化酸素、きのこ、麻薬、アルコール、カフェインの摂取状況を把握する。
- 体重減少（５％以上）があれば、悪性腫瘍や消化管の閉塞を疑う。
- めまいや耳鳴を伴うなら、内耳疾患を疑う。

✓症状出現のタイミング・回数は重要な情報となる

- 「急性発症」か「慢性的な症状」か、把握する。
  - ➡薬剤、中毒、感染症では急性に発症する。
  - ➡慢性的な症状の場合「１日に何回嘔吐するか」の把握も重要である。

■嘔気・嘔吐の原因

腹部疾患	腹部疾患以外	代謝性・薬剤
●逆流性食道炎	●脳腫瘍	●妊娠
●急性胃腸炎	●脳出血	●尿毒症
●胃不全麻痺	●水頭症	●肝不全
●幽門狭窄	●乗り物酔い	●糖尿病ケトアシドーシス
●肝炎	●内耳疾患	●副腎不全
●胆嚢炎	●心筋梗塞	●アルコール
●膵炎	●心不全	●抗がん剤
●腸閉塞	●うつ病	●ジギタリス製剤
●上腸間膜動脈血栓症	●摂食障害	●抗うつ薬
●虫垂炎	●術後（腹部、整形）	

- つわり・尿毒症・慢性アルコール障害の場合は朝に、胃麻痺・幽門狭窄の場合は食後1時間以内に嘔気・嘔吐が出現する。
  - ➡食事とは無関係に嘔吐する場合や、早朝起床時の頭痛がある場合は、脳腫瘍などにより頭蓋内圧が亢進していることがある。

嘔気・嘔吐を起こす代表的な疾患とその治療

✓急性胃腸炎

- おそらく最も多い嘔気・嘔吐の原因であるが、診断がつけられないときに安易につけられる病名でもある。
- 他の疾患がないかどうかの慎重な検討が必要である。
- 数日で軽快する。経過観察。

✓めまい症 ▶p.37

- 最初に中枢性めまい（脳梗塞、脳出血）を除外することが大切である。
  - ➡まったく歩行ができない、嚥下障害、構音障害、複視、垂直性眼振がある場合には中枢性めまいが疑われる。脳CT・脳MRIで中枢性めまいと診断された場合、脳梗塞ならば抗血小板薬、小脳出血では緊急手術が行われる。
  - ➡ひどいめまいと水平性眼振を伴う場合は、末梢性めまい（良性発作性頭位めまい症：BPPV、前庭神経炎、メニエール病）が疑われる。耳鼻科にコンサルトし、安静と抗ヒスタミン薬、制吐薬、抗めまい薬、炭酸水素ナトリウムの点滴治療を行う。BPPVでは浮遊耳石置換法（エプリー法）と呼ばれる体操が非常に有効である。

✓ノロウイルス感染症

- 冬季の頻回な嘔吐と水様性下痢は、ノロウイルス感染症を疑う。
  - ➡空腸に感染を起こすため、上腹部痛、嘔気が起こる。発熱（37～38℃）も生じる。

- 汚染された２枚貝の摂食や、ヒトからヒトへの感染で発症する。潜伏期は１～２日である。
- 臨床症状から診断するが、数日で自然によくなる。経過観察。
  ➡高齢者では、脱水や吐物による窒息に注意が必要である。
- 感染防御策が重要となる。
  ➡吐物や下痢便にはノロウイルスが大量に含まれている可能性がある。サージカルマスク・ビニールガウン・手袋を装着し、ペーパータオルで手際よく吐物を包み込んでビニール袋に入れ、廃棄する。
  ➡吐物で汚染された床は、次亜塩素酸ナトリウムを用いて消毒する。トイレで便処理を行う際は、ウイルスをまき散らさないようカバーをしてからフラッシュする。便座、ドアノブ、手すりの消毒が感染防御では重要である。

✓腸閉塞 ▶p.92

- 腹部膨満感を伴う間欠的な腹痛が特徴である。
  ➡小腸の閉塞では頻回の嘔吐を伴う。吐物からは便臭がする。
- 腹部手術、アニサキス（生魚の摂食で発症）や、食物（椎茸、こんにゃく、餅）が原因となることもある。
- 腸管虚血に陥るような絞扼性腸閉塞では緊急手術が必要。重症患者の場合は、必要に応じて絶食とし、イレウスチューブを挿入して減圧を行う。

✓薬剤性

- 悪性腫瘍に対する化学療法、麻薬、ジギタリス製剤、テオフィリン（気管支拡張薬）、カリウム製剤、NSAIDs（非ステロイド系抗炎症薬）は、副作用として嘔気・嘔吐を生じる。

✓糖尿病ケトアシドーシス（DKA） ▶p.233

- インスリンが不足して脂肪が分解されるため、ケトン体が増え、意識障害、高度の脱水、口渇、腹痛、嘔気・嘔吐、倦怠感を生じる。

■嘔気・嘔吐の主な原因疾患

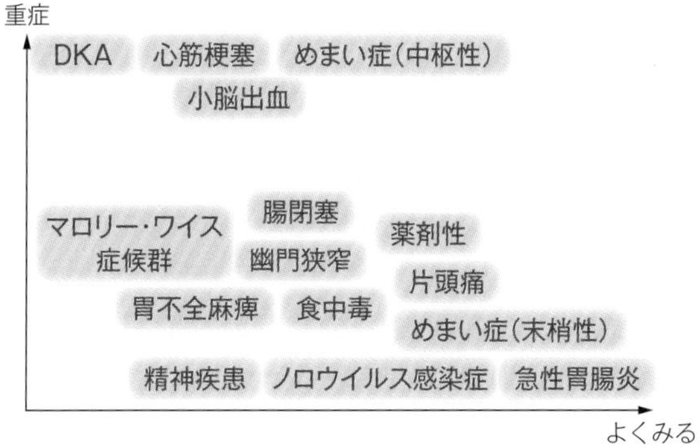

重症

DKA　心筋梗塞　めまい症（中枢性）
小脳出血

マロリー・ワイス症候群　腸閉塞　幽門狭窄　薬剤性　片頭痛
胃不全麻痺　食中毒　めまい症（末梢性）
精神疾患　ノロウイルス感染症　急性胃腸炎

よくみる

➡清涼飲料水を大量に飲んでも起こる。

● 治療は、生理食塩液の点滴とインスリン投与である。

➡治療中の低カリウム血症に注意する。

心筋梗塞 ▶p.195

● 下壁の心筋梗塞では、嘔気や食思不振を訴えることがある。

➡女性、糖尿病患者、高齢者では胸痛がないことがある。

● 心電図で診断する。

● 治療は、心臓カテーテルとPTCA（経皮的冠動脈形成術）である。

胃がんによる幽門狭窄

● 食後1時間以内に繰り返し起こる嘔吐では、胃の幽門狭窄を疑う。

➡胃がんでは、体重減少、食欲不振、胃が重い、黒色便、貧血を認めることが多い。

➡胃潰瘍や十二指腸潰瘍、膵がん、大腸がんが幽門狭窄の原因となることもある。

● 胃カメラで診断する。

● 治療は、手術、化学療法である。

胃不全麻痺

- 機械的閉塞がないのに胃の内容物が排出されない病態をいう。
  - ➡糖尿病、胃手術後、強皮症、アミロイドーシスが原因となって起こる。
- 嘔気・嘔吐、上腹部痛、腹部膨満感があり、食事を始めるとすぐに満腹感を感じる。体を横に揺するとポチャポチャと液体の音がする。
- 治療は、食事療法（低脂肪食を少量ずつ頻回に摂る、炭酸飲料を避ける）、補液、血糖コントロール、メトクロプラミド（プリンペラン®）である。

食中毒

- ブドウ球菌やセレウス菌は、毒素型食中毒を起こす。
- 汚染された食物を食べた数時間以内に、嘔気・嘔吐、腹痛、下痢を起こす。
- 治療は対症療法である。

片頭痛 ▶p.30

- 頭痛時の嘔気は、片頭痛に特徴的である。
  - ➡光を見るとまぶしい（光過敏）、音が気になる（音過敏）、日常生活の妨げ（頭痛がひどくなると寝込んでしまう）もよくある症状である。
  - ➡月経時や、天気が悪くなると頭痛が起こる。
- 臨床症状から診断する。
- 治療は、アセトアミノフェンまたはNSAIDsの内服である。

精神疾患

- うつ病、不安障害、摂食障害患者は、嘔気・嘔吐を訴えることがある。
- 抗うつ薬内服や精神科コンサルトが必要である。

✓小脳出血 ▶p.174

- 突然起こった「繰り返す激しい嘔吐」では、小脳出血を疑わなくてはならない。
- 診断は頭部CT検査、治療は手術である。

✓マロリー・ワイス症候群

- 繰り返す嘔吐により食道と胃の接合部で粘膜が損傷し出血する。激しい嘔吐の後の吐血では、この疾患を疑い、胃カメラで診断する。
- ほとんどは自然に止血される。経過観察。

略語

【BPPV】
benign paroxysmal positional vertigo：良性発作性頭位めまい
【DKA】
diabetic ketoacidosis：糖尿病ケトアシドーシス
【NSAIDs】
non-steroidal anti-inflammatory drugs：非ステロイド性抗炎症薬
【PTCA】
percutaneous transluminal coronary angioplasty：経皮的経管冠動脈形成術

（山中克郎）

参考文献

1. Seller RH, Symons AB. Differential Diagnosis of Common Complaints. Sounders, London, 2012：253-261.
2. Jameson JL, Fauci AS, Kasper DL, et al. Harrison's Principles of Internal Medicine 20th ed. McGraw-Hill, New York, 2018：253-256.

腹痛

主治医にすぐ伝えるべき重要な症状と所見

- 新たに起こった吐血や下血 p.99
- 痛み止めを使っても収まらない腹痛
- バイタルの逆転（収縮期血圧＜心拍数）
- 意識レベルの低下
- qSOFAから敗血症を疑うとき

ナースがアセスメントすべきこと

- バイタルサインの再確認
- 意識レベルの評価
- 腹部の触診（疼痛部位を確認）
- 吐血、下血の確認

問診だけから80％原因を推定できる

腹痛の問診

今までに同じような腹痛があったか

- まず、今までに同じような腹痛があったかどうかを聞く。
- もし、同じような腹痛が過去にもあったなら、そのときの診断は何であったのかを聞くとよい。

➡たいていは同じ原因により腹痛を起こしている。

波がある腹痛（痛くなったり痛みが消失したり）か

- 波がある腹痛は、管（くだ）の痛み（消化管や尿管が原因の痛み）である。内臓痛とも呼ばれる。

➡内臓痛では、どこの部位に問題があるのかはっきり自覚できない。痛くないときは、痛みがゼロになるのが特徴である。

➡大腸の腸閉塞では20分間隔で、小腸の腸閉塞では10分間隔で痛みが繰り返す。私たちも、下痢のときに、そのような局在のはっきりしない波がある痛みを自覚する。

➡**尿管結石**は、非常に激しい管の痛みであるが、例外的に、痛みが楽になったときも7/10程度の痛みは持続する。患者はベッドで七転八倒する。尿管結石では、尿管に詰まった石が落ちてしまうと、痛みは嘘のようになくなる。

● **持続的に痛む場合には、膜（腹膜、胸膜）の痛みであると考える。体性痛と呼ばれる。**

➡**腹膜炎**では、痛みは限局し、振動によって痛みが響くことが特徴である。患者は腹部に振動を与えないようにそろりと歩き、寝返りをうたないようにじっとベッドに横たわっている。

➡**胆嚢炎**では、胆嚢周囲に限局性の腹膜炎が起こるため、ピークに達した痛みは持続する。

■ **疝痛のパターン**

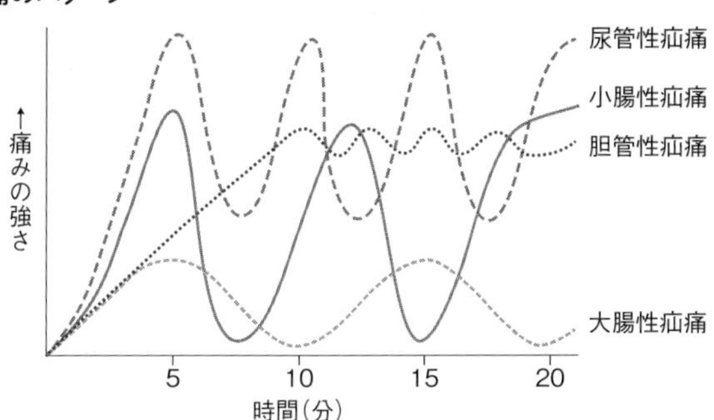

Silen W. Cope's Early Diagnosis of the Acute Abdomen 22nd ed. Oxford University Press, Oxford, 2010：147.

✔ 年齢

● **年齢による疾患頻度も大切である。**

➡手術が必要な**急性腹症**の場合、50歳以上の患者では胆嚢炎/胆管炎、腸閉塞、虫垂炎が多い。

➡50歳未満の患者では虫垂炎が20％と最も頻度が高い。

頻度と重要度の高い順に解説

急性腹症を起こす代表的な疾患とその治療

心筋梗塞 ▶p.195

● 心筋梗塞により心窩部痛を生じることがある。

➡虚血性心疾患のリスクが高い糖尿病、高血圧、脂質異常症、喫煙者、男性、心筋梗塞の既往がある患者が上腹部痛を起こしたときには、12誘導心電図を行うことが重要である。

急性虫垂炎

● 症状に典型的な順番がある。

➡心窩部痛（または臍周囲痛）→嘔気・嘔吐→右下腹部痛→発熱と進行する。3日間でかなり重篤な症状となる。

● 食欲はない。

● 手術または抗菌薬（例：グラム陰性桿菌と嫌気性菌をカバーするアンピシリン/スルバクタム）での経過観察を行う。

➡抗菌薬の有効性は約70％だが、5年以内の再発は40％[1]である。

急性胆嚢炎

● 肥満の40代女性というのが、胆嚢炎の典型的な患者像である。胆石が原因であることが多い。

● 発熱を伴う右季肋部痛を訴える。マーフィー徴候（右季肋下に手を入れて患者に深呼吸をさせると痛みのために呼吸が途中で止まる）が陽性となる。

● 発症72時間以内に腹腔鏡による胆嚢摘出術を行う。

➡PTGBD（経皮経肝胆嚢ドレナージ）、PTGBA（経皮経肝胆嚢吸引穿刺法）、経乳頭的内視鏡的ドレナージなどが行われることもある。

急性胆管炎

● 発熱、右季肋部痛、黄疸をシャルコー3徴と呼ぶ。

➡ショックと意識障害を伴うと、死亡率が上がる。

■腹痛の主な原因疾患

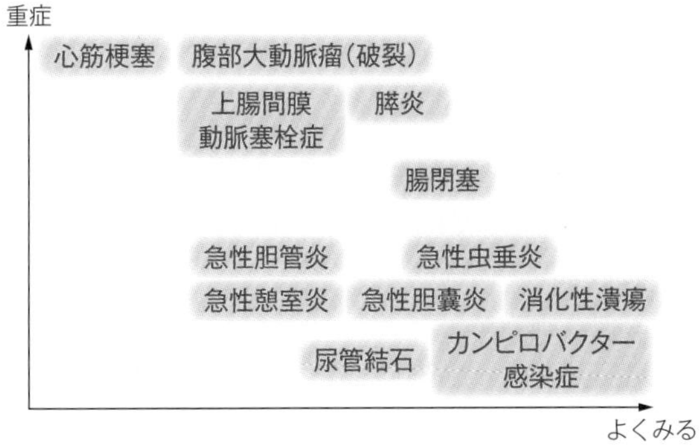

重症 ↑ ／ よくみる →

- 心筋梗塞
- 腹部大動脈瘤（破裂）
- 上腸間膜動脈塞栓症
- 膵炎
- 腸閉塞
- 急性胆管炎
- 急性虫垂炎
- 急性憩室炎
- 急性胆嚢炎
- 消化性潰瘍
- 尿管結石
- カンピロバクター感染症

- 敗血症を起こしやすいので、迅速なドレナージや抗菌薬（例：グラム陰性桿菌と嫌気性菌をカバーするアンピシリン/スルバクタム）の投与が必要である。
  ➡中等症以上では、胆道ドレナージ（内視鏡的、経皮経肝的、開腹）が重要である。

✓腸閉塞 ▶p.252

- 波のある腹痛、腹部膨満感、頻回の嘔吐（小腸閉塞のとき）、便秘（部分的閉塞では下痢）が起こる。吐物は便臭がする。
- 手術既往がある場合、腸管癒着のため腸閉塞を起こすことがある。
  ➡生魚を摂食することで発症するアニサキスや、食物（椎茸、こんにゃく、餅）が原因となることもある。
- 腸管虚血に陥るような絞扼性腸閉塞では、緊急手術が必要となる。
  ➡閉塞がなくとも、重症では、腸の運動が悪くなり、腸閉塞を起こすこともある。イレウスチューブを用いて減圧し、改善を待つこともある。

✓腹部大動脈瘤

- 喫煙歴のある高齢男性によく起こる。多くは無症状で、偶然見つかる。
- 大動脈瘤の直径が5 cmを超えると、破裂しやすくなる。

➡破裂すると、激しい腹痛と血圧低下が起こり、救命には緊急手術が必要である。

✔膵炎

- 男性ではアルコール、女性では胆石が原因となることが多い。
- 心窩部痛を中心とした持続痛で、エビのように体を前屈すると痛みは楽になる。
  - ➡背部や左肩に放散痛を生じることもある。
- 膵臓の壊死した部分を把握するために、腹部造影CTを行う。
- 治療は、絶食と十分な生理食塩液の点滴である。
  - ➡激しい痛みが起こるので、麻薬性鎮痛薬が必要になることもある。

✔消化性潰瘍（胃潰瘍、十二指腸潰瘍）

- ピロリ菌感染やNSAIDs（非ステロイド性抗炎症薬）が原因となる。
  - ➡胃潰瘍は、食後に痛みを起こすことがあるが、高齢者では症状がないこともある。
  - ➡十二指腸潰瘍では、空腹時に痛み（深夜の痛みで目覚めることもある）、食物を摂ると痛みはやわらぐ。
- 治療は、ピロリ除菌と、プロトンポンプ阻害薬投与である。
- 黒色便を伴うことがある。
- 「臥位のとき」と「起立3分後」の血圧と心拍数を比べてみる。
  - ➡収縮期血圧が20mmHg以上下がる、心拍数が30回以上増えるならば出血量が多いことを示唆している。
- 上部消化管からの出血の可能性があれば、緊急で胃カメラを施行し、出血部位をクリッピングする。

✔尿管結石 ▶p.118

- 脱水になりやすい就寝中の明け方に発症することが多い。
  - ➡尿路結石の既往や家族歴があることもある。
- 左右どちらかの背部から激烈な痛みが突然始まり、同側の下腹部や陰部に痛みが移動していく。

- 結石の直径が10mm以上ならば、自然排出は難しい。痛み止め（NSAIDs座薬やアセトアミノフェン点滴）を投与し、対症療法を行う。泌尿器科にコンサルトする。
- 食事中と食後2時間に、コップ1杯（200mL）ずつの水分を飲み、寝る前にもう1杯の水を飲むと予防が可能である。
  - ➡夏場は、汗をかき脱水となりやすいので、尿が濃縮し結石が尿管に詰まりやすい。

✓上腸間膜動脈塞栓症

- 上腸間膜動脈に血栓が詰まることにより、上腸間膜動脈が支配する腸管（十二指腸下部から横行結腸2/3）に虚血が生じる。
- 突然発症で、心房細動を有することもある。
  - ➡症状は腹痛、嘔気・嘔吐、下痢、下血である。
- 板状に腹部が硬くなるなどの所見に乏しいため、診断が遅れることが多い。
  - ➡腹部所見の割に患者の痛みが激しいときは、上腸間膜動脈閉塞症や血管炎により腸管が虚血に陥っている可能性を考えなければならない。
- 腹部造影CT検査で迅速に診断をつけ、緊急手術を行う。

✓急性憩室炎

- 右下腹部に痛みがあることが多く、虫垂炎と紛らわしい。
  - ➡虫垂炎が3日くらいで状態がかなり悪くなるのに対し、憩室炎では1週間以上状態は安定し、食欲もあることが多い。
- 抗菌薬（例：グラム陰性桿菌と嫌気性菌をカバーするアンピシリン・スルバクタム）による治療を行う。

✓カンピロバクター感染症

- 食中毒の最も多い原因である。
  - ➡市販の鶏肉の約半数は、カンピロバクターに感染している。潜伏期は1～7日間（多くは2～4日）である。
- 回盲部やその周囲のリンパ節に炎症を起こすため、右下腹部が痛くなる。「アッペもどき」とも呼ばれる。

➡10%の患者では、インフルエンザ様症状（発熱、頭痛、筋肉痛、関節痛）が起こり、次に腹痛を起こす。その後に下痢を生じる。

● 約1週間で軽快するので、対症療法のみ。

➡抗菌薬は不要なことが多い。

重要用語の解説

【突然発症】

1分以内に急速に疾患が成立することをいう。血管が詰まった、血管が破れた、腸管が詰まった、腸管が破裂した、腸管がねじれた病態を想起することができる。突然発症かどうかを確かめるには、「その症状が出たときに何をしていたのか」を聞くのがコツである。友だちと話をしているときに急におなかが痛くなったならば、それは突然発症である。

【qSOFA】

①呼吸回数22回/分以上、②意識レベルの低下、③収縮期血圧100mmHg以下、の3項目中、2項目を満たせば敗血症と判断する。

略語

【PTGBD】

percutaneous transhepatic gallbladder drainage：経皮経肝胆囊ドレナージ

【PTGBA】

percutaneous transhepatic gallbladder aspiration：経皮経肝胆囊吸引穿刺法

【NSAIDs】

non-steroidal anti-inflammatory drugs：非ステロイド性抗炎症薬

（山中克郎）

引用文献

1. Salminen P, Tuominen R, Paajanen H, et al. Five-Year Follow-up of Antibiotic Therapy for Uncomplicated Acute Appendicitis in the APPAC Randomized Clinical Trial. *JAMA* 2018；320（12）：1259-1265.

参考文献

1. 山中克郎：外来を愉しむ攻める問診．文光堂，東京，2012.
2. Jameson JL, Fauci AS, Kasper DL, et al. Harrison's Principles of Internal Medicine 20th ed. McGraw-Hill, New York, 2018.
3. 岡秀昭：感染症プラチナマニュアル2019．メディカルサイエンスインターナショナル，東京，2019.

吐血・下血

主治医にすぐ伝えるべき重要な症状と所見

- 新たに起こった吐血や下血
- 大量の出血
- バイタルの逆転（収縮期血圧＜心拍数）
- 意識レベルの低下
- ひどい腹痛

ナースがアセスメントすべきこと

- 上部消化管出血か下部消化管出血かを考える
- 上部消化管出血のほうが緊急性は高い
- 吐血やコーヒー残渣様吐物があれば、上部消化管出血である。黒色便や大量の出血があれば、血便（赤い便）のこともある

吐血・下血の問診と診察・初期対応

上部消化管出血

- よくある上部消化管出血の原因は、消化性潰瘍（胃潰瘍、十二指腸潰瘍）、胃・食道静脈瘤、マロリー・ワイス症候群である。
  - ➡その他、食道炎、胃炎、胃がん、デュラフォイ病変、血管異形成（小腸）も、上部消化管出血の原因となる。
- バイタルサインと併存症を確認する。
  - ➡頻脈（＞100/分）、低血圧（収縮期圧＜100 mmHg）、年齢（＞60歳）、併存症があれば再出血や死亡のリスクが高い。
- Hb 7以下では、輸血を行う。Hbの目標値は7である。
  - ➡輸血が過剰だと、門脈圧が高まり、静脈瘤からの出血が生じやすい。
- 食道静脈瘤のように、大量出血が予想される場合には、18G（ゲージ）カニューレで2本の血管ルートを確保し、生理食塩液またはリンゲ

ル液の点滴を開始する。

- プロトンポンプ阻害薬は、内視鏡検査前に始める。
  - ➡経鼻胃管の挿入は有益でないので必要なし。PT-INR＞3でなければ内視鏡は行う。
- 抗血小板薬の中止状況は、患者の既往によって異なる。
  - ➡一次予防（脳梗塞や心筋梗塞の既往がない患者での予防）の場合は中止する。
  - ➡二次予防（脳梗塞や心筋梗塞の既往がある患者での再発予防）の場合は、3日間だけ中止して、循環動態が落ち着けばすぐに再開する。
  - ➡ACS（急性冠症候群）やステント後の、抗血小板薬2剤内服の中止は、循環器科医とよく相談する。
- 循環動態が不安定、または、吐血や大量の下血がある場合は、ICUで管理する。
- 再出血の危険が高い場合には、内視鏡検査時にクリップをかけて止血する。

✓下部消化管出血

- 下部消化管出血の原因は、多様である。
  - ➡大腸憩室、虚血性腸炎、痔核、大腸ポリープ・がん、血管異形成（大腸）、ポリペクトミー後の出血、炎症性腸疾患、感染性腸炎、大腸・直腸静脈瘤、デュラフォイ病変、腸重積、メッケル憩室、大動脈腸管瘻など。
- 多くの下部消化管出血は、自然に止血し、予後良好である。
  - ➡右側大腸や回盲部からの出血は、時に、**黒色便やタール便**となることがある。
- 2/3の患者では、大腸カメラにより出血部位が明らかとなる。
  - ➡大腸カメラができない患者には、CTアンギオグラフィや塞栓を行う血管造影術が行われる。
  - ➡胃カメラと大腸カメラで出血部位がないときは、小腸から出血していることが多い。カプセル内視鏡が推奨される。
- 憩室出血や血管異形成からの再出血は多い。
  - ➡NSAIDs（非ステロイド性抗炎症薬）の投与はできるだけ避ける。

頻度と重要度の高い順に解説

上部消化管出血を起こす代表的な疾患とその治療

✓消化性潰瘍（胃潰瘍、十二指腸潰瘍）▶p.118

- 原因は、ピロリ感染症またはNSAIDs使用である。
- 症状は、心窩部痛、食欲低下、吐血、下血である。
  - ➡胃潰瘍は、食後すぐに痛むことが多い。
  - ➡高齢者では、腹痛に乏しいことがある。
  - ➡十二指腸潰瘍は、空腹時や夜間に痛み、食事をすると軽快する。
- 診断は、胃カメラ（上部消化管内視鏡検査）である。
- 治療は、プロトンポンプ阻害薬が有効である。

✓胃・食道静脈瘤

- 門脈圧が亢進する肝硬変患者にみられる。
  - ➡下部食道と胃噴門部の血管が、蛇行し膨らんで出血する。
- 胃カメラで診断する。
  - ➡出血に対しては、EIS（内視鏡的食道静脈瘤硬化療法）やEVL（内視鏡的静脈瘤結紮術）が有効である。
- 肝硬変患者が消化管出血を起こした場合は、感染（肺炎、尿路感染症）の可能性がかなり高くなる▶p.244。

■吐血・下血の主な原因疾患

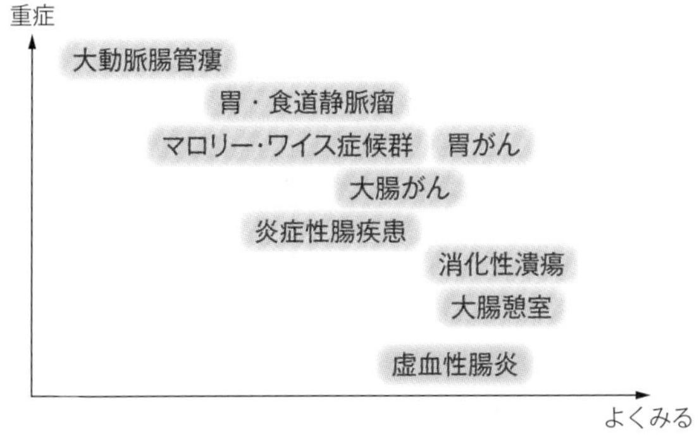

- 予防的抗菌薬（セフトリアキソン、ニューキノロン）の7日間投与により、再出血や死亡率が減少する。

✓マロリー・ワイス症候群 ▶p.99

- 繰り返す嘔吐により、食道と胃の接合部で粘膜が損傷し、出血する病態である。
  ➡激しい嘔吐の後の吐血では、この疾患を疑い、胃カメラで診断する。
- ほとんどは自然に止血される。経過観察。

✓胃がん

- 症状は、初期には乏しい。
- 50歳以上で体重減少・食思不振・嘔気・胃が重い感じを訴えた場合や、検診で貧血が見つかった場合には、胃カメラが勧められる。
  ➡日本人には、胃がんの発生が多いので、2～3年ごとの胃カメラが推奨されている。
- 治療は内視鏡治療、手術、化学療法である。

✓大動脈腸管瘻

- 大動脈を人工血管に置換した患者に起こる。
  ➡大動脈と十二指腸に瘻孔ができることが多い。
  ➡頻度はまれであるが、死亡率が非常に高いため、重要な疾患である。
- 致死的な大出血の前に、少量の前駆出血を認めることが多い。
- 内視鏡検査の前に、造影腹部CTで評価する。
- 救命のためには緊急手術が必要である。

頻度と重要度の高い順に解説

下部消化管出血を起こす代表的な疾患とその治療

✓大腸憩室

- 便秘などによって大腸内圧が高まり、腸管の一部が外に膨らんで憩室が形成される病態である。

- 憩室は出血、穿孔、感染を起こしやすい。
  - ➡高齢者のNSAIDs、抗凝固薬、抗血小板薬の内服は、憩室出血のリスクとなる。腹痛を伴わず突然の下血を起こす。
- 診断には、大腸カメラ、造影CT検査を行う。
- 絶食にして入院安静を保てば、自然に止血することが多い。
  - ➡出血が続く場合には、大腸カメラを行い、クリップをかけて止血する。

✓虚血性腸炎

- 大腸の末梢血管の虚血により、大腸粘膜にびらんや壊死が起こる病態である。
  - ➡動脈硬化、便秘や排便後の腸壁収縮による血流障害が原因となる。
  - ➡下行結腸に生じやすい。
- 高齢者に多いが、若年者でも起こる。
- 突然のひどい腹痛、下痢、下痢の後の下血が特徴的である。
- 診断は、大腸カメラである。
- 治療は、生理食塩液の点滴を行い、安静を保つ。

✓大腸がん（結腸がん、直腸がん）

- 良性の腫瘍（腺腫）であるポリープの一部が、数年から10年かけてがん化する病態で、40歳代から増加する。
  - ➡日本人では、S状結腸と直腸にできやすい。
- 早期がんのほとんどは、症状がない。進行すると、貧血、体重減少、便の狭小化、血便、下血、下痢と便秘の繰り返し、腹痛、腸閉塞が生じる。
- 診断は、大腸カメラである。
- 治療は、内視鏡治療、手術、化学療法を行う。

✓炎症性腸疾患

- 慢性あるいは再発性に腸管に炎症が生じる。
- UC（潰瘍性大腸炎）とCD（クローン病）が代表的な疾患である。
  - ➡UC：炎症が大腸に限局する。慢性的な腹痛、血性下痢、頻回の便意を起こす。

➡CD：口腔から肛門まですべての消化管に炎症をきたす可能性がある。慢性の腹痛、下痢、血便、発熱、体重減少、肛門部病変（裂肛、痔瘻、肛門周囲膿瘍）が起こる。

- **診断は、大腸カメラによる。**
- **UCの治療には、5-ASA製剤（5-アミノサリチル酸製剤）、ステロイド、生物学的製剤（抗TNF製剤）を用いる。**

➡血球成分除去療法が行われることもある。

- **CDの治療は、ステロイド、生物学的製剤（抗TNF α抗体）である。**

重要用語の解説

【デュラフォイ病変】
小さな粘膜欠損部に露出した太い動脈から出血する。胃体上部や小腸に多く発生する。比較的まれな病態である。診断は胃カメラ、または血管造影である。治療は内視鏡的止血術（クリッピング法）である。

【血管異形成】
高齢者に発生する、拡張し蛇行する毛細血管の集簇である。原因は不明。多くは無症状だが、吐血や下血を起こすことがある。

略語

【ACS】
acute coronary syndrome：急性冠症候群

【EIS】
endoscopic injection sclerotherapy：内視鏡的食道静脈瘤硬化療法

【EVL】
endoscopic variceal ligation：内視鏡的静脈瘤結紮術

【UC】
ulcerative colitis：潰瘍性大腸炎

【CD】
Ctohn's disease：クローン病

（山中克郎）

参考文献

1. Poterucha J ed. ACP MKSAP 18 Gastroenterology and Hepatology. American College of Physicians, Washington DC, 2018.
2. 高岸勝繁：ホスピタリストのための内科診療フローチャート第2版．シーニュ，東京，2019.

下痢・便秘

主治医にすぐ伝えるべき重要な症状と所見

- バイタルサインの異常（血圧低下、頻脈、頻呼吸、発熱など）
- ショックの5P（蒼白、虚脱、冷汗、呼吸困難、脈拍触れない）
- 血液が混ざった便、黒色便（タール便）
- 下痢の後に排ガス・排便がない
- 腹部が固い、腹部膨満

ナースがアセスメントすべきこと

- 原因が腸管以外の可能性
- 30日以内の海外渡航歴
- 強い脱水所見

問診だけから80％原因を推定できる

下痢の問診と診察

- 下痢とは「液状または液状に近い便が腸から異常に反復排泄される」こと。
  - ➡回数や量は関係ないとする考え方と、1日に3回以上を下痢とする考え方とがある。

問診でまず「腸管以外が原因の下痢」を除外する

- 腸管以外が原因の下痢だと思ったら、すぐ担当医をコールする。
  - ➡「腸管以外の原因」の例：アナフィラキシー、TSS/TSLS（中毒性ショック症候群/中毒性ショック様症候群）、敗血症、甲状腺クリーゼ、腹膜炎、膵炎。
- 下痢後の便秘にも注意する。
  - ➡腸閉塞で腸管の狭窄がある場合、蠕動が亢進している腸管の肛門側の便が下痢便として排泄され、その後、排ガスや排便の停止が起きることがある。

●病棟で下痢をみたら、3日ルールを意識する。

➡入院後3日以降に生じた下痢が、市中発症の感染性腸炎である可能性は低い。まずは偽膜性腸炎、薬剤性、浸透圧性（経腸栄養の組成や浸透圧が高い、投与速度が速い）などを考える。

➡旅行者下痢症や免疫不全患者は、3日ルールの例外となることもある。

■腸管以外の下痢を示唆する病歴・身体所見

アナフィラキシー	病歴	●アレルギー歴　●食後1時間以内の発症か ●新規に開始した薬剤はないか
	身体所見	●全身の瘙痒感　●喘鳴　●咽頭違和感 ●立ちくらみ　●めまい　●動悸 ●腹痛　●低血圧　●頻脈 ●SpO_2低下　●全身の膨疹・紅斑
TSS/TSLS 敗血症	病歴	●入院病名　●既往歴　●内服歴 ●女性ならタンポン使用歴
	身体所見	●悪寒戦慄　●ショックバイタル ●全身の紅斑　●手指の落屑
甲状腺クリーゼ	病歴	●甲状腺疾患の既往　●甲状腺腫術後 ●抗甲状腺薬の中断
	身体所見	●発熱　●頻脈　●意識変容 ●心不全症状
腹膜炎、膵炎		▶p.92

✓「腸管が原因の下痢」なら診察で原因を絞り込む

●患者情報は、絞り込みのヒントとなる。

■患者情報からわかること

入院病名	●感染症での入院、抗菌薬投与中なら偽膜性腸炎を考える
既往歴	●免疫不全の既往歴があれば、感染性下痢症も念頭に置く
内服歴	●NSAIDs内服中なら、薬剤性大腸炎を考える
海外渡航歴	●発症14日以内に海外渡航歴があれば、旅行者下痢症を考える ➡旅行先（田舎か都会か）や食べた物、水分などを確認 ●発症30日以内に海外渡航歴があれば、マラリアの除外が必要 ➡旅行先や夜間に蚊に刺されたか、発熱や貧血の有無を確認
経腸栄養 開始・増量	●浸透圧性の下痢を考え、投与速度や内容の見直しが必要

- 痛み方（腹痛の部位、性状）も確認する。
  - ➡臍周囲、下腹部正中の間欠痛は、蠕動痛を示唆し、腸管由来の下痢の可能性が高い。
- 随伴症状（出血）の有無を確認する。
  - ➡血便・黒色便は、消化管出血を示唆し、消化管系のがんや憩室出血、胃潰瘍、虚血性腸炎などが隠れている可能性がある。出血性ショックを念頭に置いたフィジカルアセスメントを行う。
- フィジカルアセスメントを行って、脱水の有無を確認する。
  - ➡脱水の所見：口腔乾燥、腋窩乾燥、ツルゴールの低下、眼球陥凹、CRT（爪の毛細血管充満時間）2秒以上延長。これらの所見が複数みられたら、脱水症を疑い、主治医に補液の指示をもらう。
  - ➡高齢者のツルゴールは、手背ではなく「こめかみ、指DIP-PIP間の背側、屈曲した膝」でみるとよい。

問診だけから80％の患者で原因を推定することができる

便秘の問診と診察

- 便秘とは「便の回数が少なくなったり、硬くなったりしている」状態。
  - ➡3日間、排便がない状態を便秘と定義することも多い。

問診と診察で「器質的な原因による便秘」を除外する

- 便秘の多くは、機能性便秘（入院による環境変化・生活変化に伴う一過性便秘）である。
  - ➡機能性便秘であれば、指示簿指示で経過をみることが可能。機能性便秘と判断するために、器質的便秘でないか確認する。
- 器質的便秘を疑ったら、すぐに担当医にコール！
  - ➡「器質的な原因」の例：大腸がん、腸閉塞、薬剤性（オピオイド、抗コリン薬、精神科の薬、Ca拮抗薬、利尿薬など）、低K血症、高Ca血症、甲状腺機能低下症、パーキンソン病や糖尿病などの自律神経障害、脳神経・脊髄神経障害など。

■器質的な便秘を示唆する病歴・身体所見

大腸がん	病歴	●大腸カメラ歴（ここ数年施行していない）
	身体所見	●体重減少　●血便、黒色便　●貧血 ●直腸診で腫瘤触知、血液の付着など
腸閉塞	病歴	●腹部の手術歴（腹部手術痕あり）
	身体所見	●腹部膨満　●食事で増悪、嘔吐で改善する ●腹部蠕動音の異常など
甲状腺機能低下症	病歴	—
	身体所見	●嗄声　●眉毛外側の脱毛　●耐寒性低下 ●発汗低下　●アキレス腱反射弛緩相の遅延 ●財布生検（免許証などの写真と比べて顔が大きい）など
低K血症	病歴	●内服歴（漢方薬、利尿薬など） ●甲状腺機能亢進症の既往など
	身体所見	●動悸　●呼吸困難　●脱力　●下痢 ●体動困難　●食思不振　●嘔吐
高Ca血症	病歴	●がんの既往など　●内服歴（ビタミン製剤など骨粗鬆症の薬）
	身体所見	●多尿　●食思不振　●嘔吐　●腹痛 ●筋力低下　●体重減少

下痢を起こす代表的な疾患とその治療

アナフィラキシー ▶p.182

●アレルゲン曝露により、複数臓器に全身性にアレルギー症状が起きる過敏反応のことをアナフィラキシーという。

●診断基準を満たす症状が現れていないか、注意深く観察する。

●治療は、重症度に合わせて選択する。

➡アドレナリン0.3mL大腿外側に筋注、酸素投与、細胞外液の補液、抗ヒスタミン薬やステロイド薬の点滴。

TSS/TSLS（中毒性ショック症候群/中毒性ショック様症候群）

●黄色ブドウ球菌やA群溶血連鎖球菌による毒素によってサイトカインが惹起され、全身性の症状を起こす疾患である。

➡菌の侵入門戸は、腟・咽頭・皮膚が多いといわれている。

●原因は毒素であるため、TSSは血液培養陰性のことが多い。

- 重篤な病態で、急速に進行する。
  - ➡「昨日元気で今日ショック」と言われるほど急速に進行する。
- 治療は抗菌薬投与。症例によっては免疫グロブリン製剤や局所のデブリードマンが必要なことがある。

甲状腺クリーゼ

- 甲状腺機能亢進症の既往がある女性に多い重篤な病態である。
  - ➡致死率は10%を超える。
- 甲状腺機能亢進症の患者に、感染症や手術、外傷、妊娠、分娩や強いストレス、運動などの負荷がかかった際に発症しうる。
- 甲状腺の作用が過剰に起こり、多臓器不全に至った病態。発熱、頻脈、心不全、嘔吐、下痢、黄疸、不穏、けいれん、昏睡などが起こる。
- 原則ICU入室となる。
  - ➡モニター管理下で、甲状腺中毒症状を抑える薬（抗甲状腺薬、ヨード製剤、ステロイド）、交感神経症状を抑える薬（β遮断薬）を投与する。
- ロキソニンなどNSAIDsはFT_3を増加させるため、解熱剤として使用すると悪化させてしまう。禁忌。

偽膜性腸炎

- *Clostridioides difficile*（クロストリジウム ディフィシレ）（*C.difficile*）の毒素による大腸炎である。
- 抗菌薬投与後1週間から2か月以内の発症が多い。
  - ➡抗菌薬により消化管内の常在菌が減り、菌交代現象により*C.difficile*が増えることで発症する。
  - ➡PPI（プロトンポンプ阻害薬）が発症のリスクとも考えられている。
- 芽胞をもつ菌であるため、アルコール消毒に耐性があり、接触感染予防対策が必要となる。
- 診断は、下痢便中の毒素の同定や、内視鏡で行う。
- 治療は、バンコマイシンまたはメトロニダゾールの内服である。

旅行者下痢症

- 開発途上国に旅行した人の60%以上が経験するともいわれる。

■下痢・便秘の主な原因疾患

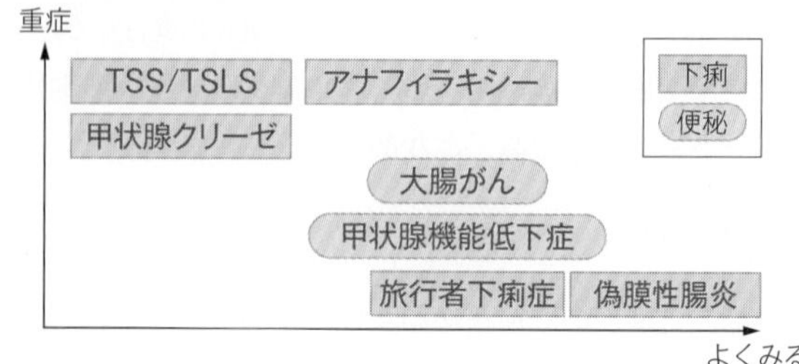

➡ウイルス性が最多であり、次いで細菌性が多い。

- 原因病原体は、渡航地域により異なる。

➡東南アジアではカンピロバクター、それ以外では腸管毒素原性大腸菌が多い。

- 数日で自然におさまることが多いため、脱水症や臓器障害が起きないか観察し、対症療法を行う。

便秘を起こす代表的な疾患とその治療

✓大腸がん

- 大腸粘膜に発生する悪性腫瘍で、直腸～S状結腸に好発する。

➡発がんには遺伝子が関与するともいわれる。50～70歳代の男性に多い。

➡危険因子は肥満、赤肉・加工肉の摂取である。

- 上部直腸より口側は肝臓や周囲リンパ節に、下部直腸より肛門側は肺に転移しやすい。
- 治療は、Stageにより内視鏡的切除術や外科的切除術、化学療法、放射線療法が選択される。

✓甲状腺機能低下症

- 多くは、甲状腺そのものや、下垂体や視床下部に異常があり、甲状腺ホルモン作用が低下する疾患である。
- 症状は多彩である。

➡全身倦怠感や易疲労感、嗄声、便秘、徐脈、低血圧、発汗低下、皮膚乾燥、頭髪や眉毛の脱毛、精神活動性の低下、月経不全など。

- **採血でFT_4(遊離サイロキシン)低下とTSH(甲状腺刺激ホルモン)上昇があれば診断できる。**

➡その後、負荷試験や抗体検査などで原因を同定する必要がある。

- **治療は、合成甲状腺ホルモン薬の内服と、原疾患に対する治療が中心となる。**

重要用語の解説

【腸蠕動】

間欠痛(一定間隔の波のある痛み)は、腸蠕動を示唆する。痛みの波が一定の間隔・強さではない場合は断続性ととらえ、持続痛と同様に扱う。

そもそも間欠痛は、正中に起こる漠然とした痛みで、腸管の血管支配の位置と痛みの出る身体の高さが一致することが知られている。

- 腹腔動脈:胃·十二指腸の蠕動痛、胆嚢·膵臓の関連痛→心窩部の間欠痛
- 上腸間膜動脈:空腸・回腸・上行結腸・横行結腸の口側2/3→心窩部か臍周囲の間欠痛
- 下腸間膜動脈:横行結腸の肛門側1/3・下行結腸・S状結腸・直腸上1/3の蠕動痛→下腹部正中の間欠痛

上腸間膜動脈だけ範囲が広いのは、生まれつき「腹腔神経節と上腸間膜神経節にバイパスがある」人がいるためである。バイパスのある人は臍周囲、ない人は心窩部に間欠痛が現れる。

略語

【TSS/TSLS】

toxic shock syndrome/toxic shock-like syndrome:中毒性ショック症候群/中毒性ショック様症候群

【NSAIDs】

non-steroidal anti-inflammatory drugs:非ステロイド性抗炎症薬

【PPI】

proton pump inhibitor:プロトンポンプ阻害薬

【TSH】

thyroid stimulating hormone:甲状腺刺激ホルモン

(鵜山保典)

参考文献

1. 筒泉貴彦,山田悠史,小坂鎮太郎編:総合内科病棟マニュアル.メディカル・サイエンス・インターナショナル,東京,2017.
2. 上田剛士:ジェネラリストのための内科診断リファレンス.医学書院,東京,2014.
3. 腹痛を「考える」会:腹痛の「なぜ?」がわかる本.医学書院,東京,2020.

血尿

主治医にすぐ伝えるべき重要な症状と所見

- 肉眼的血尿が続いているとき
- 腰背部痛がひどいとき
- 腎機能の急速な悪化を伴うとき
- 膀胱タンポナーデ（膀胱内に貯留した凝血塊や組織片により尿が出せなくなった状態）

ナースがアセスメントすべきこと

- バイタルサインの再確認
- 意識レベルの評価
- 肉眼的血尿の確認（排尿後のトイレ、尿バック、オムツ）
- 尿量の確認
- 腹痛や背部痛、下腹部膨満の有無
- 血液検査でBUN/クレアチニン、尿検査でタンパク尿の推移を確認

血尿の問診と検査

ひどい血尿は「重大な疾患」を疑う

- 血尿の定義は、「赤血球≧3/HPF（400倍強拡大1視野）」である。
- 血尿は、肉眼的血尿と、肉眼では血尿だとわからない顕微鏡的血尿に分かれる。
  - ➡ひどい肉眼的血尿は重大な疾患があることが多い。
- 問診により、月経、ウイルス感染、過度の運動による血尿が疑われる場合には、数日後に再検査する。
  - ➡抗血小板療法や抗凝固療法中の患者でも、評価が必要である。
- 血尿の原因は、「糸球体」「糸球体以外」「薬剤」の3つに大別できる。

「糸球体由来の血尿」は検査所見・全身症状から見抜く

- 尿沈渣で赤血球円柱や変形赤血球が見つかれば、糸球体に病変があることを示唆する。

➡変形赤血球は、ミッキーマウスのような形をしている。

- タンパク尿の存在も、糸球体由来の血尿を示唆する。

➡無症候性血尿でタンパク尿がなければ菲薄基底膜病かIgA腎症を疑う。

- 発熱、皮疹、関節痛などの全身症状があるときは、膠原病に伴う急速進行性糸球体腎炎のことがある。

「糸球体由来でない血尿」は痛みの状況から見抜く

- 糸球体由来の血尿でなく、35歳以上で危険因子（喫煙、化学物質曝露）があれば、がんのことがある。

➡がんを疑う場合は、腹部～骨盤の造影CTまたは超音波検査を行う。MRIは造影CTを施行できないときに考慮する。

➡画像検査で上部尿路に腫瘍性病変がないときは、膀胱がんの鑑別のため、早朝尿を用いて3回連続して細胞診を行う。腹部エコーも行う。

- 腰背部や側腹部に「波がある痛み」または「鼠径部への放散痛」があるときは、尿路結石を疑う ▶p.118。

➡尿路結石を疑う場合は、腹部～骨盤単純CTまたは超音波検査を行う。

■ 血尿の原因

赤字は、よくある血尿の原因

糸球体由来	●IgA腎症 ●連鎖球菌感染後腎炎 ●細菌感染（敗血症、心内膜炎、シャント感染） ●菲薄基底膜病
糸球体由来でないもの	●膀胱炎 ●腎・尿路結石 ●腎盂腎炎 ●前立腺肥大 ●外傷（外傷性腎損傷） ●多発性嚢胞腎 ●腎結核 ●がん（腎細胞がん、尿管がん、膀胱がん、前立腺がん）
薬剤	●ワルファリン過量投与 ●シクロホスファミド

頻度と重要度の高い順に解説

血尿を起こす代表的な疾患とその治療

IgA腎症

- 糸球体にIgA（免疫グロブリンA）が沈着し、慢性腎臓病 ▶p.239 を起こす疾患である。無症候性血尿の大部分は、IgA腎症である。

➡成人発症の場合、10年間で15～20％は透析療法が必要な末期腎不全に進行する。

- 上気道感染1～3日後に血尿となることを繰り返す。
- タンパク尿や腎機能の低下があれば、腎臓内科にコンサルトする。
- 治療は、経過観察である。

➡進行を遅らせるため、ステロイドの使用、口蓋扁桃摘出術を行うことがある。

✓連鎖球菌感染後腎炎

- A群β溶血性連鎖球菌によって起こる（詳しい発症機序は不明）。
- 咽頭炎や皮膚感染症の1～3週間後に血尿が生じたら、連鎖球菌感染後腎炎を疑う。

➡血尿、タンパク尿、浮腫、高血圧、腎機能障害を起こす。

- 治療は、支持療法である。

✓膀胱炎

- 症状は、頻尿、残尿感、排尿時痛である。

➡発熱があれば、腎盂腎炎に進展している可能性が高い。

- 無症候性の細菌尿は、治療の必要がない。

➡妊婦は、無症候性でも腎盂腎炎に進展する危険性があるため、治療が必要である。

- 起炎菌のほとんどが大腸菌である。

➡若い女性は、性行為が原因であることが多い。

- 治療としては、ST合剤（バクタ®）3日間投与、またはセファレキシン（ケフレックス®）7日間投与が行われる。

➡妊婦や妊娠の可能性があるときはST合剤を避けたほうがよい。

➡通常は3日間の抗菌薬投与で十分であるが、複雑性膀胱炎（男性、妊婦）では7日間の投与が必要である。

✓尿路結石

- 明け方に突然の腰背部痛や腹痛、迷走神経刺激による嘔吐で始まることが多い。

■血尿の主な原因疾患

重症

腎細胞がん　腎盂腎炎

IgA腎症

膀胱がん　連鎖球菌感染後腎炎

尿路結石

前立腺がん

前立腺肥大　膀胱炎

よくみる

➡患者は、ひどい間欠痛のため七転八倒し苦しむ。寛解期も痛みはゼロにならないのが特徴である。

●尿路の狭くなっている部位（腎盂尿管移行部、腸骨動脈交差部、尿管膀胱移行部）に結石が詰まりやすい。

➡直径5mmまでの結石は自然落下する可能性が大きい。直径8mm以上は自然排石が難しい。

■結石の詰まりやすい部位

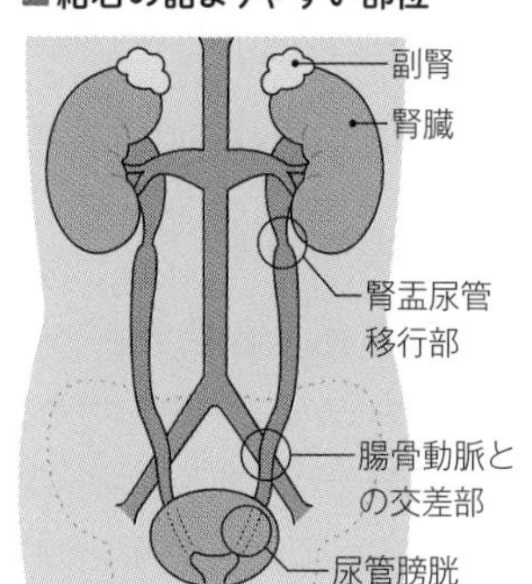

●治療は、鎮痛薬（NSAIDs、アセトアミノフェン）を投与し自然排石を待つ。

➡石が落ちてこない場合には、泌尿器科にコンサルトし手術が必要となる。

●予防のため、飲水の励行、食生活の指導を行う。

➡食事中、毎食2時間後、就寝前にコップ1杯（200mL）の飲水を促す。特に夏は発汗により尿量が減るので飲水を積極的に勧める。

➡カルシウムを摂ること、肉を食べ過ぎないようにすることも有用である。

✓腎盂腎炎

●症状は、発熱、側腹部痛、頻尿、排尿時痛、嘔気・嘔吐である。

●腎臓は血流に富むので、腎盂に細菌感染が起こると容易に敗血症となる（urosepsis〔ウロセプシス〕）▶p.186。

●起炎菌は、大腸菌、クレブシエラ、プロテウス属である。

➡ESBLsのような多剤耐性菌が増加している。

●治療は、抗菌薬投与である。

➡抗菌薬投与後72時間以内に解熱しないときは、CTで、結石や腫瘍による尿路通過障害や膿瘍を確認する。

前立腺肥大

●年齢とともに前立腺が肥大した結果、尿道粘膜が充血し出血する。

➡前立腺が肥大すると、強く腹圧をかけないと排尿が難しくなる。残尿が増えるため膀胱にためられる尿量が減り、頻尿となる。夜中に何度もトイレに起きる、残尿感、排尿後に尿が下着につくなどがみられる。

●治療はα_1受容体遮断薬や抗男性ホルモン薬の投与、手術である。

腎細胞がん

●他の疾患に対する検査で偶然に発見されることが多い。

➡造影CT検査や超音波検査で診断する。

●進行すると、血尿、腰背部痛、下肢の浮腫が起こる。

●治療としては、手術が行われる。

膀胱がん

●症状は持続する血尿、頻尿、排尿時痛、下腹部痛、背部痛である。

●危険因子は、喫煙、化学物質曝露、放射線治療である。

●治療としては、TURBT（経尿道的膀胱腫瘍切除術）、BCGや抗がん剤の膀胱内注入、膀胱全摘除術が行われる。

前立腺がん

●無症状で進行し、排尿困難が生じる。年齢とともに発生率が上がる。

➡ゆっくり進行するので、直接の死亡原因となるのは10％程度である。

●PSA検査が予後を改善するかどうかは不明である。

➡前立腺がんを早期に発見できるが、直接死因とならない病気を早期に見つけることによる患者の不安、無駄な手術による尿漏れやインポテンツの発生などが心配される。PSA検査を行う場合はメリットとデメリットを患者に詳しく説明することが重要である。

●治療は、手術、放射線治療、ホルモン療法である。

重要用語の解説

【ESBLs】
extended-spectrum β lactamases：基質特異性拡張型βラクタマーゼ。第3世代セフェムを分解し効かなくしてしまう。カルバペネムは有効。

略語

【BUN】
blood urea nitrogen：血液尿素窒素
【HPF】
high power field：強拡大。顕微鏡検査における400倍拡大の視野
【IgA】
immunoglobulin A：免疫グロブリンA
【NSAIDs】
non-steroidal anti-inflammatory drugs：非ステロイド性抗炎症薬
【TURBT】
transurethral resection of the bladder tumor：経尿道的膀胱腫瘍切除術
【BCG】
bacillus Calmette-Guerin：カルメット・ゲラン桿菌
【PSA】
prostatic specific antigen：前立腺特異抗原

（山中克郎）

参考文献

1. Ross MJ ed. MKSAP® 18 Nephrology. American College of Physicians, Philadelphia, 2018.
2. 岡秀昭：感染症プラチナマニュアル2019. メディカル・サイエンス・インターナショナル，東京，2019.

腰痛

主治医にすぐ伝えるべき重要な症状と所見

- バイタルサインの異常（血圧低下、頻脈、頻呼吸、発熱など）
- ショックの5P（蒼白、虚脱、冷汗、呼吸困難、脈拍触れない）
- 麻痺を伴っている
- 失禁している
- 頻回な便意の訴え
- 安静時にも痛い

ナースがアセスメントすべきこと

- 痛みの性状（痛みが移動する、裂けるような痛み）
- 血管リスクの有無
- 神経所見

腰痛の問診と診察

問診・診察時には「腰痛のred flag」を意識する

- 腰痛の90％が様子をみることができる整形疾患といわれている。
  ➡医師は、危険な「残り10％」を見逃さないよう、腰痛のred flag（怖い指標）を意識して診察にあたる。
- red flagがあるときは、迅速な対応が必要なことが多いので、主治医や当番医に報告する。
  ➡red flagがなければ、画像診断などの精査は1か月不要ともいわれているので、疼痛時指示で様子をみることが可能。

頻度と重要度の高い順に解説

腰痛を起こす代表的な疾患とその治療

大動脈解離 ▶p.200

- 50～70歳代の男性に多い。

■腰痛のred flag

これらの可能性を考える

分類	項目	内容
患者情報	年齢	●50歳以上：圧迫骨折のリスクが高い ➡基礎疾患に、がん、大動脈瘤がある可能性が高い
患者情報	入院病名	●がん：骨転移 ●原因不明の発熱、敗血症、尿路感染症：化膿性脊椎炎、椎間板炎
患者情報	既往歴	●がん：骨転移 ●大動脈瘤：大動脈瘤破裂 ●骨粗鬆症：圧迫骨折
患者情報	内服歴	●ステロイド使用中：圧迫骨折
痛み方		●安静にしても痛い：何らかの炎症、骨破壊がありそう ➡待てる腰痛は「体動時のみ」のことが多い ●1か月以上持続：骨転移や脊椎の感染、神経圧迫性の疾患 ●裂けるような痛み、移動する痛み：大動脈解離 ●ピリピリした痛みがおなかに向かって走る：帯状疱疹 ●痛みが片側の下肢まで放散：神経根圧迫
随伴症状		●発熱、悪寒戦慄：炎症、感染症 ●冷汗、嘔気・嘔吐：大動脈解離など重篤な疾患 ●仰臥位になれない：圧迫骨折 ●下肢のしびれ：腰椎椎間板ヘルニア、脊柱管狭窄症など神経圧迫 ●失禁、尿閉：馬尾症候群 ●頻回な便意の訴え：後腹膜腔を刺激している可能性 ➡大動脈瘤破裂の危険
身体診察	バイタルサイン	●正常範囲内でも、上肢血圧の左右差が20mmHg以上あったら注意 ➡大動脈解離の可能性あり
身体診察	痛み	●脊椎叩打痛：圧迫骨折、椎体炎の可能性 ●CVA叩打痛：尿管結石の可能性 ●下肢挙上で下肢までの痛み増悪：腰椎椎間板ヘルニア、脊柱管狭窄症 ■CVA
身体診察	その他	●肛門括約筋低下：腰椎椎間板ヘルニア、脊柱管狭窄症など ➡直腸診を行う。指を肛門に入れた状態で肛門を閉めるように力を入れてもらい、閉まるかどうかをみる ●疼痛部位に水疱：帯状疱疹

■腰痛の主な原因疾患

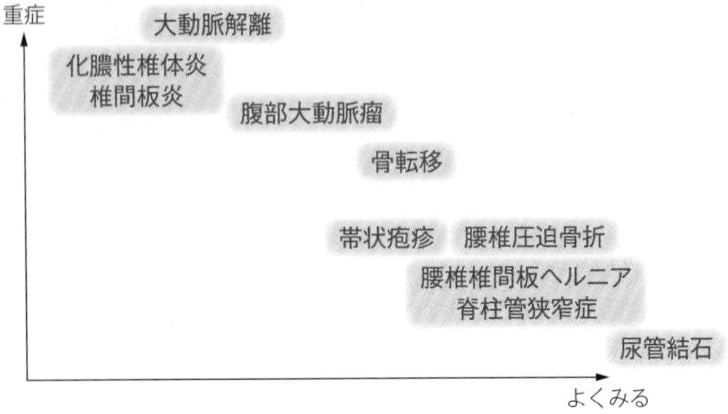

重症

大動脈解離

化膿性椎体炎
椎間板炎

腹部大動脈瘤

骨転移

帯状疱疹　腰椎圧迫骨折

腰椎椎間板ヘルニア
脊柱管狭窄症

尿管結石

よくみる

- 高血圧、糖尿病、喫煙などの血管リスクがある患者に注意。
- 裂けるような痛み、移動する痛みが典型的な症状である。
  ➡痛みではなく失神、片麻痺や対麻痺が主訴のこともある。
- 裂けた部位によっては、上肢血圧・下肢血圧の左右差が出ることがあるため、四肢の血圧を測定しておくとよい。
- 治療は、降圧、疼痛管理が中心となる。
  ➡裂けた箇所によっては手術も考慮される。

✓腹部大動脈瘤

- 発症のリスク要因は、高齢、男性、喫煙者である。
  ➡破裂のリスク要因は、高血圧、女性、喫煙者である。
- 治療として、人工血管の置換術やステント留置がある。
  ➡未破裂の動脈瘤であれば、50mm以上が手術の適応となる。
  ➡手術適応がない場合は降圧療法などが中心となる。
- 径が大きくなるほど破裂のリスクが高まるため、大きくさせないための予防が重要。
  ➡破裂した場合も緊急手術となるが、救命率は低い。

✓腰椎圧迫骨折

- 50歳以上、骨粗鬆症の既往、ステロイド使用中だと、特に外傷歴がなくても起こりうる。

- 疼痛は1～2か月続くことが多い。
  - ➡カルシトニンを1週間ごとに使用すると、4週間までは疼痛改善が期待できるとの報告[1]もある。
- 神経症状が出ていなければ、保存的加療をする。
  - ➡コルセット作成やNSAIDsによる疼痛コントロールが有効。

✔尿管結石 ▶p.92

- 疝痛発作に、芍薬甘草湯（しゃくやくかんぞうとう）が効いたとの報告[2]もある。
- 志室（ししつ）（腰部の経穴）を指圧すると1～2分程度で痛みが改善したとの報告[3]もある。

■志室

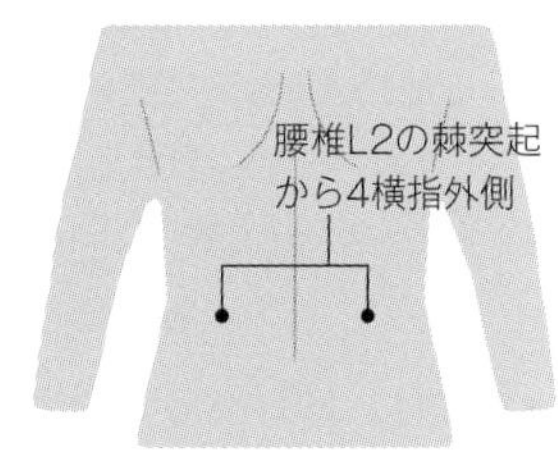

✔化膿性椎体炎、椎間板炎

- 感染経路に合わせた推定菌に対する抗菌薬治療が中心となる。
  - ➡皮膚、菌血症、尿路感染症からの感染経路がほとんどである。
- まずはempiric（エンピリック）に加療を進め、培養・感受性結果が出たら、それに合わせて薬剤を変更し、およそ4～6週間をめやすに投与する。
  - ➡効果不十分な場合や、膿瘍形成が生じた場合、長期化することもある。

✔がんの骨転移

- 骨に高頻度に転移するがんは、乳がん、前立腺がん、肺がん、腎がんといわれている。既往にそれらがあったら注意が必要。
  - ➡「乳の前の俳人」と覚えるとよい。
- 第5胸椎より上位の脊椎の骨折があったら、がんの転移を考える。
  - ➡第5胸椎より上位の脊椎には、骨粗鬆症による骨折が起こりにくい。
- 治療法は、各種がんに合わせた化学療法、放射線療法となる。
  - ➡末期とも考えられるため、終末期ケアも視野に入れる必要がある。

✓腰椎椎間板ヘルニア、脊柱管狭窄症 ▶p.137

- 椎間板の脱出や椎体の変形により神経根や脊髄が圧迫され、痛みや下肢の神経症状を起こす。
  - ➡腰椎椎間板ヘルニアは、人口の1%が罹患する疾患である。壮年期男性や腰に過重な負担がかかる職業に起こりやすい。
  - ➡脊柱管狭窄症は高齢者に多い疾患である。
- 神経所見として、L4、L5、S1領域の異常を確認する必要がある。
  - ➡上記部位の感覚障害をみる。
  - ➡L4なら大腿四頭筋の屈曲（膝を延ばす）や膝蓋腱反射、L5なら5本趾（足趾）の背屈、S1ならアキレス腱反射を確認するとよい。異常があれば、筋力に左右差が出たり、反射が落ちたりする。
- 治療は、NSAIDsや神経ブロックなどによる疼痛コントロール、手術である。

■下肢のデルマトーム（皮膚知覚帯）

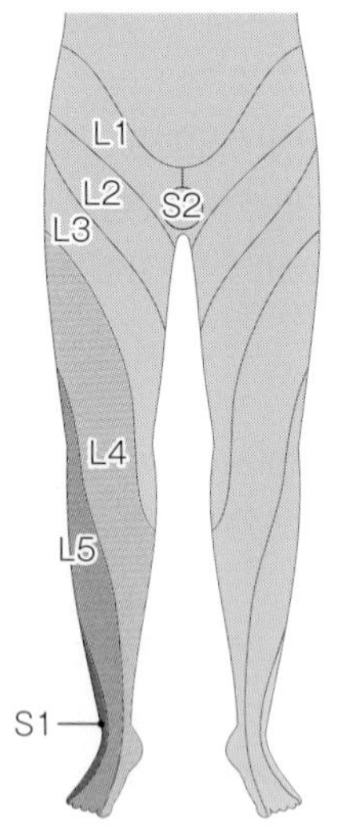

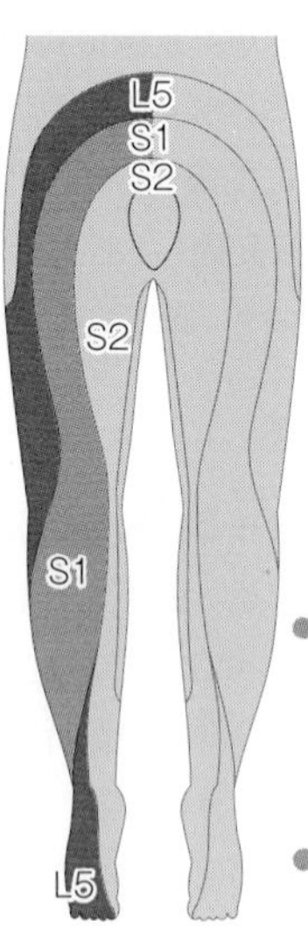

- 色づけした部位の感覚障害や筋力の左右差、反射の減弱があれば腰椎椎間板ヘルニアを疑う
- デルマトームは帯状疱疹の診断にも有用

帯状疱疹

- 水痘帯状疱疹ウイルスが知覚神経節に潜伏し、再活性化されることで発症する。
- 典型的な発疹が出る2～3日前から痛みが起きることがある。
- 治療は抗ウイルス薬の内服であるが、発疹が出てから72時間以内の投与が望ましい。
  ➡その他、痛みに対してプレガバリンなどが使用される。
- 治療後に神経痛のみが残存する帯状疱疹後神経痛があるため、痛み止めを長く必要とすることもある。

重要用語の解説

【empiricな加療】
原因菌がわからず、広域の抗菌薬を選択することをいう。初期治療を外さないようにするために行われる。

略語

【CVA】
costovertebral angle：第12肋骨と脊柱の間の部分。
【NSAIDs】
non-steroidal anti-inflammatory drugs：非ステロイド性抗炎症薬

（鵜山保典）

引用文献
1. Knopp JA, Diner BM, Blitz M, et al. Calcitonin for treating acute pain of osteoporotic vertebral compression fractures：asystematic review of randomized, controlled trails. *Osteoporosis Internal* 2005；16：1281-1290.
2. 井上雅，横山光彦，石井亜矢乃他：尿管結石による疝痛発作時の芍薬甘草湯の効果．日東医誌2011；62(3)：359-362.
3. 石井泰憲，金子昌司，梶原隆広他：腎・尿管結石の疝痛に有用な指圧．プライマリ・ケア2000；23(4)：346-348.

参考文献
1. 仲田和正：手・足・腰診療スキルアップ．シービーアール，東京，2004.
2. 上田剛士：ジェネラリストのための内科診断リファレンス．医学書院，東京，2014.

Part 2 腰痛

出血傾向

主治医にすぐ伝えるべき重要な症状と所見

- 皮膚や粘膜の出血が止まらないとき
- 筋肉や関節内の出血があるとき
- 吐血や下血しているとき
- 血小板の急激な低下（特に2万/μL以下）
- PT/APTTが新たに延長したとき

ナースがアセスメントすべきこと

- バイタルサインの再確認
- 意識レベルの評価
- 皮膚・粘膜の出血の程度
- 血小板数、凝固検査（PT、APTT）の推移をチェックする

聞くべきことは5つだけ！

出血傾向の問診

- いつから出血傾向に気がついたか
- どこに出血しているのか（鼻出血、歯肉、皮膚、黒色便、下血）
- 外傷の有無
- 薬剤歴：新しく始まった薬、抗凝固薬、抗血小板薬
- 月経の期間と量

血小板減少を起こす代表的な疾患とその治療

- 血小板＜9万/μLのときは「血小板減少による出血傾向」と考える。
  ➡患者が抗凝固薬であるEDTAに対する抗体をもっていると、血小板が凝集し、血小板数が少なくカウントされることがある（**偽性血小板減少症**）。抗凝固薬にヘパリンを用いて採血する。
- 血小板数＞5万/μLならば、手術は可能である。

■ 血小板減少の主な原因疾患

骨髄での血小板産生低下	●白血病 ●MDS（骨髄異形成症候群） ●再生不良性貧血 ●薬剤性 ●がんの骨髄浸潤
血小板の消費または破壊	●肝硬変に伴う脾機能亢進症 ●DIC（播種性血管内凝固症候群） ●TTP（血栓性血小板減少性紫斑病）/HUS（溶血性尿毒症症候群） ●免疫学的機序によるITP（血小板減少性紫斑病） ●HIT（ヘパリン惹起性血小板減少症）

Part 2 出血傾向

➡ただし、脳外科手術では＞10万/μLが望ましい。

- 血小板数＜1万/μLでは、誘引なく出血が起きる危険性がある。

✓ 免疫学的機序によるITP（血小板減少性紫斑病）

- 薬剤、SLE（全身性エリテマトーデス）、ピロリ菌感染、C型肝炎、HIV（ヒト免疫不全ウイルス）によって起こる疾患である。
  ➡原因がよくわからないこともある。
- 血小板＜3万/μLでは、免疫グロブリンまたはステロイドを投与する。
  ➡ピロリ除菌が奏効することもある。

✓ HIT（ヘパリン惹起性血小板減少症）

- ヘパリンと血小板第4因子の複合体に対する抗体が形成され、血小板減少と血栓が起こる疾患で、ヘパリン使用患者の5%に起こる。
  ➡臨床上問題になるのは、出血ではなく血栓症（深部静脈血栓症、肺塞栓症）である ▶p.210。
- ヘパリン開始後5～10日に、血小板が＜15万/μLまたは＞50％減少する。
  ➡ヘパリン生食ロックもリスクとなる。
- 治療は、ヘパリン中止とアルガトロバン投与である。

✔ TTP（血栓性血小板減少性紫斑病）・HUS（溶血性尿毒症症候群）

- TTPは、血管内に血栓が多発する疾患である。
  ➡ADAMTS13活性の低下により、vWF（フォンウィルブランド因子）重合体の切断ができなくなるために生じる。
  ➡動揺性精神神経症状、発熱、胸痛、溶血性貧血、血小板減少、皮下出血、腎機能障害、嘔気・嘔吐、下痢が起こる。
  ➡治療は、血漿交換、新鮮凍結血漿投与、ステロイド投与である。
- 古典的HUSは大腸菌O157が産生する志賀毒素により引き起こされる微小血管障害である。しかし、非典型的HUSは補体異常、薬剤、SLE、感染が原因で血管内皮の傷害や血小板の活性化が起こる。
  ➡治療は、軽症では保存療法、重症では血漿交換やエクリズマブ（C5に対するモノクローナル抗体）投与である。

凝固異常を起こす代表的な疾患とその治療

- 血小板≦9万/μLのときは「凝固異常による出血傾向の疑い」と考え、PTとAPTTを調べる。

■凝固カスケードとPT、APTTの関係

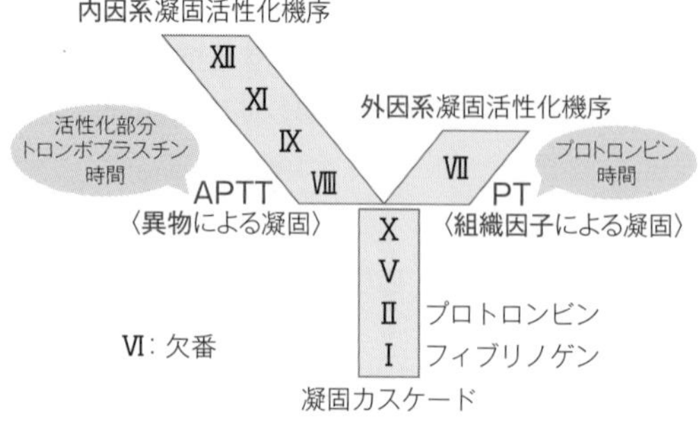

■出血傾向の主な原因疾患

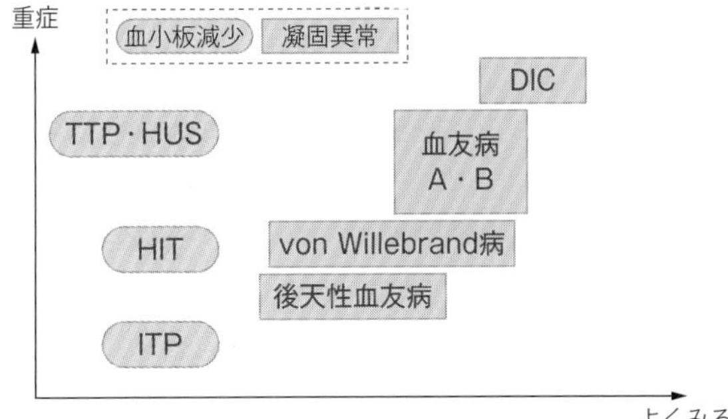

- 「PTのみ延長」をもたらすのは、肝機能障害、ビタミンK欠乏、DIC（播種性血管内凝固症候群）、第Ⅶ因子欠乏、ワルファリンである。
  - ➡肝臓で、すべての凝固因子が作られる。肝障害、DICの初期には、半減期が最も短い第Ⅶ因子がまず不足する。
  - ➡ビタミンKは、第Ⅱ・Ⅶ・Ⅸ・Ⅹ因子の活性化に必要である。広域スペクトラムの抗菌薬により腸内細菌が死滅すると、腸管でビタミンKの合成ができなくなる。
  - ➡ワルファリンは、ビタミンKに拮抗して肝臓におけるビタミンK依存性凝固因子の合成を抑制する。
- 「APTTのみ延長」をもたらすのは、凝固因子欠損、血友病A、血友病B、von Willebrand（フォン ウィルブランド）病、凝固因子のインヒビター、高リン脂質抗体症候群、ヘパリンである。
- 「PT・APTTともに延長」をもたらすのは、PT延長の原因疾患が重症化した場合である。
  - ➡PT延長の鑑別疾患であるビタミンK欠乏症、肝障害、DICに「ひどい」とつければよい。

✔von Willebrand病

- 多くは常染色体優性遺伝で起こる（血友病A・Bに次いで多い）。
- 血小板表面の糖タンパクはvWFと結合する。血小板はvWFを介して血管内皮組織に粘着する。

➡vWFは第Ⅷ因子の安定化も行う。

- 症状は鼻出血、歯肉出血、皮下出血、月経過多、術後出血である。
- 治療は、デスモプレシン投与、第Ⅷ因子/vWF複合製剤投与である。

➡デスモプレシンは、血管内皮細胞などにプールされている第Ⅷ因子を放出させる。

血友病A

- 第Ⅷ因子欠乏によって生じる。
- 第Ⅷ因子の活性低下により重症度が決まる。

➡重症：第Ⅷ因子活性＜1％、中等症：1～5％、軽症：＞5％

- 症状は外傷後に血が止まりにくい、関節内・筋肉内への出血などである。
- 治療としては、軽症ならばデスモプレシン投与が行われる。

➡重症のときは、第Ⅷ因子を体重1kgあたり1単位投与すると、第Ⅷ因子活性が2％上昇する。

➡出血の場所により目標とする第Ⅷ因子活性が異なる。

血友病B

- 第Ⅸ因子欠乏によって生じる。症状は血友病Aと同じである。
- 第Ⅸ因子を体重1kgあたり1単位投与すると、第Ⅷ因子活性が1％上昇する。

➡デスモプレシンは無効である。

後天性血友病

- 第Ⅷ因子のインヒビター（阻害因子）が出現し、出血傾向をきたすことが多い。
- 症状は突然の筋肉内出血や皮下出血である。
- 高齢者と産婦に多くみられる。

➡がん、妊娠、自己免疫疾患が背景にあることがある。

- 活動性の出血があれば、第Ⅷ因子をバイパスする活性型第Ⅷ因子製剤または活性型プロトロンビン複合体製剤を用いる。
  ➡インヒビター産生を抑えるため、免疫抑制剤が用いられることがある。

DIC（播種性血管内凝固症候群）

- 種々の原因（感染症、がん、合併症のある妊娠など）により、全身で凝固と線溶が同時に亢進し、微小血管障害や臓器障害を起こす症候群である。
- 血小板減少、PT延長、APTT延長、フィブリノゲン低下、D-dimer上昇を認める。
  ➡正確な診断が難しいため、いろいろなDICスコアが用いられている。
- 原疾患の治療が最も重要である。
- エビデンスには乏しいが、日本ではトロンボモジュリン、ナファモスタット、ガベキサートが用いられている。

■DICスコアの例（厚生労働省DICスコア）

スコア		0点	1点	2点	3点
Ⅰ 基礎疾患		なし	あり		
Ⅱ 臨床症状	出血症状	なし	あり		
	臓器障害	なし	あり		
Ⅲ 検査成績	FDP（μg/mL）	10>	10≦　<20	20≦　<40	40≦
	血小板（/μg）	12万<	8万<　≦12万	5万<　≦8万	5万≧
	フィブリノゲン（μg/mL）	150<	150≧　>100	100≧	
	PT-INR	1.25>	1.25≦　<1.67	1.67≦	

①白血病および類縁疾患、再生不良性貧血、抗腫瘍薬投与後など高度の血小板減少をみる場合は、血小板数および出血症状の項は0点とする
4点以上：DIC、3点：DIC疑い、2点以下：DICの可能性は少ない
②白血病その他、①に該当しない疾患
7点以上：DIC、6点：DICの疑い、5点以下ではDICの可能性は少ない
＊新生児、産科領域のDICの診断には適用しない

萩原將太郎：よくわかる血液内科．医学書院，東京，2018：169．より引用

略語

【MDS】
myelodysplastic syndrome：骨髄異形成症候群
【DIC】
disseminated intravascular coagulation syndrome：播種性血管内凝固症候群
【TTP】
thrombotic thrombocytopenic purpura：血栓性血小板減少性紫斑病
【HUS】
hemolytic uremic syndrome：溶血性尿毒症症候群
【ITP】
immune-mediated thrombocytopenia：血小板減少性紫斑病
【SLE】
systemic lupus erythematosus：全身性エリテマトーデス
【HIV】
Human immunodeficiency virus：ヒト免疫不全ウイルス
【HIT】
heparin-induced thrombocytopenia：ヘパリン惹起性血小板減少症
【PT】
prothrombin time：プロトロンビン時間
【APTT】
activated partial thromboplastin time：活性化部分トロンボプラスチン時間
【vWF】
von Willebrand factor：フォンウィルブランド因子

（山中克郎）

参考文献
1. 萩原將太郎：よくわかる血液内科．医学書院，東京，2018.
2. 山中克郎，澤田覚志，上西憲達編：UCSFに学ぶできる内科医への近道 第4版．2012.

浮腫

主治医にすぐ伝えるべき重要な症状と所見

- バイタルサインの異常（血圧低下、頻脈、頻呼吸、発熱など）
- ショックの5P（蒼白、虚脱、冷汗、呼吸困難、脈拍触れない）
- 顔面、口唇、口腔内の浮腫
- 明らかに片側性の浮腫
- 呼吸困難

ナースがアセスメントすべきこと

- 全身性か限局性か（全身性のほうが緊急性は高い）
- 突然発症か（突然発症は全身性浮腫の可能性が高い）

浮腫の問診と診察

- 入院時から浮腫がある患者は多い。
- 浮腫は、複数の原因で起こることもある。
  - ➡入院中に浮腫の増悪がみられたときは、原因疾患や既往疾患の増悪だけではなく、他疾患の合併も念頭に置いてアセスメントする。

まずは気道狭窄のリスクの有無を鑑別する

- 顔面や口唇、口腔内の浮腫がある場合は、気道狭窄の危険がある。
- アナフィラキシーや血管浮腫など、血管透過性が亢進する病態との鑑別が必要である。
  - ➡アレルギー歴や新規薬剤開始の有無、発症直前に食べた物、直前検査などを確認する。
- アナフィラキシーを疑ったら、全身の皮疹、気道症状、循環器症状、腹部症状を確認する。
- 血管浮腫を疑った場合、まず蕁麻疹（膨疹）の有無を確認する。
  - ➡蕁麻疹があればヒスタミン関連の血管浮腫で、原因はアナフィラキシーを含めたアレルギー性、薬剤性や寒冷、温熱などの物理刺激性、特発性などが挙げられる。

全身性の浮腫を鑑別する

- 72時間以内の発症では、血管透過性の亢進の他、心不全や腎不全の急性増悪を考える ▶p.205。
  - ➡72時間以上経過していたら、血管静水圧の上昇、血漿膠質浸透圧の低下などを考える。

「両側性限局性」と「片側性限局性」を鑑別する

- 下肢に多くみられる両側性限局性浮腫は、全身性浮腫の初期症状の可能性が高い。
  - ➡よく病棟でみかける浮腫がこのタイプ。
- 寝たきり患者の場合、殿部や背部の浮腫の有無を確認する。
  - ➡殿部・背部に浮腫がある場合は全身性と考え、全身性浮腫に準拠した対応を行う。
- 片側性限局性浮腫の原因には、血流障害や局所感染による血管透過性亢進（深部静脈血栓症、コンパートメント症候群、リンパ浮腫、蜂窩織炎など）が挙げられる。
  - ➡血栓ができやすくなる抗精神病薬やピル、ホルモン薬、ステロイドの内服歴、手術や離床の度合い、入院中の安静度などを確認する。
  - ➡浮腫のある肢に、炎症所見、傷や白癬菌感染などがあれば、蜂窩織炎を疑う。

身体診察で「心不全の可能性」を鑑別する

- 静水圧上昇（心不全など）やショックのときは「頸静脈を見ろ」と言われる。しかし、患者を45度の座位にするなど体位変換が難しい場合には、手背静脈を確認する[1]。
  - ➡ポイントは「心臓の高さより高くするか低くするか」である。
  - ➡正常であれば、手背を心臓の高さより上げると、手背静脈は虚脱する。逆に、手背を心臓より低くすると手背静脈はうっ滞して拡張する。実際にやってみると実感できる。

■手背静脈の見かた（座位の場合）

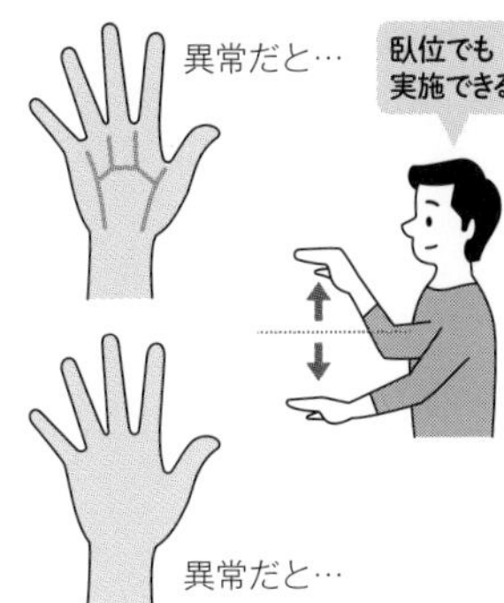

手背を心臓より高くしても、手背静脈が拡張する
＝重力が手助けしても血液がうまく心臓に戻れず、うっ滞している
➡静水圧上昇、心原性ショック、閉塞性ショック

手背を心臓より低くしても、手背静脈が虚脱する
＝うっ滞させるだけの血流がない
➡循環血漿量減少性ショック、血液分布異常性ショック

- 前脛骨部の浮腫は、3kg以上の体液貯留を示唆する。
  ➡圧痕は、骨が皮下にある部位（脛骨前面や仙骨、前頭部など）を母指で約10秒間圧迫して確認する。
  ①40秒未満で戻るfast edema（ファスト エデマ）は低アルブミン血症による膠質浸透圧低下。
  ②40秒以上かかるslow edema（スロー エデマ）は静水圧上昇。
  ③圧痕が残らない場合は粘液水腫など甲状腺疾患、脂肪やリンパ浮腫、血管浮腫など。

アナフィラキシーはp.182、心不全はp.205、腎不全はp.239を参照

浮腫を起こす代表的な疾患とその治療

✓血管浮腫

- 皮下組織の血管透過性亢進によって生じる非圧痕性、左右非対称、非重力依存性の浮腫。原因は多岐にわたる。
  ➡眼周囲や口唇、舌、四肢、腸管に起こりやすい。
  ➡蕁麻疹の有無でヒスタミン関連か非関連かに分けられ、さらに細かく分類される。
- 気道狭窄がみられればABCの安定化をし、原因検索、原因の除去や治療が中心となる。

■浮腫の鑑別のヒント

患者情報	高齢者	●深部静脈血栓症のリスク ●心不全、腎不全のリスク
	肥満、妊婦	●血栓症のリスク
	入院病名	●心不全、腎不全との関連 ●手術との関連
	既往歴	●心不全、腎不全 ●がんや凝固異常（血栓のリスク） ●肝硬変、肝疾患（膠質浸透圧低下のリスク） ●手術歴（リンパ浮腫のリスク）
	内服歴	●血栓リスクのある新規薬剤の開始（アナフィラキシー、血管浮腫のリスク ➡抗菌薬、ACE阻害薬などの降圧薬、NSAIDsなど
	アレルギー歴	●過去に同じ薬剤・食物による症状出現（アナフィラキシーやアレルギーの可能性が上がる）
身体診察	下眼瞼の浮腫	●低アルブミン血症でみられることがある
	内頸静脈の拍動	●座位で見える場合：右房圧の上昇（心不全など静水圧上昇の病態が考えられる）
	手背静脈の拡張	●手背を心臓より高い位置に上げても静脈が拡張する場合：心不全など静水圧上昇の病態が考えられる
	過剰心音	●Ⅲ音が聴診される：心不全の可能性が考えられる
	浮腫の性状	●圧痕が残るか、圧痕の改善する時間によって病態を推測する

✓深部静脈血栓症（DVT） ▶p.210

●深部静脈に血栓を生じ、静脈閉塞を起こす病態。下肢静脈に多い。
➡飛行機などの長期座位保持で起こる旅行者血栓症（ロングフライト症候群）として知られる。

●Virchow（ウィルヒョウ）の3徴（血流うっ滞、静脈壁障害、凝固能異常）が原因として知られている。

■Virchowの3徴

血流うっ滞	●長期臥床 ●座位 ●脱水 ●肥満 ●妊娠など
静脈壁障害	●手術 ●カテーテル処置など
凝固能亢進	●がん ●炎症 ●膠原病 ●凝固異常疾患 ●薬剤性など

■ 浮腫の主な原因疾患

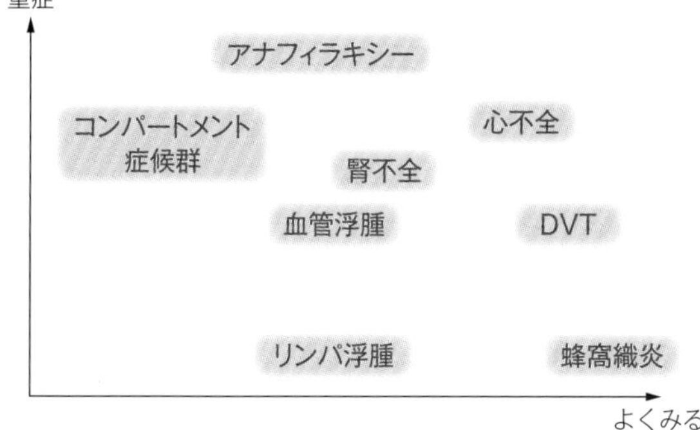

- 診断に有用な病歴、身体所見はあまりなく、静脈エコーにて血栓の描出が必要となる。
- 治療は、抗凝固薬や血栓溶解療法、下大静脈フィルターなど。血栓摘除術が行われることもある。
  - ➡下肢挙上、弾性ストッキング、術後早期離床などの予防が重要である。

☑コンパートメント症候群

- 筋肉内の出血、浮腫、うっ血などにより筋区画内圧の上昇をきたし、その部位より末梢の四肢が虚血となる状態である。
  - ➡主に四肢の外傷・血管損傷・熱傷などで発症する。意識障害や長時間の手術で四肢が圧迫された際にも発症する。
- 治療は筋膜減張切開により、内圧を下げる。
  - ➡治療が遅れると末梢側の壊死に至るため、緊急の介入が必要である。

☑蜂窩織炎

- 真皮深層〜皮下組織に起こる急性感染症。
- 浮腫、発赤、熱感、疼痛があり、腫脹は少なく、隆起のない境界不明瞭な紅斑を示すことが多い。触診では硬く触れることがある。
- ほとんどは、A群β溶血性連鎖球菌や黄色ブドウ球菌が原因となる。

➡四肢に発症する場合は、外傷、潰瘍、足白癬などに続発して生じることが多い。

●**治療は抗菌薬投与である。**

➡セフェム系が第一選択となる。

✓リンパ浮腫

●**リンパ管の障害により、たんぱく質を含んだ液体が間質に貯留し、炎症や脂肪組織の肥大・線維化を起こした病態。**

●**リンパ浮腫の80％は下肢に起きる。**

➡外科手術後に多く、術後3年で80％が発症する。

●**身体所見としては、Stemmer sign（シュテンマー サイン）が知られている。**

➡Stemmer sign：第2趾の基部が肥厚し、つまみにくくなる。

●**まずは、患肢の挙上、弾性ストッキングの着用、理学療法など保存的に加療する。**

➡リンパ浮腫がある場合は感染予防にも留意する。

●**改善が乏しいようなら、リンパ管静脈吻合など手術を考慮する。**

略語

【ACE】
angiotensin converting enzyme：アンジオテンシン変換酵素
【NSAIDs】
non-steroidal anti-inflammatory drugs：非ステロイド性抗炎症薬
【DVT】
deep venous thrombosis：深部静脈血栓症

（鵜山保典）

引用文献

1. Rizkallah J, Jack M, Saeed M, et al. Non-Invasive Bedside Assessment of Central Venous Pressure：Scanning into the Future. PLoS ONE 2014；9（10）：e109215.

参考文献

1. 高岸勝繁：内科病棟・ERトラブルシューティング．金芳堂，京都，2018.
2. 上田剛士：ジェネラリストのための内科診断リファレンス．医学書院，東京，2014.
3. JAID/JSC感染症治療ガイド・ガイドライン作成委員会：JAID/JSC感染症治療ガイド2019，日本感染症学会，東京：2019.

しびれ

主治医にすぐ伝えるべき重要な症状と所見

- 意識状態の変化
- 指と口のまわりが同時にしびれている
- 顔半分のしびれと反対側の体幹/上下肢のしびれ
- 両下肢の急速な筋力低下
- 大腿内側のしびれと腹痛、嘔吐

ナースがアセスメントすべきこと

- 随伴症状(危険な症状が出現していないか)

しびれの問診

病歴・既往歴から「致命的な疾患」を鑑別する

- しびれを訴える患者の看護で大切なことは、そのしびれが、急性発症した脳梗塞が原因でないか確認することである。
- 脳梗塞を起こす人は、心血管疾患の発症リスク(高血圧、糖尿病、喫煙、脂質異常症)が高い人に多い。
  ➡脳梗塞や心房細動の既往がある場合は、まず脳梗塞を疑う。
- ギラン・バレー症候群は、進行すると呼吸筋麻痺を起こして死亡するので、厳重な注意が必要である。
  ➡「下痢後に両下肢の筋力低下が急速に進んだ」という病歴に注意する。

「危険なしびれ」➡「よくあるしびれ」の順に鑑別

- まず「見逃してはならないしびれ」に対し、それらに当てはまる症状がないかを確認する。
  ➡手口感覚症候群、ワレンベルグ症候群(延髄外側症候群)、ギラン・バ

■ワレンベルグ症候群の特徴的な症状

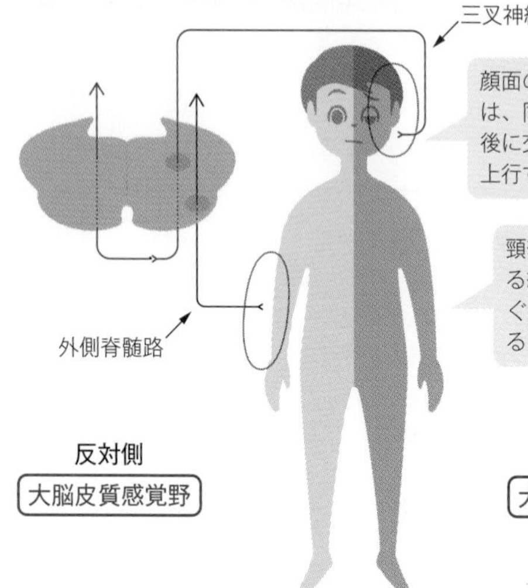

レー症候群、閉鎖孔ヘルニア、馬尾症候群、中心性頸髄損傷

- 次に、しびれの分布を確認し、「よくあるしびれ」に当てはまらないかどうかを確認する。
  - ➡多発神経炎、手根管症候群、肘部管症候群、橈骨神経麻痺、頸椎症、胸郭出口症候群、大腿外側皮神経痛、椎間板ヘルニア、閉塞性動脈硬化症。

頻度と重要度の高い順に解説

「見逃してはならないしびれ」の原因と治療

✓手口感覚症候群

- 視床の梗塞では、指先と口の周囲にしびれが生じる。
- 診断には、脳MRI検査が必要である。
- 治療としては、抗血小板薬（アスピリン）投与が行われる。

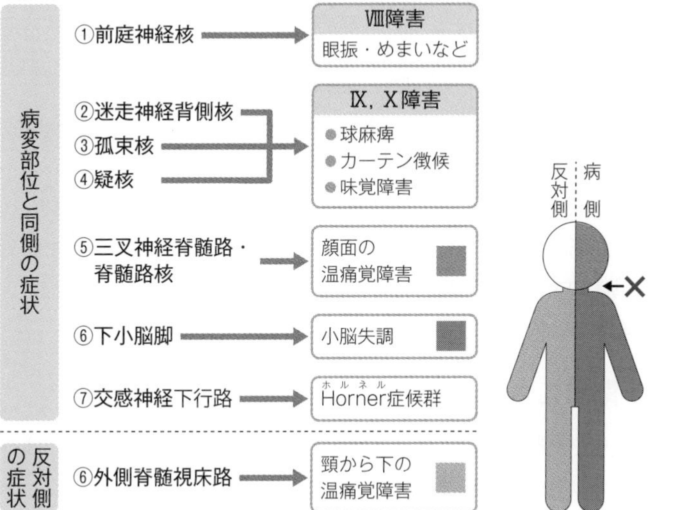

ワレンベルグ症候群（延髄外側症候群）

[ ]は障害を受ける脳神経

- 延髄の外側に梗塞が起きると、特徴的な症状が現れる。
  ①病側の顔面温痛覚低下［Ⅴ］＋構音障害/嚥下障害［Ⅸ, Ⅹ］＋ホルネル症候群（縮瞳、眼裂狭小、病側の発汗低下）＋小脳失調
  ②反対側の体幹/上下肢の温痛覚低下（外側脊髄視床路）
  ➡ただし、最初から全症状がそろわないことがあるので診断が難しい。
- 脳MRI検査で診断する。
- 抗血小板薬と、構音障害や嚥下障害などの症状に応じたケアが必要である。

ギラン・バレー症候群

- 数日〜数週間で急速に進行する、下肢から始まる左右対称性弛緩麻痺が特徴である。
  ➡トイレ歩行が困難になる。しびれはないこともある。腰背部や大腿に痛みを起こすこともある。

➡呼吸筋が麻痺して死亡することがある。

➡自律神経障害のため血圧変動、頻脈、徐脈、膀胱直腸障害、腸閉塞を起こす。

➡脳神経麻痺（顔面神経麻痺、球麻痺）を起こす。

- 発症1～3週間前に、上気道感染や下痢がなかったかを確認する。

➡1/3の患者には、カンピロバクターの先行感染がある。

- 診断は腱反射の消失、髄液検査でタンパク細胞解離（髄液タンパクが増えている割には細胞数の増加がない）、抗ガングリオシド抗体の上昇、末梢神経伝導検査である。
- 治療は、免疫グロブリン静注、血漿交換である。

閉鎖孔ヘルニア

- 痩せた高齢女性が腹痛と嘔吐を起こし、大腿内側から下腿の痛みやしびれを伴う場合に疑われる。
- 診断は骨盤部CT検査で閉鎖孔から脱出した腸管を確認する。
- 治療は緊急手術である。

■閉鎖孔ヘルニア（イメージ）

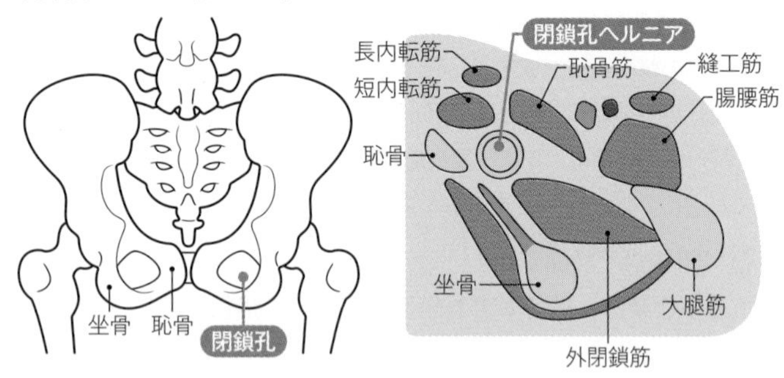

馬尾症候群 ▶p.118

- 脊椎管狭窄症、腫瘍、硬膜外血腫、化膿性椎間板炎により、馬尾が圧迫されることで生じる。

➡L2以下の脊髄神経根の束を馬尾と呼ぶ。

- 会陰部（サドル部）や両下肢のしびれ、下肢筋力低下、膀胱直腸

■しびれの主な原因疾患

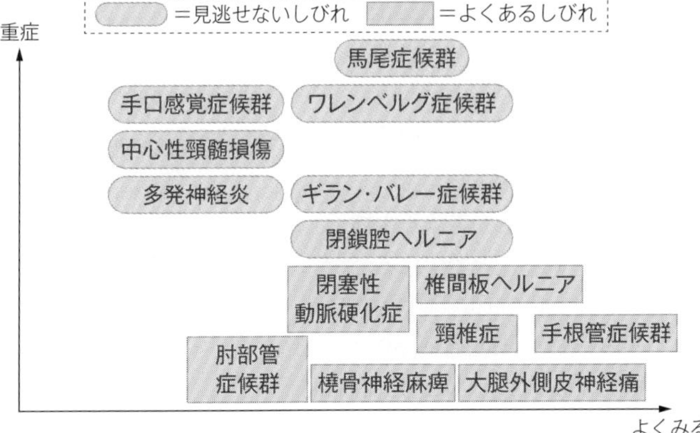

障害が起こる。肛門括約筋が弛緩する。

- 診断は腰椎MRI検査である。
- 緊急手術が必要なことが多い。

中心性頸髄損傷

- 頸椎の過伸展によって起こることが多い。
  ➡外傷や、高齢者が手をつかずに転倒したことが原因となる。
- 両手のビリビリとしたしびれを訴える。
- 頸椎MRI検査で診断する。
- 治療は、安静による経過観察である。

多発神経炎

- 両側手足に起こる末梢優位のしびれが特徴である。
  ➡手袋靴下型の感覚障害と呼ばれる。
- 糖尿病、アルコール、ビタミンB_{12}欠乏、薬剤、尿毒症が多い原因である。
- 症状から診断する。
- 治療は原疾患の治療である。
  ➡神経が長期にわたってダメージを受けていると回復は難しい。

「よくあるしびれ」の原因と治療

手根管症候群

- 最も頻度が高い末梢性絞扼神経障害である。
- 手関節の手根管内を走る正中神経が圧迫されることで生じる。
  ➡正中神経支配の母指～薬指がしびれる。薬指の母指側（橈側）にしびれがあるが、小指側（尺側）にはしびれがないという症状を確認できれば、自信を持って脳梗塞ではなく手根管症候群であると診断できる。

■手根管症候群の症状出現部位

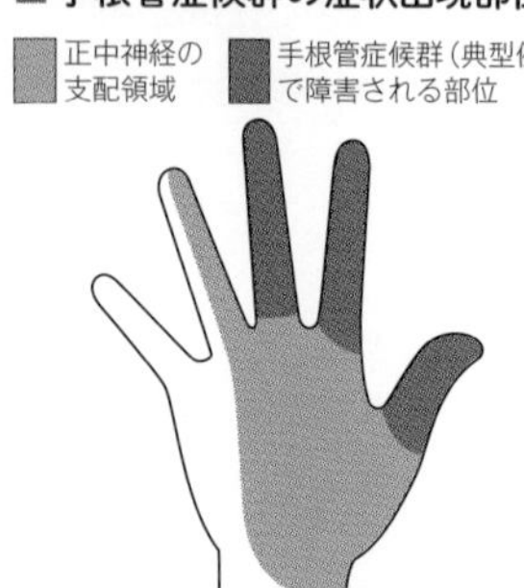

手根管症候群（典型例）では正中神経の手掌枝は障害を免れるので、手掌の感覚は保たれる点に注意

- 夜間に痛みやしびれが増悪し、手を振ると症状が軽くなる。
- リスクは、手を使う職業、甲状腺機能低下症、糖尿病、関節リウマチ、末端肥大症、妊娠である。
- 治療は、装具をつけての経過観察。改善がなければ手術となる。

■上肢の神経支配領域

	上肢		
疾患名	手根管症候群	肘部管症候群	撓骨神経麻痺
障害神経	正中神経	尺骨神経	橈骨神経

障害部位と主な支配筋

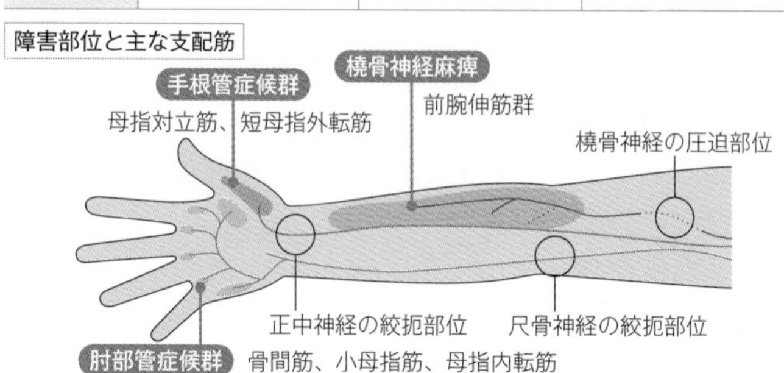

肘部管症候群

- 肘の内側で尺骨神経が圧迫されることで生じる。
  - ➡尺骨神経支配である薬指・小指のしびれが起こる。
- 変形性関節症、ガングリオン、スポーツ、小児期の骨折による外反肘が原因となる。
- 症状から診断する。
  - ➡鷲手変形を起こすこともある。
- 治療は経過観察である。

■肘部管症候群の症状

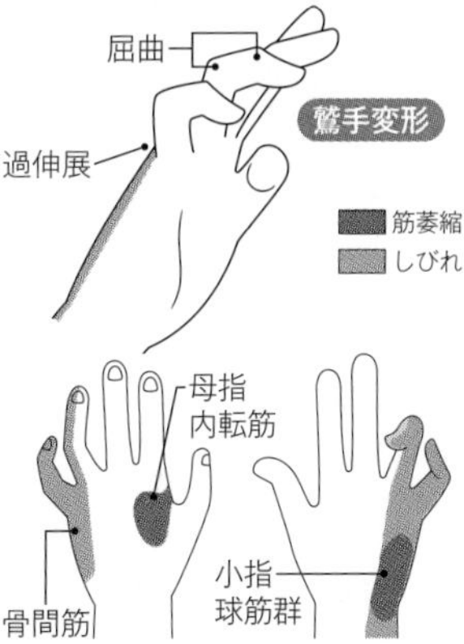

橈骨神経麻痺

- 上腕骨の上を走行する橈骨神経が圧迫されることで生じる。
  - ➡大量飲酒後に肘掛け椅子に座って寝込んでしまうと、上肢の重みにより肘掛で橈骨神経が圧迫され、橈骨神経麻痺が起こる(サタデーナイト症候群)。
  - ➡腕枕して眠っても起きることがある(ハネムーン症候群)。
- 幽霊の手のように手の挙上ができなくなる。手の甲(親指と人差し指の間)にしびれが起こる。
- 治療は、経過観察である。

頸椎症

- 頸椎症による神経障害には、神経根症と脊髄症がある。
- 神経根症では、頸部～肩甲骨部の痛み、デルマトームに沿った根性疼痛(しびれだけなら脊髄症)が起こる。
  - ➡スパーリングテストが陽性となる。
- 脊髄症は、手のしびれで発症し、手指が器用に動かせなくなる。
  - ➡10秒テストを行うと、早く行うことができない。
- 頸椎MRIで診断を行う。
- 治療は、鎮痛薬または手術である。

■スパーリングテスト

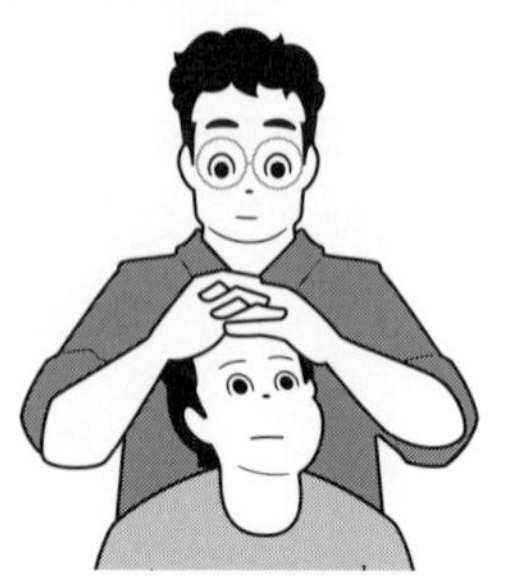

首をやや後方に側屈させて上方から頭頂部を圧迫し、ビリッと上肢にしびれが誘発されるかを観察する

■10秒テスト

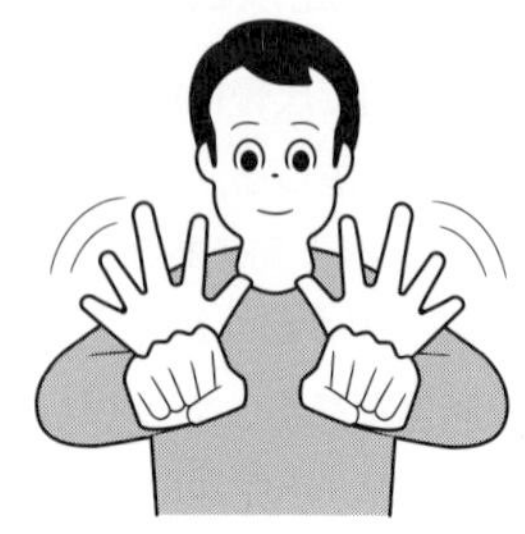

手掌を下にして、できるだけ速くグーパーを繰り返す。10秒間で25～30回できれば正常

胸郭出口症候群

- 鎖骨と第1肋骨の間(またはその周辺)で、腕神経叢や鎖骨下動(静)脈が圧迫され、上肢のしびれ、肩・上肢・肩甲骨周囲の痛み、握力低下を起こす。

  ➡つり革にぶら下がる動作で、上肢のしびれが誘発される。
- 患側鎖骨上窩の圧痛、ルーステストで診断する。
- 治療は経過観察である。

  ➡できるだけ上肢挙上の動作を避ける。

■胸郭出口の構造

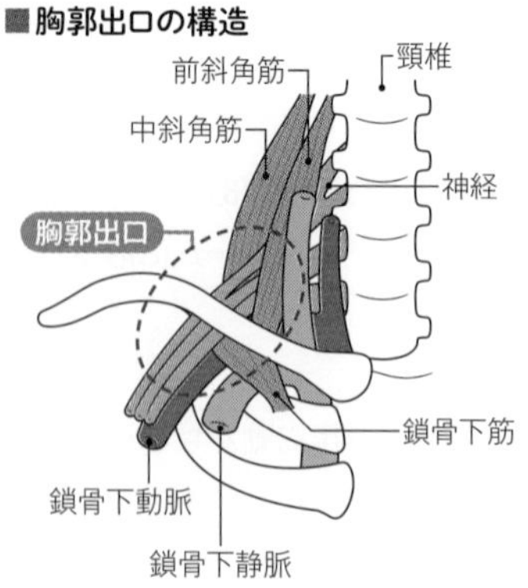

■ルーステスト

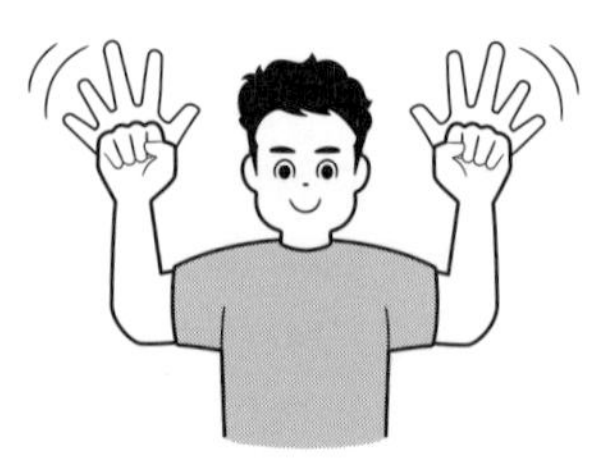

両肩関節を90度外旋＋90度外転、肘を90度屈曲させグーパーを繰り返す。手指のしびれや前腕のだるさのため腕を途中で降ろすと陽性

✓大腿外側皮神経痛

- 大腿外側皮神経が圧迫され、大腿外側にしびれを起こす。
- 体重増加、妊娠、きついベルトが原因となる。
  - ➡股関節の伸展や深い屈曲で症状は増悪する。

■大腿外側皮神経痛の症状出現部位

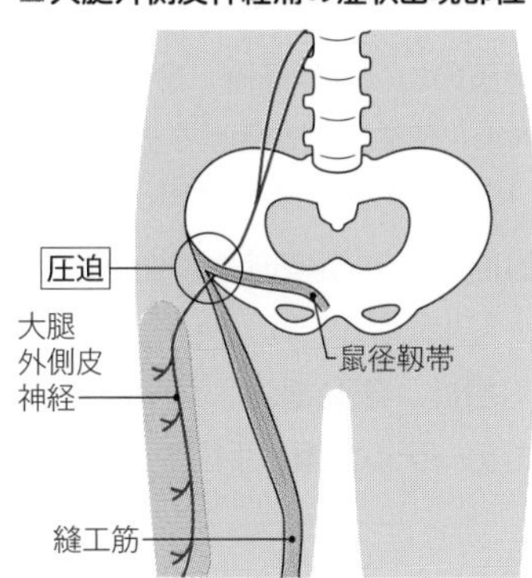

✓椎間板ヘルニア

- 腰痛と、殿部や膝より末梢の下肢に放散痛が起こる。
- SLR（下肢伸展挙上）テストが陽性となる（感度80％、特異度40％）。
- 95％はL5とS1の神経根が関与する。
  - ➡膝蓋腱反射低下（L4）、足関節/母趾背屈力低下（L5）、アキレス腱反射低下/つま先立ちができない（S1）について検査する。
- 確定診断は、脊椎MRI検査で神経が圧迫されている部位を確かめることでなされる。
- 治療としては、炎症を抑える薬の内服または手術となる。

■L5、S1神経根の支配する部位

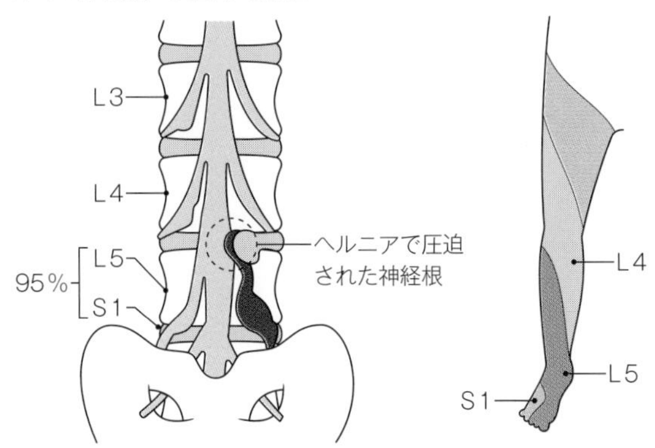

✓閉塞性動脈硬化症

- 下肢のしびれや痛み、冷感、間欠性跛行の症状が出現する。
  ➡間欠性跛行（一定距離を歩くとふくらはぎに痛みを生じるが休息すると改善する）。
- 診断はABI（足関節上腕血圧比）の測定によってなされる。
  ➡ABIが＜0.9または＞1.3となったら陽性と判断される。
- 治療は、運動療法、薬物療法（抗血小板薬、末梢血管拡張薬）、カテーテル治療、手術である。

重要用語の解説

スマートフォンのアプリを入れておくと便利

【デルマトーム】
脊髄の感覚神経によって支配される皮膚領域をさす。

略語

【SLRテスト】
straight leg raising test：下肢伸展挙上テスト
【ABI】
ankle-brachial index：足関節上腕血圧比

（山中克郎）

参考文献
1. 上田剛士編：特集 しびれるんです！ 知っておきたいシビレル疾患．総合診療 2016；26（5）：374-409.
2. 塩尻俊明：非専門医が診るしびれ．羊土社，東京，2018.

筋力低下

主治医にすぐ伝えるべき重要な症状と所見

- 呼吸困難
- 意識障害
- 筋力低下にひどい疼痛を伴うとき
- 膀胱直腸障害

ナースがアセスメントすべきこと

- 筋力低下の部位と程度
- 症状進行のスピード

筋力低下の問診

- 筋力低下は、上位運動ニューロン、下位運動ニューロン、神経筋接合部、筋のいずれかが障害を受けると起こる。
  - ➡ALS（筋萎縮性側索硬化症）では、上位運動ニューロンと下位運動ニューロンがともにやられる。
- 筋萎縮、繊維束性収縮、筋トーヌス、筋力低下部位、腱反射、Babinski（バビンスキー）反射を調べることで障害部位を推定することができる。

症状から「障害された神経の部位」を見抜く

- 上位運動ニューロンが障害される代表的な疾患は、脳梗塞や脳出血である ▶p.174。
  - ➡上位運動ニューロン（錐体路）は、大脳皮質から脊髄前核までである。
  - ➡遠位筋が近位筋より影響を受けやすい。指タップはゆっくりしかできない。次第に痙性麻痺となり、顔面下部と舌の運動が低下する。
  - ➡両側の錐体路が障害を受けると仮性球麻痺となり、構音障害、嚥下障害、発声困難、感情失禁、下顎反射の亢進が起こる。

●下位運動ニューロンが障害される代表的な疾患は、脊髄性筋萎縮症である。

➡下位運動ニューロンは脊髄前核から神経筋接合部までである。

➡前核細胞が障害されると、線維束性攣縮が起こる。

●神経筋接合部の障害を起こす疾患では、いろいろな筋肉に、さまざまな程度の筋力低下が起こる。

➡代表疾患の1つである**重症筋無力症**では、筋力低下に日内変動があり、筋収縮を繰り返すと筋力低下がひどくなる。

●筋の障害を起こす疾患には、進行性筋ジストロフィー、筋強直性ジストロフィー、炎症性筋疾患（多発性筋炎/皮膚筋炎）、壊死性筋炎（スタチンによる）がある。

■ **障害部位と出現する症状**

	上位運動ニューロン	下位運動ニューロン	筋	精神症状
筋萎縮	(－)	(＋＋)	(＋)	(－)
線維束性収縮	(－)	(＋)	(－)	(－)
筋トーヌス	亢進	低下	正常/低下	さまざま
筋力低下部位	局所的	神経分布に一致	近位	さまざま
腱反射	亢進	低下	正常/低下	正常
Babinski反射	(＋)	(－)	(－)	(－)

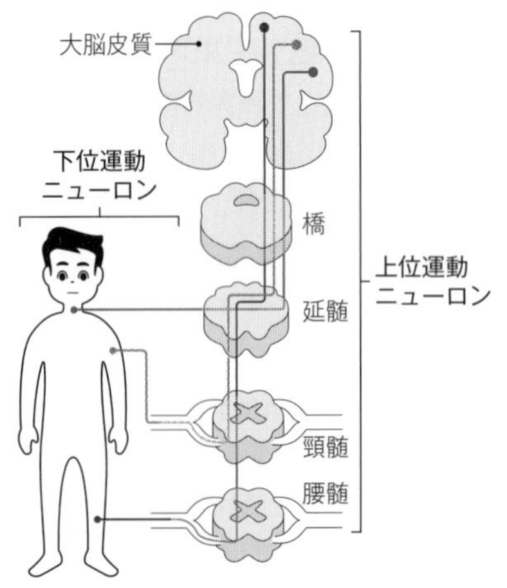

筋力低下の分布から「病変の部位」を見抜く

- 片麻痺（右または左の上下肢の麻痺）は、大脳皮質運動野または内包の障害が多い。
  - ➡失語があれば大脳皮質に病変がある。
  - ➡上肢の強い麻痺と感覚障害は、内包の病変を示唆する。
- 対麻痺（両側下肢の麻痺）は、胸髄以下の脊髄病変（外傷、椎間板ヘルニア、馬尾症候群、前脊髄動脈症候群、脊髄腫瘍）、末梢神経障害（ギラン・バレー症候群）で起こる。
  - ➡脊髄障害レベルを伴う温痛覚障害がある。
  - ➡爪楊枝とアイスキューブを用いて脊髄障害レベルをチェックする。障害レベルより上位の脊髄に障害がある。
- 四肢麻痺（すべての四肢に起こる麻痺）は、橋や上位頸髄の障害によって起こる。
  - ➡急性発症（数分）では、低酸素、低血圧、脳幹または脊髄梗塞、電解質異常を考える。
  - ➡亜急性または慢性発症（数週～数年）では、慢性ミエロパシー、多発性硬化症、脳腫瘍、脊髄腫瘍、慢性硬膜下血腫、感染症を考える。
- 単麻痺（四肢の一肢だけの麻痺）は、下位運動ニューロンである末梢神経の圧迫による絞扼性神経障害（橈骨神経麻痺、総腓骨神経麻痺）が代表的な疾患である。
  - ➡橈骨神経麻痺により下垂手が、総腓骨神経麻痺により下垂足が起こる。
  - ➡下位運動ニューロン障害は、知覚障害と痛みを伴うことが多い。
  - ➡末梢優位の筋力低下で知覚障害と痛みを伴わないときは、大脳皮質運動野の限局性病変を考える。
- 椅子からの立ち上がり（階段昇降）が困難という症状は近位筋の筋力低下を、ペットボトルの蓋が開けにくい（服のボタンがかけにくい）という訴えは遠位筋の筋力低下を示唆する。

一時的な全身性脱力は「脳神経以外の原因」を疑う

- 電解質異常：低K、低Na、低リン、高Ca、高Mg ▶p.226

- 周期性四肢麻痺
- 神経筋接合部異常：重症筋無力症、ランバート・イートン症候群
- 中枢神経疾患：脳幹のTIA、多発性硬化症
- 精神疾患：不安、疼痛、身体表現性障害
  - ➡精神疾患では、筋力低下の症状に変動があり一貫性がない。神経解剖学的に説明ができない症状の分布がある。

筋力低下を起こす代表的な疾患とその治療

ALS（筋萎縮性側索硬化症）

- 上位と下位の運動ニューロンが徐々に変性を起こし、全身の筋萎縮が進行して3～5年で死亡する原因不明の難病である。
- 指先の細かい作業がしにくい、つまずく、予期せぬ体重減少、体がピクピクする（線維束性収縮）という症状で始まる。
  - ➡進行すると脳神経（Ⅸ、Ⅹ、Ⅻ）の障害により構音障害や嚥下障害を起こす。やがて四肢はほとんど動かなくなり、生存には人工呼吸が必要となる。
  - ➡眼球運動障害、感覚障害、膀胱直腸障害、褥瘡は起こらないことが特徴である。
- 大きな効果を示す治療はない。

重症筋無力症

- アセチルコリン受容体に対する自己抗体により、神経筋接合部での神経筋伝達障害が起こる疾患である。
- 眼瞼下垂（片側でもよい）、複視、四肢近位筋の筋力低下、疲労感に日内変動がある。
  - ➡朝よりも夕方の症状がひどい。
- 構音障害や嚥下障害、呼吸筋麻痺が起こることもある。
- 診断は、抗AChR（アセチルコリン受容体）抗体またはMuSK（筋特異的チロシンキナーゼ）抗体、誘発筋電図（ウェイニング現象）

■原因別：筋力低下の頻度と重症度

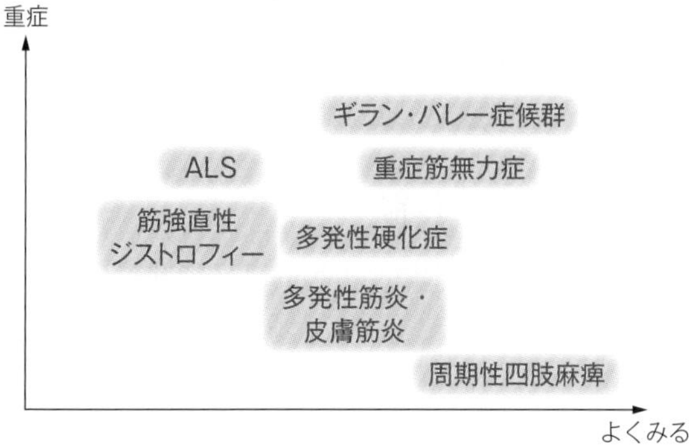

重症

ギラン・バレー症候群

ALS

重症筋無力症

筋強直性ジストロフィー

多発性硬化症

多発性筋炎・皮膚筋炎

周期性四肢麻痺

よくみる

による。

- 治療は、胸腺摘出、ステロイド投与である。

筋強直性ジストロフィー

- 20～30歳代に好発する常染色体優性の遺伝疾患である。
- 遠位筋優位の筋萎縮、前頭部脱毛、オノ様顔貌（斧のように顔幅が狭まる）、白内障、糖尿病、性機能不全、嚥下障害、構音障害、知能低下、心伝導障害が特徴である。
- 把握ミオトニア（手を強く握った後、すぐに手を開くことができない）や叩打ミオトニア（母指球筋をハンマーで叩打すると筋強直と母指内転が起こる）を認める。
- 診断は、針筋電図によるミオトニア放電（急降下爆撃音）、遺伝子検査（CTG配列異常反復延長）からなされる。
- 根治的な治療はない。

多発性筋炎・皮膚筋炎

- 自己免疫性の炎症性筋疾患である。
- 四肢近位筋に左右対称的に筋力低下を起こす。
  ➡特徴的な皮膚症状（ヘリオトロープ疹、V徴候、ゴットロン丘疹）を伴う場合は皮膚筋炎と呼ばれる。

➡急速に進行する間質性肺炎や悪性腫瘍を伴うことがある。

- 診断は症状、CK（クレアチンキナーゼ）上昇、特異的抗体の検出による。
- 治療はステロイドの投与である。

ギラン・バレー症候群 ▶p.137

- 数日～数週間で急速に末梢神経障害を起こす疾患である。

➡上気道感染や下痢（カンピロバクターが多い）の先行感染があることが多い。

- 下肢から始まる左右対称性の弛緩麻痺が特徴で、感覚障害はないこともある。

➡呼吸筋麻痺や自律神経障害（血圧変動、頻脈、徐脈）を伴うことがある。

- 診断は、腱反射の消失、髄液検査でタンパク細胞解離（細胞数は増えずタンパクが上昇する）、抗GM1（ガングリオシド）抗体陽性。
- 治療は、免疫グロブリン静注、血漿交換である。

周期性四肢麻痺

- 激しい運動や暴飲暴食の翌朝、両下肢から上行する四肢の脱力が起こる。

➡数時間～数日で症状は改善する。

- 血清カリウムは低値のことが多い（高値・正常もありうる）。
- 遺伝性と二次性（東洋人男性では甲状腺機能亢進症が多い）に分類される。
- 特徴的な症状から診断する。
- 治療は、血清カリウムの補正と原疾患の治療、安静である。

多発性硬化症

- 中枢神経のいろいろな部位（空間的多発）に、再発や寛解を繰り返しながら（時間的多発）進行する慢性炎症性脱髄疾患である。
- 症状は、視力低下、複視（MLF症候群）、小脳失調、四肢の筋力

低下、筋肉の有痛性強直性けいれん、レルミット徴候（頸部の前屈で背中に電撃痛）、排尿直腸障害である。

➡体温上昇により症状が悪化する（ウートフ徴候）。

- 診断は、頭部・脊髄MRI（多数の斑状病変）、髄液検査（IgG上昇、オリゴクローナルバンド）からなされる。
- 治療は、ステロイドパルス療法、血液浄化療法、インターフェロンβ投与である。

重要用語の解説

【ランバート・イートン症候群】
腫瘍随伴症候群（がんの患者に起こる神経や筋肉の障害）の1つ。肺小細胞がんの中年男性に発症しやすい。筋力低下は日内変動がある。重症筋無力症と異なり反復運動を行うと筋力が一時的に回復する。

【馬尾症候群】
外傷、椎間板ヘルニア、脊髄腫瘍によって脊髄下方にある馬尾が圧迫され発症する。下肢の筋力低下、殿部の知覚障害、膀胱直腸障害が起こる。直腸括約筋の弛緩がある。緊急手術の適応あり。

略語

【ALS】
amyotrophic lateral sclerosis：筋萎縮性側索硬化症

【TIA】
transient ischemic attack：一過性脳虚血性発作

【AChR】
acetylcholine receptor：アセチルコリン受容体

【MuSK】
muscle-specific tyrosine kinase：筋特異的チロシンキナーゼ

【MLF症候群】
syndrome of the median longitudinal fasciculus：内側縦束症候群

（山中克郎）

参考文献

1. Jameson JL, Fauci AS, Kasper DL, et al ed. Harrison's Principles of Internal Medicine 20th ed. McGraw-Hill, New York, 2018：135-138.

関節痛

主治医にすぐ伝えるべき重要な症状と所見

- バイタルサイン異常（血圧低下、頻脈、頻呼吸、発熱など）
- ショックの5P（蒼白、虚脱、冷汗、呼吸困難、脈拍触れない）
- 悪寒戦慄

ナースがアセスメントすべきこと

- 化膿性関節炎の可能性
- 感染による多関節炎の可能性

関節痛の問診と診察

痛い関節の数・分布を確認する

- 単関節痛（痛い関節は１つだけ）なら、何はともあれ化膿性関節炎の除外が必要である。疑わしければ、すぐに主治医に報告する。
  - ➡外傷歴があり、骨折や脱臼を疑う場合は報告が必要。それ以外は結晶誘発性関節炎、機能性関節痛なので、ほとんどの場合、疼痛時指示と経過観察でよい。
- 多関節痛（複数の関節が痛む）なら、多くは、慢性疾患（膠原病、結晶性関節炎、薬剤性、血液がんなど）の初期症状なので、待てることが多い。
  - ➡ただし、淋菌・結核・ウイルス感染などによる多関節炎を疑ったら、急いで主治医に報告する。それ以外は、疼痛時指示でしのぎながら、問診、フィジカルアセスメントを行って、主治医の時間があるときに報告する。

そもそも「本当に関節が痛いのか」を把握する

- 関節痛の訴えがあったら、痛みが関節外なのか、関節内なのか判断する必要がある。

■単関節痛の問診のヒント

炎症所見あり	●発赤、腫脹、熱感、圧痛、機能障害 ➡化膿性、結晶誘発性、外傷性を考える	
発症のタイミング	化膿性	●入院前～入院後数日以内に発症
	結晶誘発性	●感染症・心不全など急性疾患で入院後、退院間近に発症 ●同じ関節に何度も繰り返している
	外傷性	●転倒・外傷・移乗時に強く力がかかった後の発症 ➡股関節の拘縮の強い高齢者の場合、オムツ交換時に股関節を外転させた際に、大腿骨頸部骨折が起こりうる
入院病名、既往、処置後など	化膿性	●敗血症で入院、関節の開放性の外傷で入院 ●関節穿刺後（1000人に1人発症するといわれる） ●糖尿病、悪性腫瘍、免疫不全の既往、ステロイド使用中 ●痛い関節に元々問題がある（関節リウマチ、人工関節など）

■多関節痛の問診のヒント

淋菌性	●性的活動性が高い　●不特定多数の性交渉歴あり
結核性	●結核の既往、結核の家族歴あり ➡結核は、昭和初期には肋膜、労咳（ろうがい）などと呼ばれていた。高齢患者がこれらにかかっていたと言ったら要注意
パルボウイルス感染	●幼児との接触歴、幼児とかかわる職業　ウイルス性関節炎の原因となる可能性が最も高い ●リンゴ病の幼児と接触した ➡妊婦が感染すると胎児水腫が起こりうる。ウイルス感染のなかでも特に注意が必要 ➡基本的に入院後に感染はしないが、潜伏期は1～2週間程度といわれる。入院後2週間までの多関節炎には要注意

■関節の構造

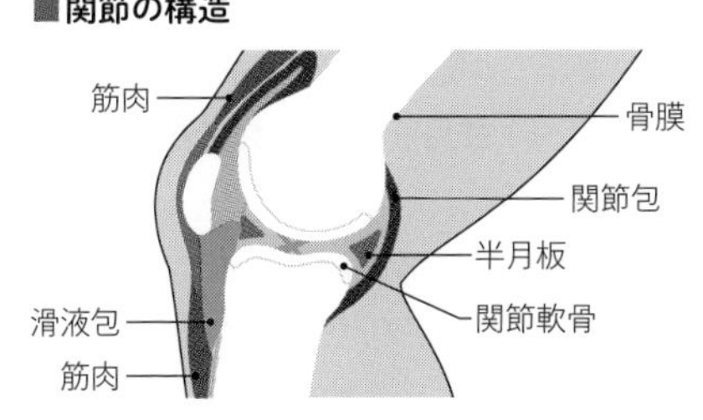

関節内：関節包、滑膜、滑液、軟骨、骨
関節外：滑液包、腱、靭帯、筋肉

●診察では、自動痛（痛い関節を自分で動かしたときに痛みが増悪するか）、他動痛（力を抜いてもらい、医療者が動かしたときに痛みが増悪するか）をみるとよい。

➡自動痛あり、他動痛ありなら「関節内」の痛み。本項に沿って対応する。

➡自動痛あり、他動痛なしなら「関節外」の痛み。蜂窩織炎を除き、様子をみてよい整形外科的な痛みと考えられる。

関節痛を起こす代表的な疾患とその治療

化膿性関節炎

- 多くは、血行性に細菌が侵入して関節に感染を起こし、発症する。
- 治療が遅れると関節破壊が進み、機能予後を悪くするため、単関節痛をみたら、まず除外が必要となる。
- 疑ったらすみやかに関節液・血液を採取し、塗抹標本のグラム染色・培養検査を行い、可能な限り早く抗菌薬投与をする。
  ➡起因菌として多いのは黄色ブドウ球菌、連鎖球菌、淋菌であるため、まずはそれらをカバーする抗菌薬を開始し、培養結果をふまえて抗菌薬を選択していくとよい。

偽痛風（結晶誘発性関節炎）

- 高齢、女性に多い単関節性の急性関節炎を起こす疾患。
  ➡好発部位は膝関節。その他、肩、足関節、手関節、股関節に起こる。まれに頸椎の歯突起にもできる（crownd-dens（クラウンド デンス）症候群）。
- X線写真上、軟骨の石灰化として確認することができる。
  ➡ピロリン酸カルシウムが軟骨に沈着し、滑膜を刺激して症状が起こる。
- 1～2日の経過で出現し、10日～1か月前後で消退する。
  ➡入院中の発熱で考えるべき疾患である。
- 確定診断は、関節液の検鏡（短冊状の結晶の確認）による。
- 治療は、NSAIDs（非ステロイド性抗炎症薬）投与となる。

痛風（結晶誘発性関節炎）

- 中年以降の男性に多い急性単関節炎で、下肢関節に起こりやすい。
  ➡最も好発する部位は、母趾のMTP関節（中足指関節）部である。
  ➡女性は、閉経後に尿酸値が上がるため、高齢に多い。

■関節痛の主な原因疾患

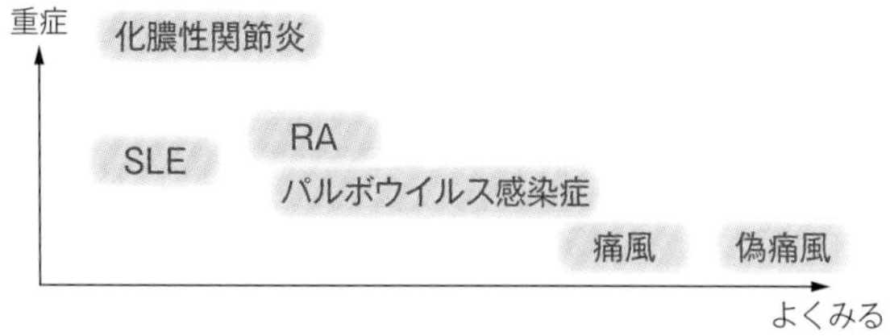

重症
化膿性関節炎
SLE
RA
パルボウイルス感染症
痛風
偽痛風
よくみる

- 尿酸結晶が関節内に沈着することで発症し、通常2週間以内に自然消退する。
  - ➡尿酸値7mg/dL以上で結晶ができやすくなるが、無症候性の高尿酸血症は治療の必要がないといわれている。
- 多くは臨床診断となるが、確定診断は検鏡による関節液内の針状結晶の証明である。
- 治療はNSAIDsが中心となる。

✓関節リウマチ（RA）

- 慢性の対称性の多関節炎を起こす自己免疫疾患。
  - ➡中年の女性に多いが、近年高齢発症の関節リウマチも知られている。
- 早期治療介入により、関節破壊を抑えることができ、機能予後を保てることから、発症早期に診断する必要がある。
- 分類基準では、関節炎のある関節の数と分布、症状の期間、採血でのリウマトイド因子、抗CCP（シトルリン化ペプチド）抗体、CRP（C反応性タンパク）、ESR（赤血球沈降速度）が必要。
- 禁忌がなければ、第一選択としてメトトレキサートを使用する。
  - ➡使えない場合や効果不十分な場合は、抗リウマチ薬や生物学的製剤を選択する。その他の治療として、ステロイドやNSAIDsも使われる。

✓SLE（全身性エリテマトーデス）

- 多関節炎を起こす疾患。男女比1：10と女性に多く、20～40歳代に好発する。
- 症状が多彩であり、分類基準が何度も見直されている。

➡蝶形紅斑、円板状紅斑、光線過敏症、痛みのない口内炎、漿膜炎、腎傷害、神経症状（けいれんや片麻痺、自律神経障害など）が挙げられる。

➡神経症状として、頭痛のみの発症の報告もある。

- 血液検査で血球減少や抗核抗体陽性、低補体血症などがみられる。
- 治療は、ステロイドや生物学的製剤内服など。

➡重症度や症状に合わせて選択していく。

✓パルボウイルス感染症

- 伝染性紅斑（リンゴ病）が成人に発症すると多関節炎を起こす。

➡四肢にレース状の紅斑がみられることがある。

- SLEを疑った際に除外しなければいけない疾患である。

➡SLEと同様に多彩な症状を起こすこともある。

- 小児と接する仕事の人に多い。疑ったら職歴や接触歴を聞く。
- 妊婦に感染すると胎児水腫を起こすため、早期発見が必要となる。
- 治療は対症療法。

略語

【NSAIDs】
non-steroidal anti-inflammatory drugs：非ステロイド性抗炎症薬
【MTP】
metatarsophalangeal joint：中足趾節関節
【抗CCP抗体】
anti-cyclic citrullinated peptid antibody：抗シトルリン化ペプチド抗体
【CRP】
C-reactive protein：C反応性タンパク
【ESR】
erythrocyte sedimentation rate：赤血球沈降速度
【SLE】
systemic lupus erythematosus：全身性エリテマトーデス

（鵜山保典）

参考文献

1. 仲田和正：手・足・腰診療スキルアップ．シービーアール，東京，2015.
2. 上田剛士：ジェネラリストのための内科診断リファレンス．医学書院，東京，2014.
3. 上野征夫：リウマチ病診療ビジュアルテキスト第2版．医学書院，東京，2008.

歩行障害

主治医にすぐ伝えるべき重要な症状と所見

- 意識レベルの低下
- まったく歩くことができない
- 急性発症の歩行障害
- 何度も繰り返す転倒

ナースがアセスメントすべきこと

- 意識レベルの低下や急速な歩行障害の出現では、脳血管障害を疑う
- まったく歩けないめまい患者では、小脳梗塞や脳幹梗塞を疑う

症候に応じた問診から、おおよその診断を推定する

歩行障害の問診

- 転倒を起こしやすい要素は３つある。この３つのすべてがそろえば、１年間における転倒の可能性は100％といわれる。
  - ➡①下肢の筋力低下、②バランスが悪い、③４種類以上の内服薬。
- 大腿骨頸部骨折を起こすと、その20%は歩けなくなるといわれる。
  - ➡大腿骨頸部骨折の１年後の死亡率は 15～30％といわれる。急性心筋梗塞の死亡率は1.5～3％なので、高齢者の転倒がいかに危険かがよくわかる。

転倒のリスクは「椅子からの立ち上がり方」から見抜く

- 転倒リスクが高いのは、以下の３つである。
  - ①前の椅子の背に手をかけ、手の力を借りて起き上がる。
  - ②立ち上がった瞬間にバランスを崩し、よろめく。
  - ③足を開いて歩く（歩隔の広い歩行＝開脚歩行）場合。

■ 歩隔の見かた

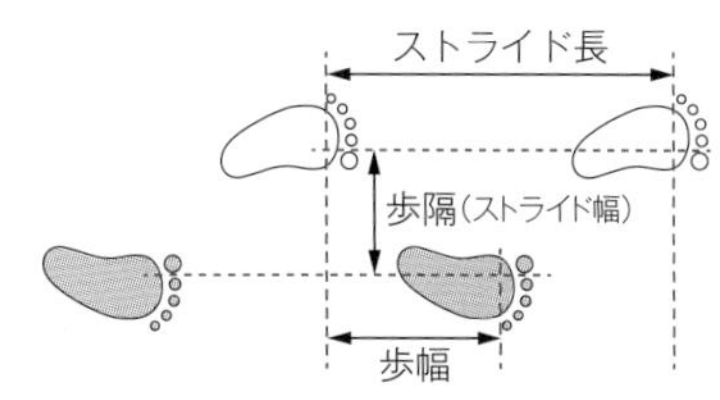

歩隔は通常5～10cm

✓開脚歩行は「小脳失調」「後索障害」「内耳障害」を疑う

● 内耳障害は、めまいや吐き気を伴うので、症状からすぐに鑑別が可能である。

● 小脳梗塞による小脳失調は、見逃してはならない。

➡小脳機能は、ただ「歩かせる」だけでなく、少し負荷をかけた「継足歩行」で調べることが重要である。小脳失調があると歩くことができない。

➡「指タップ試験」も有効である。小脳失調があると、人差し指が着地する場所がバラバラになる。

■継足歩行

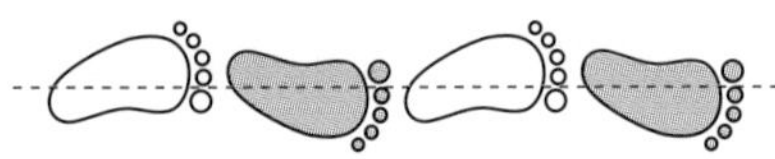

つま先と踵をつけた状態でロープの綱渡りのように一直線上を歩かせてみる。
酔っ払うと一直線上をつま先とかかとを揃えて歩くことができないのは、アルコールによって、可逆性の小脳失調症状が生じるためである

■指タップ試験

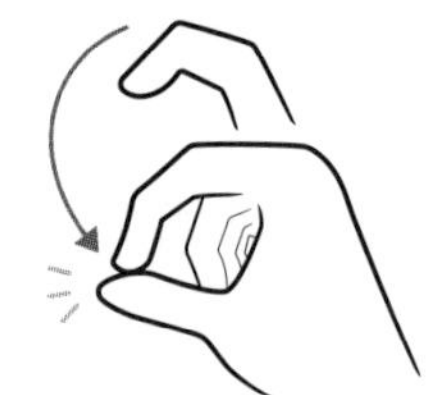

第２指を第１指の関節に向かって、できるだけ上方から早くタップさせる

● 後索障害では、視覚からの情報がなくなる（暗い部屋、洗面時に目をつむるなど）と、ひどくふらつくようになる。

➡脊髄の背側は後索と呼ばれ、意識できる深部感覚（振動覚、位置覚）を脳に伝達する。この働きにより、自分の体がどの位置にあるかを知覚することができる。

■歩行障害の主な原因疾患

重症

パーキンソン病

後索障害　小脳梗塞　脳梗塞後遺症

腓骨神経麻痺

ポリファーマシー

よくみる

歩行障害を起こす代表的な疾患とその治療

脳梗塞による片麻痺

- 病院で最もよく見る歩行異常は、脳梗塞の後遺症による痙性片麻痺歩行（ぶん回し歩行）であろう。
  - ➡大脳皮質や内包が障害を受けると、膝の屈曲ができず、下肢は伸展位のまま固定するため、ぶん回し歩行となる。
- 治療はリハビリテーションである。

■ぶん回し歩行

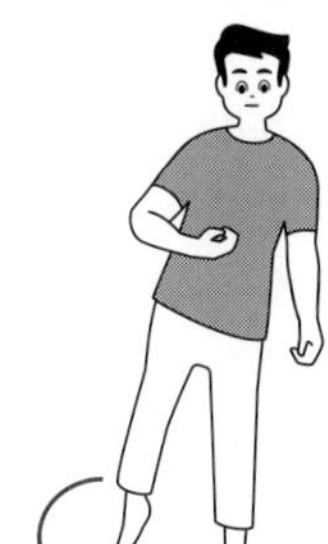

地面との接触を避けるように下肢を外側に大きく回して前方に送り出す。同側の上肢は肘で内転屈曲し、手関節や指関節も屈曲位で固まる

小脳梗塞

- 小脳虫部が障害を受けると、体幹運動失調が起こる。
  - ➡座位を保つことさえ難しくなる。
- 小脳半球の障害では、測定障害が起こる。
  - ➡指鼻試験を行うと、指は目標に近づくにつれて振幅が激しくなり目標を通り過ぎ、その後に引き返して目標を捉えるようになる。
  - ➡開脚歩行となり、歩行時の動揺が激しい。
- 治療は、リハビリテーションである。

■小脳虫部と小脳半球

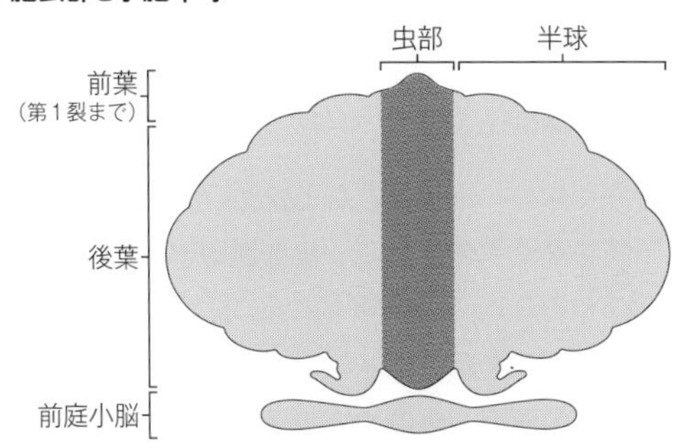

後索障害

- 後索障害がある場合、下肢を勢いよく高く上げ、スタンプを押すように足を地面に叩きつけながら歩く。
  - ➡両足をそろえて立たせ、閉眼を命じる。ふらつきがひどくなって転倒すればロンベルグ試験陽性である。
- さらに、音叉を用いて、下肢内果の振動覚を調べる。後索障害があると著しく振動覚が低下する。
  - ➡振動覚は、正常では8～10秒だが、後索障害があると5秒以下となる。
- ビタミンB_{12}欠乏、葉酸欠乏、銅欠乏、神経梅毒、糖尿病、脊椎管狭窄で起こる。
- 原疾患の治療を行う。

パーキンソン病

- 顔は無表情で、やや前傾姿勢をとり、独特な歩行障害が現れる。
  - ➡なかなか最初の1歩が出ない（すくみ足）。歩き出すと、小刻みにかなり速く歩くことができる（小刻み歩行）が、前のめりになり止まれない（突進現象）。歩隔は狭く、開脚歩行ではない。床から足を上げずにチョコチョコ歩く（すり足歩行）。歩行中は腕をほとんど振らない。
- 回転が難しくなるため、日常生活ではトイレが非常に困難となる。
  - ➡通常約3歩で180度の方向転換が可能だが、パーキンソン病患者はまるで銅像が回転するように小刻みに何歩もかかって回転する。
- 姿勢保持障害があるために転びやすい。
- パーキンソン病治療薬を用いて治療する。

腓骨神経麻痺 ▶p.137

- 足の背屈ができなくなり、下垂足となるため、足が床にひっかからないように下肢を高く引き上げて一歩を踏み出す。
  - ➡鶏が歩く姿に似ているので、鶏歩と呼ばれる。
- 下腿外側～足背のしびれを起こす。
- 右下肢外側腓骨頭での圧迫、外傷やギプス固定が原因である。

■ 鶏歩

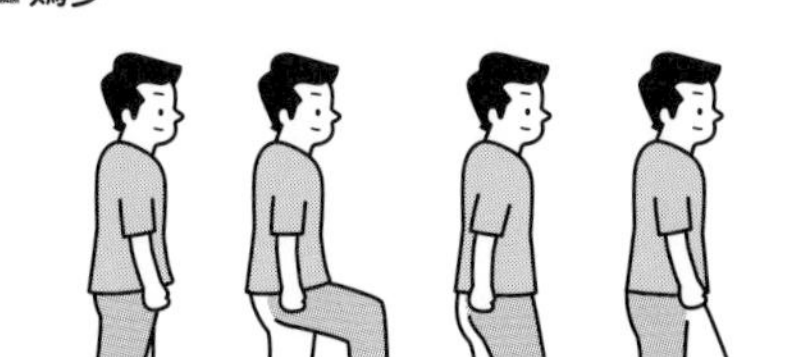

下垂足になるため下肢を高く引き上げて歩く

■ 腓骨神経

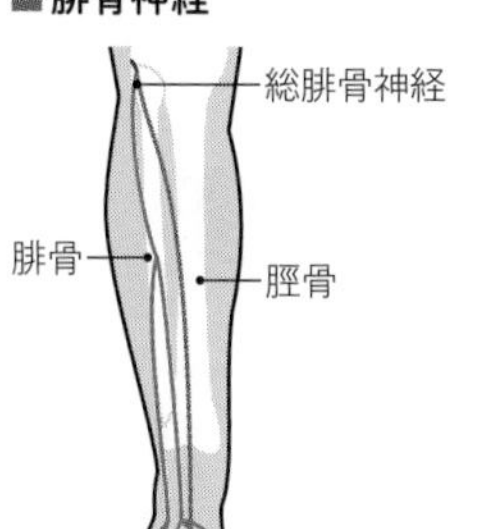

Part 2 歩行障害

● 治療は、原因を取り除き、経過観察する。

ポリファーマシー（内服薬5〜6種類以上の多剤併用）

● 精神安定剤や抗うつ薬は、めまいやふらつきの原因となる。

● 何種類か降圧薬を飲んでいると、起立性低血圧を起こしやすい。

➡立ち上がった後に失神し転倒することがある。

● プレガバリン（リリカ®）やミノサイクリン（ミノマイシン®）は、副作用として、よくめまいを起こす。

重要用語の解説

【起立性低血圧】

安静臥位で血圧と脈拍を測定する。次に立位にして1分後、3分後、5分後に血圧と脈拍を調べる。起立後の収縮期血圧が20mmHg以上、または拡張期血圧が10mmHg以上下がれば起立性低血圧と診断できる。3〜5分後に血圧が低下することが多いが、高齢者では5分後に下がることもある。心拍出量を維持するために血圧が下がると脈拍は増えて代償するが、脈拍の上昇がないときには自律神経障害も合併していることが推察される。糖尿病やパーキンソン病では自律神経障害が起きやすい。

（山中克郎）

参考文献

1. Gawande A著，原井宏明訳：死すべき定め．みすず書房，東京，2016.
2. 山中克郎：医学生からの診断推論．羊土社，東京，2016.
3. 鈴木則宏：神経診察クローズアップ 改訂第2版．メジカルビュー社，東京，2015.

皮疹

主治医にすぐ伝えるべき重要な症状と所見

- バイタルの逆転（収縮期血圧＜心拍数）
- 意識レベルの低下
- qSOFAから敗血症を疑うとき
- 見かけの皮疹に合わない、ひどい疼痛を訴えるとき
- 数時間の経過で急速に皮疹の範囲が拡大している場合

ナースがアセスメントすべきこと

- 「急性発症」「随伴症状あり」の場合は、緊急性が高いことが多い

皮疹の問診

まずは視診で「皮疹の種類」を見きわめる

- 視診によって皮疹を区別することは、カルテ記載や医療従事者への情報伝達において重要である。
  ➡皮疹を見分けるために、皮膚の解剖をおさえておくとよい。

■皮膚の解剖

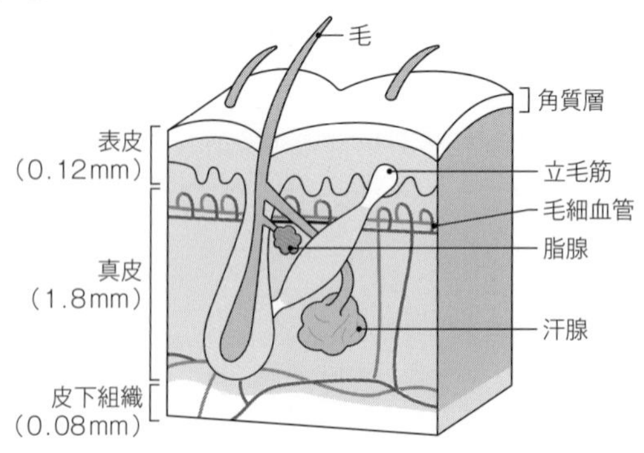

■皮疹の種類

隆起のないもの	紅斑	●真皮の血管が拡張することによって生じる紅色の斑 ➡血管拡張が原因なので、圧迫すると色が消退する
	紫斑	●皮下出血により紫色を呈する斑 ➡血液が血管外に漏出しているため、圧迫で色は消退しない ●直径2mm以下のものを点状出血、直径10～30mmのものを斑状出血と呼ぶ
	色素斑	●物質の沈着により、さまざまな色がついた斑
	白斑	●メラニン色素の消失によって生じた白色の斑 ➡甲状腺機能亢進症や甲状腺機能低下症などの自己免疫疾患と関連があることがある
隆起のあるもの	丘疹	●直径10mm以下の限局した隆起
	結節	●直径10～20mmの限局した隆起
	水疱	●水様性の内容物を持つ隆起 ➡血液を含んだものは血疱と呼ぶ
	膿疱	●膿性の内容物を持つ隆起
	膨疹	●皮膚の限局性浮腫。数時間で消失する。かゆみを伴う ➡膨疹を生じる代表疾患が蕁麻疹である
その他	痂皮（かさぶた）	●角質と滲出液が皮膚表面に固着したもの
	胼胝（たこ）	●物理的刺激による角質層の肥厚
	鶏眼（うおのめ）	●長期間の物理的刺激（例：靴による足の圧迫）により角質層が皮内に入り込むもの

✓問診で鑑別するのは「緊急性の高い全身疾患」

●問診で確認すべきことは、以下の8点である。

①いつから皮疹が始まったか。

②体のどの部位から皮疹が出現し、どのように広がったか。

③どのくらい早く皮疹が広がっていったか。

④痛みやかゆみはあるか。

⑤他の症状（発熱、息苦しさ、出血など）はあるか。

⑥皮疹が出現する少し前に開始した薬物はないか。

⑦食物アレルギー、薬品アレルギー、花粉症の有無。

⑧最近の海外渡航歴、ダニに刺されたか、ペット。

- 数時間で急速に広がる皮疹、水疱や血疱の出現、激しい疼痛を伴うときは、壊死性筋膜炎のことがある。
- 発熱と皮疹が同時にあるときは、重大な疾患の可能性がある。
  ➡アジア帰りの人の発熱では、Asian Big 5（マラリア、デング熱、レプトスピラ、腸チフス、リケッチア感染症）を考える。
- 元気だった人が急にショック状態となった場合、皮疹が認められれば重大な疾患を疑う ▶p.182 ▶p.186。
  ➡バイタルの逆転（収縮期血圧<心拍数）があれば、ショックの鑑別診断を行う。手足が暖かければ、敗血症かアナフィラキシーである。
- 紅皮症（全身皮膚の90％以上が紅潮し、落屑を伴う病態）では、重症薬疹の鑑別を行う。
- かゆみを伴う皮疹は、アトピー性皮膚炎、接触性皮膚炎、蕁麻疹、高齢者のドライスキンがよくある原因である。
  ➡指間、手関節、足関節、乳房、臍周囲に強い瘙痒を伴う皮疹があれば、感染力のある疥癬が疑われる。隔離し、早急に皮膚科医の診察を受ける。
  ➡皮疹がなくても、尿毒症や黄疸、甲状腺疾患に伴うかゆみが生じうる。

■発熱+皮疹（fever and rash）で疑うべき致死的疾患

- 敗血症
- 髄膜炎菌性菌血症
- 感染性心内膜炎
- トキシックショック症候群
- TEN（中毒性表皮壊死症）

■ショック+皮疹で疑うべき重大な疾患

「昨日元気で今日ショック 皮疹があれば儲けもの」（青木眞先生）

- トキシックショック症候群
- 髄膜炎菌性菌血症
- リケッチア症（ツツガムシ病、日本紅斑熱）
- 脾臓がない人の肺炎球菌/インフルエンザ桿菌/髄膜炎菌感染症
- 肝臓が悪い人の*Vibrio vulnificus*（ビブリオ バルニフィカス）感染症
- 黄色ブドウ球菌などによる急性感染性心内膜炎
- 劇症型*Clostridium perfringens*（クロストリジウム パーフリンゲンス）（ウェルシュ菌）感染症

■紅皮症の原因

- アトピー性皮膚炎
- 乾癬
- 薬疹（薬剤性過敏症症候群：DIHS）
- ウイルス感染症（麻疹、風疹）
- 菌状息肉腫（皮膚に生じる悪性リンパ腫）

➡カルシウム拮抗薬、ACE阻害薬、サイアザイド利尿薬、NSAIDs、抗凝固薬、抗菌薬、SSRI（抗うつ薬）、麻薬はかゆみをきたすことが多い薬剤である。

皮疹を起こす代表的な疾患とその治療

✓壊死性筋膜炎

- 筋膜を中心に起こる壊死性の軟部組織感染症である。
- 激痛を伴う発赤・腫脹、紫斑、水疱、血疱が数時間で生じる。
- 診断は、筋膜生検による。

  ➡筋膜にdish water（白色の混濁液）が認められ、グラム染色を行うと起炎菌が見つかる。

- 治療は、広範囲のデブリドメントと抗菌薬の投与である。

✓トキシックショック症候群（Toxic Shock Syndrome） ▶p.105

- MRSAを含む黄色ブドウ球菌、A群β溶血性レンサ球菌が産生する毒素のため、発熱、血圧低下、腎機能障害、血小板減少、全身紅斑、下痢・嘔吐が起こる。数日後、手掌や足底の皮がむける。

  ➡黄色ブドウ球菌やレンサ球菌は、皮膚や粘膜から侵入する（術後や火傷患者に注意）。

■皮疹の主な原因疾患

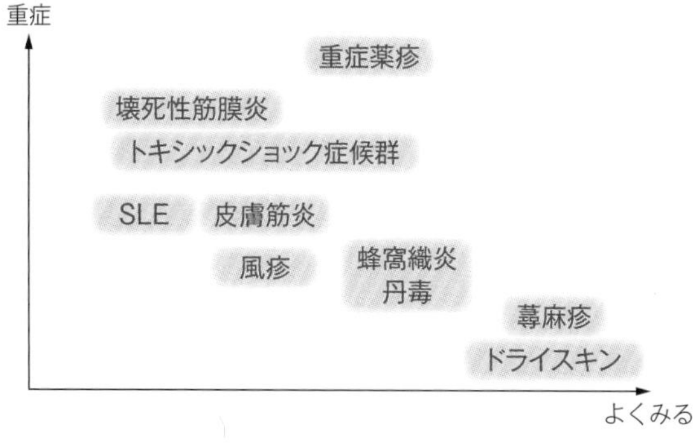

- 診断は症状からの臨床診断である。
  - ➡血培は陽性にならないことがある(特に黄色ブドウ球菌)。
- 治療は、排膿と抗菌薬投与である。

重症薬疹(DIHS、SJS-TEN、AGEP)

- DIHS(薬剤性過敏症症候群)は、抗てんかん薬(カルバマゼピン、フェニトイン)、抗菌薬(ミノマイシン、ST合剤)、アルプリノールなど、限られた薬剤で起こる。
  - ➡薬剤投与から2~8週間で皮疹が出現し、薬剤を中止しても数週間は症状が進行する[1]。
  - ➡症状は、発熱、麻疹様の紅斑を伴う丘疹、紅皮症、リンパ節腫大、顔面・手足の腫脹である。抗酸球増加、肝機能障害、腎機能障害、肺炎が起こる。
  - ➡治療は、原因薬剤の中止と対症療法である。
- SJS-TEN(Stevens-Johnson症候群/中毒性表皮壊死症)では、浮腫性の多形紅斑や、口腔粘膜に高度のびらんを起こす。
  - ➡体表面積に対する表皮剝離面積の割合により、SJS(10%未満)、SJS-TENオーバーラップ(10~30%)、TEN(30%超)に分類される。
  - ➡治療は、原因薬剤の中止と対症療法である。
- AGEP(急性全身性発疹性膿疱症)は、抗菌薬、抗真菌薬、NSAIDsが原因となる。
  - ➡原因薬剤を摂取してから数日以内に、発熱と多発する全身性の無菌性膿疱が出現する。
  - ➡治療は、原因薬剤の中止と対症療法である。

SLE(全身性エリテマトーデス) ▶p.154

- 蝶形紅斑、口腔内潰瘍、光線過敏、脱毛が特徴的である。
  - ➡中枢神経、肺、腎臓など多臓器に障害を起こす。多発性関節炎を伴うことが多い。
- 抗核抗体、抗dsDNA抗体、Sm抗体が陽性となる。診断基準[2]に基づいて診断する。

●治療の第一選択は、ステロイドである。

皮膚筋炎

●特徴的な皮膚所見がある（ヘリオトロープ疹、ゴットロン徴候、Vサイン、ショールサイン、機械工の手、爪周囲の発赤）。

➡「DermIS」というサイト（http://www.dermis.net/dermisroot/en/39386/diagnose.htm）は、英語だが、疾患別に皮膚症状の写真がたくさん掲載されていて役立つ。

●CADM（筋無症候性皮膚筋炎）では、皮膚筋炎に特徴的な皮膚所見があるが、筋力低下の訴えはなく、致死的な急速進行性間質性肺炎を合併する。

●Jo抗体や抗ARS抗体が陽性となる。

●治療は、ステロイド投与である。

風疹

●風疹の流行が続いている。20～55歳男性の発症が特に多い[3]。

●皮疹は、顔→体幹→四肢に一気に広がり（半日～1日半）、この順番で消退する。

➡麻疹のように融合することも多い。

●通常のウイルス感染症では腫れない耳介後部・後頭部のリンパ節腫脹または痛みに注目する。眼や軟口蓋に点状出血がみられる。

●診断は、風疹IgM抗体陽性の確認によってなされる。

➡陰性なら、2週間後のペア血清またはPCRで診断する。

●治療は対症療法である。

蜂窩織炎・丹毒

●蜂窩織炎は、溶連菌や黄色ブドウ球菌によって起こる、真皮深層から皮下組織の化膿性炎症である。

➡境界が不明瞭な紅斑で、熱感、腫脹、疼痛がある。

➡両側下肢に同時に蜂窩織炎を起こすことはまれなので、静脈不全によるうっ滞性皮膚炎を疑う。

- 丹毒は、溶連菌による境界明瞭な真皮の感染症で、顔面や下肢によく起こる。
  ➡皮膚表面から浅い部位の炎症なので境界が明瞭となる。
- 治療は、セファレキシン内服、またはセファゾリン点滴である。

ドライスキン（乾燥肌）

- ナイロンやヘチマで皮膚をこすると、皮膚の脂質が落ちて乾燥肌となり、かゆくなる。
  ➡「ナイロンタオルでゴシゴシ肌をこすると気持ちがいい」と言う高齢者がいるが、ナイロンタオルは使ってはいけない。木綿のタオル、または石鹸を少しつけた手でこするだけで、汚れは取れる。
- 冬季は特に乾燥肌となる。
- 入浴後は、3分以内に保湿剤を皮膚に塗り込むとよい。

蕁麻疹

- 突然発症の境界明瞭な膨疹で発赤を伴う。激しいかゆみを伴う。
- 食物、薬剤、虫刺され、ラテックス、物理的刺激（寒冷、日光、擦過）などが原因である。
- 治療は、原因となるものを避け、抗ヒスタミン薬を内服する。

重要用語の解説

【静脈不全】
下腿潰瘍の最も多い原因（>90%）である。症状は圧痛、浮腫、色素沈着（下腿前面や足関節）、うっ滞性皮膚炎、下肢静脈瘤、潰瘍と進行する。深部静脈血栓症やうっ血性心不全のため表在静脈圧が高まることが原因である。治療は夜間の下肢挙上と昼間の弾性ストッキング装着である。1か月くらいで改善する。

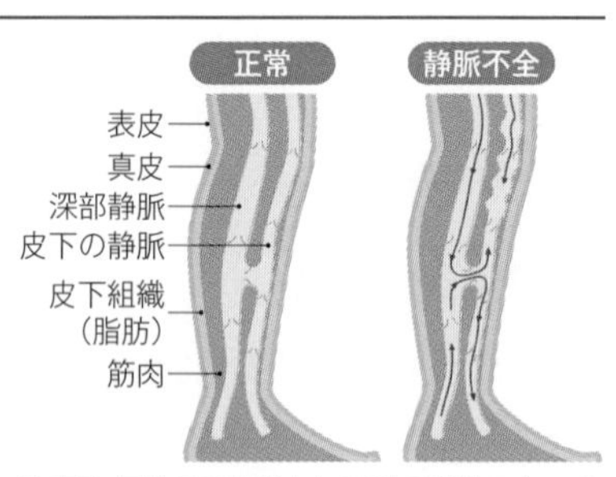

略語

【DIHS】

drug induced hypersensitivity syndrome：薬剤性過敏症症候群

【ACE阻害薬】

angiotensin converting enzyme阻害薬：アンジオテンシン変換酵素阻害薬

【NSAIDs】

nonsteroidal anti-inflammatory agent：非ステロイド系抗炎症薬

【SSRI】

serotonin selective reuptake inhibitor：選択的セロトニン再取り込み阻害薬

【SJS-TEN】

Stevens-Johnson syndrome/toxic epidermal necrolysis：スティーブンス・ジョンソン症候群/中毒性表皮壊死症

【AGEP】

acute generalized exanthematous pustulosis：急性全身性発疹性膿疱症

【CADM】

clinically amyopathic dermatomyositis：筋無症候性皮膚筋炎

（山中克郎）

引用文献

1. 厚生労働省：重篤副作用疾患別対応マニュアル 薬剤性過敏症症候群．https://www.pmda.go.jp/files/000146073.pdf（2020.7.30アクセス）．
2. 難病情報センター：指定難病49 全身性エリテマトーデス（SLE）診断・治療指針（医療従事者向け）．https://www.nanbyou.or.jp/entry/215（2020.7.30アクセス）．
3. 国立感染症研究所感染症疫学センター：風疹流行に関する緊急情報 2019年7月31日現在．https://www.niid.go.jp/niid/images/epi/rubella/2019/rubella190731.pdf（2020.7.30アクセス）．

参考文献

1. 清水宏：あたらしい皮膚科学 第2版．中山書店，東京，2011．
2. Mueller PS, ed. MKSAP18 Dermatology. American College of Physicians, Philadelphia, 2018.

Part 2 皮疹

MEMO

Part 3

疾患に
適切に対応する

脳血管障害

主治医にすぐ伝えるべき重要な症状と所見

- 意識レベル低下
- 呼吸不全
- 瞳孔異常
- 構音障害
- 麻痺

ナースがアセスメントすべきこと

- 意識レベルの評価
- バイタルサインの評価
- 構音障害
- ABC（気道、呼吸、循環）の確認
- 瞳孔異常
- 麻痺

おさえておきたい基礎知識

- 脳血管障害は、脳が虚血あるいは出血によって一過性または持続性に障害された状態と定義される。
  - ➡脳を灌流する血管に生じた異常によって生じる疾患の総称で、虚血性や出血性のほか、無症候性や慢性に経過する疾患も含まれる。
- 脳血管障害のうち、血管の閉塞や破綻によって急性に神経症状が発現した状態を脳卒中と呼ぶ。
  - ➡脳血管の狭窄や閉塞による虚血性疾患（脳梗塞など）と、脳血管の破綻による出血性疾患（脳出血、くも膜下出血）に分類される。

Airway：気道、Breathing：呼吸、Circulation：循環

✔ 初期対応は「意識・ABC・血糖チェック」

- まず、意識レベルやABC（気道、呼吸、循環）を評価する。
- バイタルサインを測定し、瞳孔異常、顔面非対称、構音障害、麻痺などの有無を確認する。
- 呼吸抑制や誤嚥がみられる場合は気管挿管を行う。
  - ➡換気が保たれている患者は、酸素飽和度をモニタリングし、低酸素血

症を認める場合は酸素投与を開始する。

- 低酸素血症、気道閉塞、誤嚥あるいは頭蓋内圧亢進（意識障害、頭痛、嘔吐、血圧上昇、徐脈など）を疑う場合、15～30度の頭位挙上を行う。
- 低血糖によって意識障害などの症状を呈することがあるため、簡易血糖測定を行う。

脳血管障害の代表的な疾患とその治療

脳梗塞

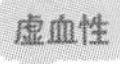

- 脳動脈の狭窄や閉塞によって脳組織に障害が生じる疾患である。
  ➡障害部位によって、さまざまな局所神経症状をきたす。
- 中高年で動脈硬化の危険因子（高血圧、糖尿病、脂質異常症、喫煙、大量飲酒）や心房細動を有する患者に多い。

■脳梗塞急性期の治療

血栓溶解療法	●発症から4.5時間以内の虚血性脳血管障害で、適応のある患者には、遺伝子組み換え組織プラスミノゲン・アクチベータ（rt-PA：アルテプラーゼ）の静脈内投与を行う ➡出血などの重篤な合併症のリスクがあるため、慎重に適応判断を行う ●発症4.5時間以内であっても、治療開始が早いほど予後が良好であることがわかっているため、少しでも早くアルテプラーゼ静注療法を開始することが重要
血管内治療	●カテーテルを用いて血管の内側から病変にアプローチする治療法 ●閉塞血管の血栓を除去し再開通させることで、障害部位の拡大を防ぎ機能的予後を改善させる
脳保護療法	●脳血管障害患者に対して、脳保護作用を期待してエダラボンの投与を行う
脳浮腫管理	●頭蓋内圧亢進を伴う脳血管障害では、急性期に高張グリセロールやマンニトールの静脈内投与を行うことがある ➡頭蓋内圧亢進による自覚症状（頭痛、嘔吐、意識障害など）を改善するため

- 急性期には、血栓溶解療法、血管内治療、脳保護療法、脳浮腫管理、抗血小板療法、抗凝固療法などを行う。
- 慢性期には、再発予防として危険因子の管理を行う（降圧療法、脂質異常症の治療、血糖コントロール、禁煙、運動など）。
  ➡抗血小板療法や抗凝固療法を継続する。
- 後遺症や合併症を防ぐため、発症早期からリハビリテーションを行うことが重要である。

✓心原性脳塞栓症 虚血性

- 心臓内に形成された血栓により脳血管が閉塞する脳梗塞をいう。
- 不整脈（非弁膜症性心房細動）、心筋梗塞、弁膜症、感染性心内膜炎などを有する患者に多い。
- 突然、意識障害、片麻痺、構音障害、失語などが生じる。
  ➡急激に発症するため、側副血行路が発達しておらず、障害を受ける部位は広範で重篤化することが多い。
- 治療は、血栓溶解療法、血管内治療、脳保護療法、抗凝固療法などである。
- 再発予防として、抗凝固療法（ワルファリンや直接経口抗凝固薬：DOACの投与）を行う。

✓一過性脳虚血発作 虚血性

- 脳の虚血によって局所神経症状が出現するが、脳梗塞には至っていない一過性の神経障害をいう。
- 中高年で動脈硬化の危険因子（高血圧、糖尿病、脂質異常症、喫煙、大量飲酒）や心房細動を有する患者に多い。
- 片眼の視力低下、脱力、片麻痺、しびれ、失語、めまいなどが突然生じるが、症状は短時間で消失する（典型的には1時間以内）。
  ➡頭部CTやMRIなどの画像検査では病変を認めないこともある。
- 治療は、原因の検索を行い、再発予防（抗血小板療法、抗凝固療法など）を行う。
  ➡脳梗塞をきたすリスクが高いため、危険因子の管理が重要である。

脳出血 出血性

- 脳実質内に出血が生じた状態をいう。
  ➡血腫によって脳組織が圧排されることで、局所神経症状や頭蓋内圧亢進症状（意識障害、頭痛、嘔気·嘔吐、血圧上昇、徐脈など）が生じる。
- 高血圧が危険因子となる。
- 急性期には、血圧のコントロールを行う。
- 意識障害や呼吸不全をきたしている場合は、気道確保や人工呼吸管理を行う。
- 切迫する脳ヘルニアを疑う所見（意識障害、瞳孔散大、対光反射消失、片麻痺、血圧上昇、徐脈）を認める場合、外科的治療を行う。
  ➡脳ヘルニア：腫瘍や血腫によって脳組織が圧迫され、本来の部位から押し出される状態。障害を受けた脳組織の循環障害や脳幹の圧迫によって意識障害や呼吸不全をきたす。
- 血腫による圧迫所見が高度な場合や、血腫が脳室内に穿破した場合には、外科的治療を考慮する。
- 再発予防として、危険因子の管理（降圧療法、節酒、禁煙など）を行う。

くも膜下出血 出血性

- 脳表面の血管病変が破綻し、くも膜下腔に出血した状態をいう。
  ➡突然の激しい頭痛、嘔気・嘔吐、意識障害、けいれんなどをきたす。
- 原疾患は脳動脈瘤や脳動静脈奇形であることが多い。
- 危険因子として、喫煙、高血圧、大量飲酒が挙げられる。
- 病態悪化を防ぐためには、再出血の予防が重要となる。
- 急性期は、血圧コントロール、呼吸管理、鎮静·鎮痛などを行う。
  ➡状態の改善が見込める場合は、脳血管の攣縮が生じるまで（原則発症後72時間以内）に再出血予防処置（外科的治療や血管内治療）を行う。
- 慢性期には、水頭症の発症に注意する。
  ➡水頭症：頭蓋内腔に髄液が過剰に貯留した状態。頭蓋内圧が上昇するため、意識障害、けいれん、頭痛、嘔吐、血圧上昇、徐脈などの症状をきたす。進行すると脳ヘルニアに至ることがある。

- 未破裂大動脈瘤が発見された場合は、年齢、全身状態、瘤のサイズ・部位・形状などから、リスクを評価し、治療方針を決定する。
  - ➡経過観察の場合は、降圧療法を行い、喫煙や大量飲酒を避けるように指導する。

脳血管障害に対するその他の治療

✓リハビリテーション

- 廃用症候群を予防し、早期の日常生活動作（ADL）向上と社会復帰を図るため、十分なリスク管理のもと、できるだけ発症後早期から積極的にリハビリテーションを行うことが勧められる。

✓対症療法

- けいれん：入院中の死亡や予後不良にかかわる因子の1つである。高齢患者で皮質を含む出血性病変を伴う場合、予防的抗てんかん薬の投与を検討する。
  - ➡2週間以降にけいれんが生じた場合、症候性てんかんをきたす可能性があるため、抗てんかん薬の継続的治療を考慮する。
- 嚥下障害：入院後24時間以内に嚥下評価を行う。誤嚥のリスクが高いと判断された場合、嚥下機能回復のためのリハビリテーションを行う。経鼻胃管や経皮内視鏡的胃瘻造設術による栄養補給の検討も必要となる。
- 頭痛：脳血管障害発症後、約1/3程度の患者でみられる▶p.30。多くは短期間で消失し、予後には影響しないと考えられているが、症状が強い場合には非麻薬性鎮痛薬などを使用する。
  - ➡若年、女性、脳内出血、椎骨脳底動脈系、虚血性心疾患が危険因子。

✓合併症対策

- 消化管出血：高齢や重症の患者では、消化管出血の合併が生じやすいため、抗潰瘍薬（H_2受容体拮抗薬）の予防的投与を考慮する ▶p.99。

- 発熱：脳血管障害の急性期は、体温が上昇することがある ▶p.26。必要時、解熱薬の投与を行う。
- 深部静脈血栓症・肺塞栓症：下肢の麻痺を有する患者では、深部静脈血栓症や肺塞栓症をきたすリスクが高い ▶p.210。予防策として、間歇的空気圧迫法やヘパリンの投与を行うことがある。

脳血管障害の発症・再発予防

- 脳血管障害の危険因子には、高血圧、糖尿病、脂質異常症、心房細動、喫煙、大量飲酒、肥満などがある。

  ➡発症や再発を予防するため、危険因子の管理を行うことが重要である。

高血圧への対応

- 診察室血圧 130/80 mmHg未満を降圧目標とする。
- 140/90 mmHg以上の場合、高血圧として、非薬物療法や降圧薬の投与を開始する。
- 130/80 mmHg以上 140/90 mmHg未満の場合、高リスク群では非薬物療法と降圧薬の投与を開始する。低リスク群では、非薬物療法を開始し、経過を観察する。

  ➡高リスク群：「脳心血管系既往、抗血栓薬服用中、糖尿病、タンパク尿のある慢性腎臓病（CKD）」のいずれか1つ、または「年齢（65歳以上）、男性、脂質異常症、喫煙」のうちの3つ以上がある場合など。ただし、75歳以上の高齢者、両側頸動脈狭窄や脳主幹動脈閉塞がある、または未評価の脳血管障害の場合を除く。

- 降圧薬としては、カルシウム拮抗薬、利尿薬、ACE阻害薬、アンジオテンシンⅡ受容体拮抗薬（ARB）などが推奨される。

  ➡糖尿病、CKD、発作性心房細動、心不全、左室肥大、左房肥大などがある患者には、ACE阻害薬やARBが勧められる。

糖尿病への対応

- 糖尿病患者に対しては、厳格な血糖コントロールが勧められる。

脂質異常症への対応

- 脂質異常症患者には、スタチンの投与が強く勧められる。
- 効果が不十分な場合、エゼチミブなどの併用を行う。

心房細動への対応

- 僧帽弁狭窄症や人工弁を有する患者は、抗凝固療法としてワルファリンの投与を行う。
  ➡抗凝固療法は、一般的にPT-INR 2.0～3.0で管理する。ただし、70歳以上の患者では、1.6～2.6にとどめることが推奨される。
- 非弁膜症性心房細動患者の場合、$CHADS_2$スコアを用いて治療方法を検討する。
  ➡$CHADS_2$スコア：2点以上では抗凝固療法（DOACもしくはワルファリン）、1点ではDOACによる抗凝固療法を実施。$CHADS_2$スコア0点で、65歳以上・心筋症や血管疾患を合併している患者では抗凝固療法を検討する。

■ $CHADS_2$スコア　心房細動患者における脳梗塞の発症リスクを評価するスコア

危険因子		スコア
C	Congestive heart failure/LV dysfunction（心不全、左室機能不全）	1点
H	Hypertension（高血圧症）	1点
A	Age≧75（年齢75歳以上）	1点
D	Diabetes mellitus（糖尿病）	1点
S	Stroke/TIA（脳梗塞、一過性脳虚血発作の既往）	2点

Gage BF, Waterman AD, Shannon W, et al. Validation of clinical classification schemes for predicting stroke：results from the National Registry of Atrial Fibrillation. *JAMA* 2001；285（22）：2864-2870.

生活習慣の改善

- 喫煙は、脳梗塞やくも膜下出血の危険因子である。喫煙者には禁煙を強く勧める。禁煙教育、ニコチン置換療法、経口禁煙薬などを使用することがある。

➡受動喫煙も危険因子となるため、回避するように心がける。

- 大量飲酒者は、脳血管障害（特にくも膜下出血）の発症率が増す。脳血管障害を予防するため、大量飲酒を避けるように勧める。

➡「エタノール 450g/週以上」の摂取は大量飲酒とみなす。

- メタボリックシンドロームは、脳梗塞の危険因子である。減量、運動・食事による生活習慣の改善を勧める。

✓慢性腎臓病（CKD）への対応

- CKD患者は脳血管障害をきたすリスクが高い。
- 生活習慣の改善（禁煙、減塩、肥満の改善、節酒）と血圧の管理を強く勧める。
- 降圧目標は140/90mmHg未満とする。

➡糖尿病あるいはタンパク尿を認める場合、130/80mmHg未満とすることを考慮する。降圧薬としては、ACE阻害薬やARBが勧められる。

- 2型糖尿病を合併している患者では、CKDの進行を抑制するため、血糖コントロールを行う。
- 非弁膜症性心房細動が合併している場合、腎機能をみて（クレアチニンクリアランス 30mL/分以上であれば）、DOACによる抗凝固療法を検討する。

略語

【DOAC】
direct oral anticoagulants：直接経口抗凝固薬
【CKD】
chronic kidney disease：慢性腎臓病

（三宅真里世、宗像源之）

参考文献

1. 日本脳卒中学会 脳卒中ガイドライン委員会編：脳卒中治療ガイドライン2015追補 2019対応．協和企画，東京，2019．

アナフィラキシー

主治医にすぐ伝えるべき重要な症状と所見

- 意識レベルの低下　● 血圧の低下　● 脈拍数の増加

ナースがアセスメントすべきこと

- 意識レベル　● バイタルサイン
- 循環器症状（血圧低下、頻脈など）
- 皮膚・粘膜症状（蕁麻疹、血管浮腫、紅潮、瘙痒感など）
- 呼吸器症状（呼吸苦、喘鳴、ストライダー、低酸素血症など）
- 消化器症状（腹痛、嘔気・嘔吐、下痢など）

おさえておきたい基礎知識

「ショック」に備えた初期対応が必須 ▶p.8

- アナフィラキシーを疑ったら、まず患者を仰臥位にしてモニタリングを開始する。
- 意識レベルやABC（気道、呼吸、循環）を評価し、バイタルサインの測定を行う。

Airway：気道、Breathing：呼吸、Circulation：循環

- 血圧低下、あるいは皮膚・粘膜症状、呼吸器症状、循環器症状、消化器症状のうち２つ以上を認める場合、アナフィラキシーショックをきたしている可能性がある。
  - ➡人を集め、酸素投与、末梢静脈路確保、輸液、アドレナリン筋注などの準備を行う。

「アナフィラキシー＝過敏反応」である

- アナフィラキシーは「アレルゲン等の侵入により、複数臓器に全身性にアレルギー症状が惹起され、生命に危機を与え得る過敏反

■アナフィラキシーの症状　診断基準はガイドライン参照

皮膚・粘膜症状（ないこともある）	●皮疹（発疹、蕁麻疹）　●かゆみ ●紅潮　●血管浮腫など	アレルゲンに曝露してから、数分〜数時間以内（二相性の反応は8〜10時間以内）に出現
呼吸器症状	●呼吸困難　●喘鳴 ●鼻汁　●鼻閉 ●低酸素血症	
循環器症状	●血圧低下 ➡成人では、平常時の70％未満または90mmHg未満 ●頻脈　●意識障害	
消化器症状の持続	●腹痛　●下痢 ●嘔気・嘔吐	

応」と定義される。

➡アナフィラキシーに血圧低下や意識障害を伴う場合をアナフィラキシーショックと呼ぶ。

●アナフィラキシーの原因物質として、食物（35％）、虫刺傷（20％）、薬剤（20％）、運動誘発性（5％）、ワクチン（3％）などが知られている。

➡原因が特定できないこともある。

問診では「発症前24時間の行動」をチェックする

●発症前24時間以内（特に発症前1〜2時間）の行動を振り返る。

●発症前に摂取、注射、あるいは体内に取り込まれたものをすべて記録し、原因を推定する。

●運動は、運動誘発性アナフィラキシーの原因となる可能性があるため、身体活動について確認する。

➡甲殻類、小麦、セロリ、非ステロイド性抗炎症薬（NSAIDs）などを摂取した直後に運動すると、症状が発生することがある。

●喘息、慢性閉塞性肺疾患、冠動脈疾患などを有する患者は、重篤化や死亡のリスクが高いため注意する。

■アナフィラキシーの主な原因

食物アレルギー	●原因となる食品としては、鶏卵、牛乳・乳製品、小麦、そば、甲殻類（エビ、カニなど）、果物などが知られている
虫刺傷	●一般的に、アナフィラキシーを引き起こすハチとして、スズメバチやアシナガバチが挙げられる ➡林業や養蜂業などハチと接触する機会が多い職種では、アドレナリン自己注射薬の携帯を検討する
薬剤	●原因薬物として、抗菌薬、解熱鎮痛薬（NSAIDs）、抗がん剤、造影剤、局所麻酔薬、筋弛緩薬などがある ➡アナフィラキシーを疑ったら、ただちに薬剤の投与を中止する
造影剤	●造影剤によるアレルギー反応は0.22～1％でみられ、造影剤に対するアレルギー歴がある患者の44％で再発するとされる ➡気管支喘息や心疾患の既往、β遮断薬の使用歴がある患者ではリスクが高いため、注意が必要

アナフィラキシーの治療

酸素投与・補液・アドレナリン投与

●薬剤性が疑われる場合、ただちにその薬剤の投与を中止する。

●低酸素血症や呼吸不全を認める場合、酸素投与を行う。

➡血圧低下や呼吸不全が持続する場合､気管挿管や集中治療を考慮する。

●アナフィラキシーショックを疑う場合（血圧低下など）は、末梢静脈路を確保し補液を行う。

●アナフィラキシーに対して、アドレナリンの筋注（大腿外側など）を行う。

➡アドレナリン注0.1％ 0.3mL（小児は0.01mL/kg・最大投与量0.3mL）を筋注。効果が不十分なら、5～15分あけて再投与。

●アドレナリン筋注を行っても改善が乏しい場合は、アドレナリンやグルカゴンの持続静注を行う。

➡β遮断薬を使用している患者は、アドレナリンの効果が弱くなることがあるため、グルカゴンの投与を行うことがある。

- 呼吸器症状を認める患者に対しては、SABA(短期間作用性β_2刺激薬)吸入を行うことがある。

24時間は経過観察

- アナフィラキシーの症状改善後、数時間〜数日以内に再度アレルギー反応が出現することがある(二相性反応)ため、8〜24時間以上の経過観察を行う。
- 特に、β遮断薬を使用している患者、喘息の既往がある患者、二相性反応の既往がある患者はリスクが高いため、注意して経過を観察する。

再発予防の指導も重要

- 原因物質の摂取や摂取直後の運動を控える。
- 野外で活動する際は、虫よけスプレーを使用し、皮膚の露出を控え、ハチの巣に近づかないように注意する。

略語

【NSAIDs】
non-steroidal anti-inflammatory drugs：非ステロイド性抗炎症薬
【SABA】
short-acting β-agonists：短時間作用性β_2刺激薬

(三宅真里世、宗像源之)

参考文献
1. 日本アレルギー学会 Anaphylaxis対策特別委員会編：アナフィラキシーガイドライン. https://anaphylaxis-guideline.jp/pdf/anaphylaxis_guideline.PDF (2020.6.23アクセス).
2. 髙岸勝茂：ホスピタリストのための内科診療フローチャート第2版. シーニュ, 東京, 2019：785-788.

敗血症

主治医にすぐ伝えるべき重要な症状と所見

- 意識レベル低下
- 呼吸数増加
- 血圧低下

ナースがアセスメントすべきこと

- 意識レベルの評価
- バイタルサインの確認
- 皮膚の蒼白
- 毛細血管再充満時間（CRT）の延長
- 膝の網状皮斑

おさえておきたい基礎知識

ICUでは「SOFA」それ以外では「qSOFA」を用いる

- 敗血症とは、感染症に対する患者本人の無調節な免疫反応により、致命的な臓器障害を呈する病態と定義される。
- qSOFAのうち、2項目以上該当する場合、敗血症の存在を疑う。
  ➡集中治療室以外では、qSOFAの2項目以上該当で敗血症と診断する。
- 臓器障害は、SOFA score 2点以上の増悪と定義される。
- 敗血症患者で十分な補液を行っているにもかかわらず、平均動脈圧 65mmHgを達成できない場合、昇圧薬を必要とする場合、乳酸値 ＞2mmol/L（18mg/dL）の場合には、敗血症性ショックと判断する▶p.8。

■ quick SOFA（qSOFA）

- 呼吸数 ≧22回/分
- 意識障害（GCS<15 または普段と異なる場合）
- 収縮期血圧 ≦100mmHg

敗血症を疑う指標

- 感染症を疑う患者が、以下の４つのいずれかを満たした場合、敗血症に準じて対応する。

  ①qSOFA ２項目以上

  ②SI＝（心拍数［回/分］/収縮期血圧［mmHg］）＞0.7（＞0.8では特に）

  ③膝の網状皮斑（mottling〔モットリング〕）が認められる

  ④毛細血管再充満時間（CRT）≧４秒

- 集中治療室入院中、菌血症、高齢、免疫抑制薬、糖尿病、肥満、悪性腫瘍、市中感染、入院歴、遺伝的要因などがリスクとなる。

敗血症の治療

循環不全の対応

- 循環不全徴候があれば、輸液負荷を行う。

  ➡敗血症に伴う循環不全は血液分布異常性の循環不全であることが多いため、まず乳酸リンゲル液や酢酸リンゲル液を全開で負荷する。

  ➡動脈血乳酸値≧４mmol/Lや低血圧が認められる場合は30mL/kgを急速投与する。

  ➡輸液負荷を行う際は、ボリュームステータスを評価するため、超音波検査で下大静脈・肺・心臓を評価する。

- 輸液の反応性は、平均動脈圧、SI、mottlingの範囲、CRT、乳酸値、超音波検査所見などを用いて評価する。

  ➡輸液反応性不良と判断するのは、以下の場面である。

  ①平均動脈圧≧65mmHgを達成できない場合。

  ②SI、mottlingの範囲、CRT所見に改善が得られない場合。

  ③乳酸値の改善が得られない場合。

  ④超音波検査で輸液反応性の低下、溢水、心不全を示唆する所見が出現・増悪した場合。

- 輸液負荷では循環不全が改善しない場合、昇圧薬（ノルアドレナ

■SOFA score（Sequential［Sepsis-related］Organ Failure Assessment score）

	0点	1点
呼吸器 PaO_2/FiO_2（mmHg）	＞400	≦400
凝固 血小板数（/μL）	＞150,000	≦150,000
肝臓 総ビリルビン（mg/dL）	＜1.2	1.2-1.9
心血管 血圧、昇圧薬	平均動脈圧 ≧70mmHg	平均動脈圧 ＜70mmHg
中枢神経 GCS	15	13-14
腎臓 Cr値（mg/dL） または 尿量［mL/日］	＜1.2	1.2-1.9

Vincent JL, Moreno R, Takala J, et al：The SOFA（Sepsis-related Organ Failure Assessment）

リン、バソプレシンなど）を使用し、集中治療管理とする。

➡昇圧薬使用時の目標平均動脈圧は65～70mmHgである。これを下回っていても、乳酸値やCRT、mottlingの範囲に改善がみられている場合は十分と判断する。

●昇圧薬の投与を開始しても血圧が不安定な患者では、ステロイドの併用を行う。

感染症の対応

●並行して、感染症への対応を行う。

➡敗血症を疑ったら、1時間以内に適切な抗菌薬の投与を開始することを目標とする。

●病歴、身体所見、超音波検査による感染巣の把握を行い、培養検体（血液、喀痰、尿、膿、髄液など）を採取する。

●培養検体が採取できたら、抗菌薬の投与を開始する。

2点	3点	4点
≦300	≦200 呼吸器補助下	≦100 呼吸器補助下
≦100,000	≦50	≦20
2.0-5.9	6.0-11.9	＞12.0
ドパミン ≦5μg/kg/分 または ドブタミン使用	ドパミン ＞5μg/kg/分 または アドレナリン、 ノルアドレナリン ≦0.1μg/kg/分使用	ドパミン ＞15μg/kg/分 または アドレナリン、 ノルアドレナリン ＞0.1μg/kg/分使用
10-12	6-9	＜6
2.0-3.4	3.5-4.9 [＜500]	＞5.0 [＜200]

score to describe organ dysfunction/failure. *Intensive Care Med* 1996；22：707-710.

➡感染源が不明な場合は広域抗菌薬を使用する。

➡感染巣のソースコントロール（ドレナージ、外科的処置、尿管閉塞や胆管閉塞の解除など）が必要な場合は、すみやかに専門科へコンサルトする。

● **異常がない場合、発熱や症状の原因精査を優先する。**

➡発熱や炎症反応高値のみならず、急性経過のあらゆる症状、病態の変化があれば、敗血症を念頭に置いて対応する。

● **発熱がなくても、感染症や敗血症は否定できない。対症療法のみではなく、敗血症を疑って対応することが重要である。**

➡せん妄・夜間の不穏症状・転倒の背景に敗血症が隠れている可能性もある。

● **敗血症以外にも同様の経過をとる疾患も多い。敗血症を疑う場合は、治療や対応も並行して行う。**

● **原因が不明であれば、経過観察とする。**

➡経過観察中も、循環不全徴候をフォローする。

■ 敗血症様の病態を起こしうる疾患

分類	疾患
循環器疾患	急性心筋梗塞、大動脈解離、動脈瘤破裂、肺血栓塞栓症
消化器疾患	腸管閉塞、腸管虚血、急性膵炎
代謝・内分泌疾患	副腎不全、甲状腺クリーゼ、糖尿病ケトアシドーシス
神経疾患	急性脳症、脳卒中、脊髄損傷
その他	アナフィラキシー、熱中症、誤嚥・窒息、脱水、出血、急性薬物中毒・薬物離脱症、血管炎、ウイルス感染症、毒素ショック症候群

Long B, Koyfman A. Clinical Mimics：An Emergency Medicine-Focused Review of Sepsis Mimics. *J. Emerg Med* 2017；52(1)：34-42.

敗血症を起こす代表的な疾患とその治療

細菌性肺炎 ▶p.213

- 尿路感染症とあわせて、出会う機会が多い疾患である。
  ➡外来や入院患者の発熱や炎症反応高値を認めたら、必ず肺炎を鑑別に挙げること。
- 咳嗽・喀痰・呼吸困難感などがみられたら、肺炎の可能性を考える。身体所見では、呼吸数増加、脈拍数増加、呼吸音の左右差、湿性ラ音の有無を確認する。
  ➡高齢者や寝たきり患者は症状に乏しく、所見の評価が困難なこともある。
- 検査は、血液検査、胸部X線写真、肺超音波、胸部単純CTなどを行う。また、喀痰や血液を採取し、グラム染色や培養検査に提出する。
- 経過、患者の状態・背景、喀痰グラム染色所見などから原因菌を推定し、抗菌薬の投与を開始する。
  ➡誤嚥リスクの高い患者（意識レベル低下、気管挿管、嚥下障害、逆流性食道炎、嘔吐、唾液量増加など）の肺炎、嘔吐後の肺炎、誤嚥の目撃がある症例の肺炎では、誤嚥性肺炎の可能性を考える。
- 治療効果は、バイタルサイン（呼吸数、体温、SpO_2）、症状（倦怠感、咳嗽、喀痰、呼吸困難感など)、身体所見(呼吸音、ラ音など)、臨床所見(炎症反応、胸部X線写真、Gram染色所見など)から評価する。

- 経過が良好であれば、抗菌薬の投与を終了する。

✔尿路感染症(腎盂腎炎、急性前立腺炎) ▶p.244

- 肺炎と並び、診療する機会が多い疾患である。
  - ➡高齢者や若年女性の発熱では尿路感染症を鑑別に挙げる。
- 腎盂腎炎では、発熱、側腹部痛、肋骨脊柱角(CVA)叩打痛などがみられる。
  - ➡発熱以外の症状や所見が得られないこともある(特に、膀胱留置カテーテル留置中の患者では、症状や所見が乏しいことがある)ため、注意が必要である。
- 急性前立腺炎は、男性に発熱や下部尿路症状(頻尿、排尿障害、排尿時痛など)がみられた場合に疑う。
  - ➡直腸診による前立腺の触診で圧痛がみられることがある。
- 腹部超音波検査を施行し、水腎症や腎形態の評価を行う。
  - ➡腎結石の既往、尿pH上昇(pH≧7.0)、腎機能低下(eGFR≦40mL/分)では、尿路に異常を有しているリスクが高いため、画像検査を行う。閉塞性腎盂腎炎や膿瘍形成など処置が必要な場合は、早急に泌尿器科にコンサルトする。
- 血液検査、尿検査、尿グラム染色、尿培養、血液培養を行う。
  - ➡経過、背景、全身状態、尿グラム染色などから、原因菌を推定し、抗菌薬の投与を開始する。
  - ➡治療開始後は、症状(発熱、排尿時痛、頻尿など)や所見(CVA叩打痛、尿グラム染色、尿検査、炎症反応など)をみて、経過を観察する。経過が良好であれば、腎盂腎炎は7～10日間、急性前立腺炎は2～4週間程度で抗菌薬の投与を終了とする。
- 尿路感染症の原因に対する介入を行う。
  - ➡残尿測定を行い、前立腺肥大症や神経因性膀胱などの疾患の有無を確認する。

➡尿閉のリスクとなる薬剤を服用している場合は、薬剤の投与中止や変更を考慮する。

➡膀胱留置カテーテル留置中の患者では、留置の理由や抜去の可否について検討する。

髄膜炎

- 脳・脊髄を覆う髄膜に炎症をきたした病態である。

  ➡死亡率が高く、治療開始の遅れがリスクとなるため、迅速に評価し対応する必要がある。

- 感染症（細菌、ウイルス、結核、真菌など）、薬剤（非ステロイド性消炎鎮痛薬、抗菌薬、免疫抑制薬など）、腫瘍、炎症（全身性エリテマトーデス、サルコイドーシスなど）などが原因となる。
- 急性発症の頭痛を伴う発熱では髄膜炎を考える。身体所見では、髄膜刺激徴候（項部硬直など）や神経学的所見を確認する。

  ➡意識障害、嘔気・嘔吐、けいれんなどがみられることがある。

- 血液培養、血液検査、髄液検査、頭部画像検査などを行う。

  ➡髄膜炎が強く疑われる場合や緊急性が高い場合は、血液培養を採取し、抗菌薬とステロイドの投与をすみやかに開始する。

  ➡意識障害、けいれん、神経局所症候がみられる場合は、腰椎穿刺の前に頭部画像検査を行う。腰椎穿刺の禁忌（出血素因、穿刺部付近の皮膚感染症、水頭症など）を有する症例では、脳神経内科コンサルトのうえ、施行の必要性について考慮する。

- 細菌性髄膜炎が疑われる場合や否定できない場合は、グラム染色から病原微生物を推定し、抗菌薬を選択する。

  ➡無菌性髄膜炎が疑われる場合は、全身管理、薬剤投与（抗ウイルス薬、抗結核薬など）、原因の精査を並行して進める。

- 免疫不全患者では、結核、トキソプラズマ、クリプトコッカス、真菌による髄膜炎をきたすリスクが高いため注意する。

感染性心内膜炎

- 弁膜、心内膜、血管内膜などに細菌を含む疣腫が形成され、菌血症、血管塞栓、心障害などが生じる疾患である。

➡異常血流（弁膜疾患や先天性心疾患など）や異物（人工弁置換術後など）を有する患者に、一過性の菌血症が生じ、菌が付着し増殖することで疣腫が形成されると考えられている。

- 心臓内に人工デバイスが留置されている患者、弁膜症や先天性心疾患がある患者、菌血症リスクとなる処置を受けていた患者は心内膜炎のリスクが高い。
- 発熱、新規の心雑音、塞栓源不明の塞栓症、感染源不明の菌血症などでは、感染性心内膜炎を鑑別に挙げる。

➡身体所見では、心雑音、脾腫、皮膚粘膜所見（眼瞼結膜出血、紫斑、Osler結節、Janeway病変など）に注目する。

- 血液検査、血液培養、経胸壁心臓超音波検査を行い、抗菌薬の投与を開始する。
- 手術適応（心不全、難治性、塞栓症など）と考えられる場合やデバイス感染が疑われる場合は、早期に専門科にコンサルトする。

発熱性好中球減少症

- 好中球＜500/μLもしくは48時間以内に＜500/μLとなることが予測される患者における発熱と定義される。
- 原因としては薬剤性（特に化学療法）が多い。

➡原因となる薬剤を使用している患者に、発熱、悪寒、倦怠感などを認めた場合は、発熱性好中球減少症を考える。腹痛や腹部膨満感などをきたした場合は、好中球減少性腸炎を考える。

- 検査は、血液検査、尿検査、血液培養、尿培養、喀痰培養、画像検査などを行う。口腔内、消化管、皮膚、デバイスの評価も行う。
- 頭痛や神経学的異常所見を認めた場合は、髄膜炎を考慮し、髄液検査を行う。

➡好中球減少によって炎症反応が低下するため、所見に乏しいこともある。

- 経過、背景、グラム染色所見などから熱源を推定し、抗菌薬の投与を開始する（緑膿菌のカバーが必要である）。

➡免疫不全など真菌感染症のリスクが高い患者は、真菌カバーも考慮する。

- 必要に応じて、G-CSF（顆粒球コロニー刺激因子）の投与を行う。
- 臨床所見、原因菌、感染巣に応じて、抗菌薬や抗真菌薬の中止時期を判断する。治療開始後も発熱が持続する場合には、熱源の再評価や培養検査の再検を検討する。

略語

【SOFA score】
Sequential（Sepsis-Related）Organ Failure Assessment score：ソーファスコア
【qSOFA】
quick SOFA：クイックソーファ
【CRT】
capillary refilling time：毛細血管再充満時間
【SI】
shock index：shock指数
【CVA】
costovertebral angle：肋骨脊柱角
【G-CSF】
granulocyte-colony stimulating factor：顆粒球コロニー刺激因子

（三宅真里世、宗像源之）

参考文献

1. 髙岸勝茂：ホスピタリストのための内科診療フローチャート第2版．シーニュ，東京，2019：794-870.

心筋梗塞

主治医にすぐ伝えるべき重要な症状と所見

- 胸痛
- 冷汗
- 心電図でST変化がある

ナースがアセスメントすべきこと

- 痛みの評価（OPQRST）
- 12誘導心電図
- バイタルサインの再確認

おさえておきたい基礎知識

- 心筋梗塞は、冠動脈の動脈硬化性プラークが破れ、そこに血栓が形成されて血流が妨げられ、心筋が壊死に至る病態である。

心筋梗塞は「ST上昇型」「非ST上昇型」に分かれる

- ST上昇型心筋梗塞（STEMI）は、冠動脈の閉塞が24時間を超えて続き、心筋壁全体に梗塞が及んだものをさす。

➡隣り合った2つ以上の誘導でのST上昇、または、新しく出現した左脚ブロック、または、純後壁心筋梗塞が心電図上の定義である。

- 非ST上昇型梗塞は、冠動脈の閉塞が1～2時間未満で、梗塞は主に心内膜に限局しているものをさす。

➡心筋梗塞のうち30～50％が非ST上昇型である。

「過去の心電図と比較すること」が大切

- 心筋梗塞の心電図は、時間経過に沿って変化する。

①超急性期：T波の増高

②数時間後：親指で押し上げられたようなST上昇、Q波の出現
③2日後：上昇したSTの軽度下降、T波の逆転
④慢性期：Q波残存、陰性T波

■T波増高とST変化

T波の増高

ST部の上昇

● 障害部位は心電図の異常所見のある誘導で推定できる。

➡前壁中隔：V1－4
➡心尖部：V5－6
➡側壁：Ⅰ、aVL、V5－6
➡下壁：Ⅱ、Ⅲ、aVF

● 心筋梗塞の診断は以下の流れで行う。

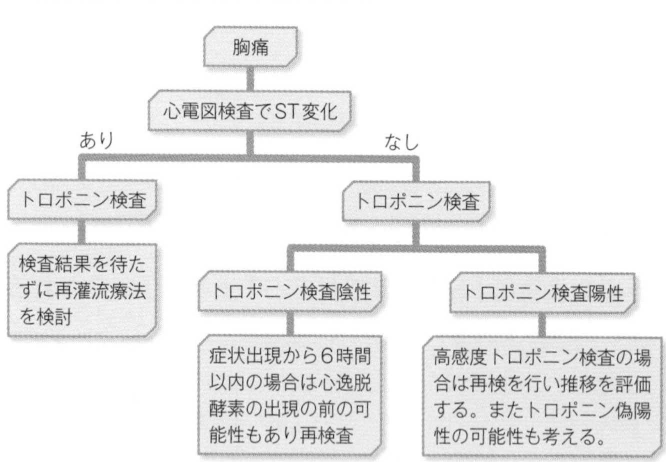

標準的な治療

● 心筋梗塞と診断したら、入院の絶対適応となる。
● 初期治療を行いながら循環器内科専門医と連携し、早期再灌流療法の準備を行う。

初期治療

- 酸素投与：SpO_2 90％未満の場合や心不全徴候のある患者に対して酸素を投与する。
  - ➡SpO_2 90％以上ある患者に対しては、ルーチンの投与は推奨されていない。
- 硝酸薬：心筋虚血による胸部症状のある患者に対しては、ニトログリセリンを舌下またはスプレーで口腔内噴霧を行う。
  - ➡硝酸薬には冠動脈や側副路の拡張作用があり、虚血心筋の血流を改善させるとともに冠攣縮予防や解除にも用いる。
- 抗血小板薬：急性冠動脈症候群が強く疑われる患者に対しては、アスピリン162～200mgを咀嚼服用させる。
  - ➡アスピリン禁忌の患者に対してはチエノピリジン系抗血小板薬を投与する。
  - ➡抗血小板薬は、急性冠動脈症候群の予後改善に有用であることが示されている。
- 鎮痛薬：硝酸薬投与後にも胸部症状が持続する患者に対しては、塩酸モルヒネ1～2mg投与を行う。
  - ➡胸痛の持続は心筋酵素消費量を増加させ、梗塞巣の拡大や不整脈誘発につながる。

早期再灌流療法

- 再灌流療法には、経皮的冠動脈形成術（PCI）、血栓溶解療法、冠動脈バイパス術がある。
- PCI：発症12時間以内の患者に対し、できる限り迅速にPrimary PCIを行う。
  - ➡STEMIの予後は「発症からいかに迅速に梗塞責任血管の再灌流を達成できるか」にかかっている。病院到着から90分以内のPCIが望まれる。
- 血栓溶解療法：発症12時間以内で、最初の接触から2時間以内にPCIが施行できないことが予想される患者に対しては、血栓溶解療法を検討する。

➡頭蓋内出血既往、6か月以内の脳梗塞、頭蓋内新生物、動静脈奇形、最近の外傷・手術、消化管出血、活動性出血、大動脈解離およびその疑いなどでは禁忌となるため、慎重に確認してから行う。

- 冠動脈バイパス術：PCIが不成功または技術的に困難で、虚血発作が持続し、薬物治療に抵抗性の不安定な血行動態を呈する患者に対して検討される。

✓ 心臓リハビリテーション

- 心臓に負担がかからないように徐々に運動量を増やす。

➡ベッドサイドでのリハビリから開始し、徐々に歩行距離を伸ばす。問題がなければリハビリ室へ移動し、途中運動耐容能検査（CPX）などで評価しながら時間・強度を徐々に上げていく。

- 社会復帰に向けた患者教育・生活指導も必要である。

➡入院中、運動療法と並行して心臓病に関係するさまざまな知識を学び、身につけられるよう支援する。

➡心筋梗塞は再発率が高く、また、心不全を生じる病気であるため、患者の病気に対する理解が大切である。

予想される緊急事態

✓ 不整脈 ▶p.60

- 徐脈（心拍数＜60回/分）：洞房結節・房室結節は、右冠動脈から血流の供給を受けていることが多いので、下壁梗塞が起こりやすい。

➡2度房室ブロックtype Ⅱや3度房室ブロックの場合、経静脈ペーシングの準備をする。症状の急変があれば、経皮ペーシングを一時的に行う。

- 頻脈：心室性頻脈や上室性頻脈は、ACLSアルゴリズム（AHA蘇生ガイドライン）を参考に治療を行う。

✓心筋梗塞の再発

- 冠動脈の血流が再び減少して閉塞する。
  ➡最初の2週間で、10%の患者に再梗塞が起こる。
- 多くは心カテーテル検査とPCI、またはバイパス手術が必要となる。

✓心不全 ▶p.205

- 心機能の低下に伴い、循環不全が生じる。
- 肺水腫があるときは、利尿薬（フロセミド）を用いる。
- 右室梗塞の場合は、右室拍出量を増やすために輸液量を増やす。

✓心筋壊死による心機能障害

- 心臓壁が破れたことによる心タンポナーデ、心室中隔の破壊、さらに、乳頭筋の障害による僧帽弁閉鎖不全症が梗塞後3～7日後に起こる。
- 頻度は1%未満と少ないが起きた場合は致命的である。

✓心外膜炎（Dressler（ドレスラー）症候群）

- 心筋梗塞後1～12週に起こる。
- 発熱、倦怠感、前胸部痛、白血球増加が特徴である。

略語

【PCI】
percutaneous catheter intervention：経皮的冠動脈形成術
【CPX】
cardiopulmonart exercise testing：運動耐容能検査

（平野　雅、宗像源之）

参考文献

1. 日本内科学会編：内科救急診療指針2016．総合医学社，東京，2016.
2. 山中克郎，澤田覚志，植西憲達編：UCSFに学ぶ できる内科医への近道 改訂4版．南山堂，東京，2012.

Part 3 心筋梗塞

大動脈解離

主治医にすぐ伝えるべき重要な症状と所見

- 胸痛・腹痛
- 冷汗
- 移動する痛み
- 失神・片麻痺

ナースがアセスメントすべきこと

- 痛みの評価（OPQRST）
- バイタルサインの再確認
  ➡「四肢の血圧」の確認が重要

押さえておきたい基礎知識

- 急性大動脈解離は、血液が大動脈内膜の破綻部分から外膜方向に向かって入り込み、中膜で大動脈を長軸方向に引き裂きながら進行する病態である。
  ➡死亡率の高い循環器救急疾患で、胸痛の最も重要な鑑別疾患である。
  ➡急性大動脈解離の死因として最も多いのは、心タンポナーデ（約87％）である。
- 大動脈解離は、50～70歳の男性に多い。2/3の患者には高血圧の既往があり、喫煙もリスク要因である。
  ➡若年者では、結合織異常、心血管系異常（大動脈二尖弁など）、妊娠3半期、大血管炎がリスク要因として重要だが、医原性（心臓カテーテル検査など）や外傷を疑うことも大切である。
- 大動脈解離の分類にはDeBakey（ドベーキー）分類とStanford（スタンフォード）分類がある。
  ➡DeBakey分類は、入口部（エントリー）の位置と乖離の範囲で分類したものである。

■DeBakey分類とStanford分類

上行大動脈に解離があるもの Stanford A		上行大動脈に解離がないもの Stanford B	
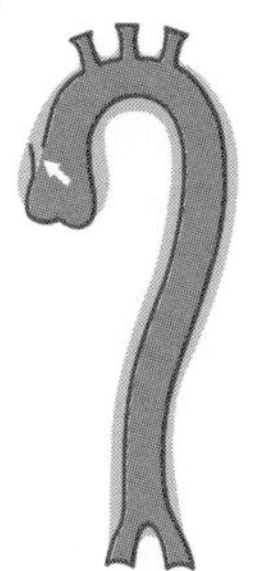	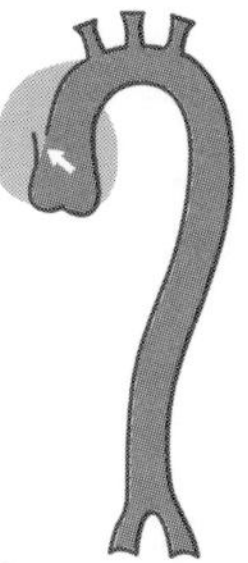	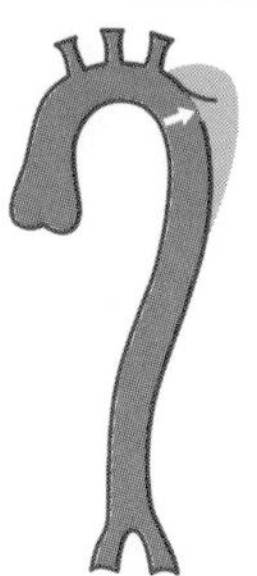	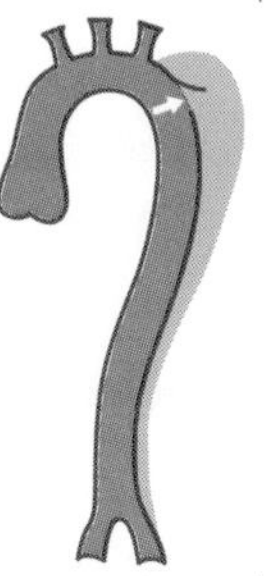
DeBakey Ⅰ	DeBakey Ⅱ	DeBakey Ⅲa	DeBakey Ⅲb
入口部が上行大動脈にあり、ここから腹部大動脈まで高範囲に解離が及ぶもの	入口部が上行大動脈にあり、解離が上行大動脈に限局しているもの	入口部が左鎖骨下直下にあり、解離が胸部下降大動脈に限局しているもの	入口部が左鎖骨下動脈直下にあり、解離が下降大動脈から腹部大動脈まで及ぶもの
生存率は、急性期に急激に減少		生存率は、比較的良好 (合併症や大動脈径の拡大がない限り)	

➡Stanford分類は、入口部の位置に関係なく乖離の範囲のみで分類したものである。

●解離による狭窄や閉塞の部位により、現れる症状が異なる。

標準的な治療

●型分類に関係なく、安静・鎮静・降圧が基本治療となる。

➡**安静**：大動脈解離が判明した場合は外来でも入院管理下でも安静が大切である。

➡**鎮痛**：痛みは降圧・安静の妨げとなるため、塩酸モルヒネなどを用いながら管理を行う。

➡**降圧**：収縮期血圧が100～120程度になるまでニカルジピン注で降圧を行う。

■大動脈解離によって現れる症状

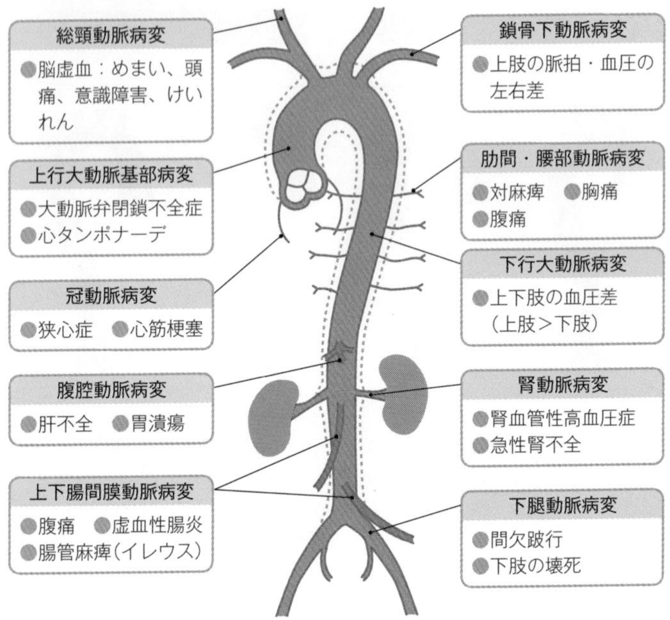

- 解離が大動脈弓に及ぶ場合は、48時間以内に再破裂を起こしやすいため、緊急手術が検討される。
  ➡特に、偽腔が開存している場合は緊急手術が原則となる。
  ➡偽腔が開存していない場合は準緊急で手術を予定する。
- Stanford B型の場合、偽腔の開存閉塞にかかわらず、致命的合併症（大動脈破裂、腸管虚血、下肢虚血など）があれば緊急で侵襲的治療（ステントグラフト内挿術>手術）を行う。
  ➡致命的合併症がなければ、保存的治療を行う。

■急性大動脈解離の診断と治療の流れ

救急外来で行うこと	
病歴の確認	●激しい胸痛・背部痛の有無 ●致死的合併症を示唆する随伴症状の有無
身体所見の確認	●四肢の血圧差の有無 ●心雑音・奇脈の有無 ●心不全徴候の有無
検査の所見	●血液検査：WBC、Hb、CRP、D-dimer ●心電図 ●画像検査：X線、エコー ➡急性解離を疑った場合はCT、経食道心エコー
ICUで行うこと	
急性解離と判断した場合	●Stanford A型なら緊急手術 ●Stanford B型なら保存的治療
急性解離と判断できない場合	●疑わしい場合、急性解離ではないと判断した場合は、フォローアップ

予想される緊急事態

心タンポナーデ

- Stanford Aの重要な合併症である。
- 低血圧、脈圧の減少、頸静脈怒張、収縮期血圧の右心系の虚脱、右室の振り子様運動などに注意して診察を行う。
- 心タンポナーデに対して穿刺術が薦められるが、心膜腔内の血液を急激に吸引すると血圧が急に上昇することがある。そのため、血圧が低下した場合に5～10mLずつ吸引するドレナージ方法（CPD）が推奨される。

血管グラフト感染

- 術中に何らかの汚染があった場合に起こりうる。
- 症状として認められるのは、術後発熱・創部の発赤腫脹、瘻孔からの排膿、グラフトの露出、グラフト閉塞による虚血、末梢の敗血症性塞栓、仮性動脈瘤、吻合部出血などである。

●血液培養や、瘻孔の膿、グラフト周囲の穿刺吸引、再手術時は手術検体を培養に提出し、原因菌に対して抗菌薬投与を行う。

略語

【CPD】
controlled pericardial drainage：心嚢ドレナージ

（平野　雅、宗像源之）

参考文献

1. 上田剛士：ジェネラリストのための内科診断リファレンス．医学書院，東京，2014.
2. 赤塚宣治監修：病気がみえる 循環器 第4版．メディックメディア，東京，2017.
3. 伊東直哉，倉井華子：外科感染症診療マニュアル．日本医事新報社，東京，2018.
4. 日本循環器学会，日本医学放射線学会，日本胸部外科学会他編：大動脈瘤・大動脈解離診療ガイドライン（2011年改訂版）ダイジェスト版．https://www.j-circ.or.jp/old/guideline/pdf/JCS2011_takamoto_d.pdf（2020.7.30アクセス）.

心不全

主治医にすぐ伝えるべき重要な症状と所見

- 酸素化不良・起座呼吸
- 顔面蒼白、冷汗
- 血圧低下

ナースがアセスメントすべきこと

- バイタルサイン
- 意識レベル
- 自覚症状

押さえておきたい基礎知識

- 心不全は、左心系か右心系で、その病態や症状が異なる。
  ➡分けて考えると、その後の治療にも有用である。
- 心不全の重症度や病態の評価のためにいくつかの分類が提唱されており、治療方針決定や、介入後の病態の推移を把握するうえで重要である。

■心不全の症状と病態（右心系と左心系）

	左心系	右心系
後方障害 （うっ滞）	●易疲労感 ●呼吸困難（労作時、安静時、発作性夜間） ●起座呼吸 ●喘鳴 ●ピンク色泡沫上痰	●肝腫大：肝酵素上昇、右季肋部叩打痛、肝機能低下 ●末梢浮腫 ●頸静脈怒張、肝頸静脈逆流 ●腹部膨満感、食思不振、嘔気 ●腹水
前方障害 （心拍出低下）	●易疲労感、全身倦怠感 ●尿量低下、急性腎障害 ●便秘、イレウス ●チアノーゼ ●不穏、意識障害 ●血圧低下、ショック ●脈圧低下	●血圧低下、ショック ➡左心系への供給不足により生じうる（右室梗塞など）

■心不全の分類法

NYHA心機能分類	自覚症状に伴う分類
Killip分類	急性心筋梗塞における他覚所見に基づく分類
Forrester分類	スワンガンツカテーテルのデータに基づく分類
Nohria-stevenson分類	末梢循環および肺うっ血所見の有無による分類
クリニカルシナリオ	血圧や発症様式による分類

標準的な治療

急性心不全

- まずは低酸素血症や臓器灌流低下による急変を防ぎ、救命を目指す。
  - ➡その後、症状や血行動態の改善を図るため、心不全の病態に応じた治療法の選択を行う。
- 酸素投与：酸素化を保つよう、適宜、鼻カニュラやマスクによる酸素投与を開始する▶p.70。
  - ➡病態は刻々と変わるため、適宜、酸素化が十分であるか確認する。
  - ➡酸素化が不十分であれば、NPPVや気管挿管などを考慮する。
- 利尿薬：フロセミドをはじめとするループ利尿薬は、体液量過多かつ高度低血圧やショックを呈していない場合に頻用され、臓器うっ血改善に寄与する。
  - ➡血圧が保たれている場合は、血管拡張薬などとの併用を検討する。
- 硝酸薬：ニトログリセリン、硝酸イソソルビドなどの硝酸薬を使用し、前負荷・後負荷を軽減する。
  - ➡硝酸薬は、低容量では静脈系容量血管を拡張させる。高容量では動脈系抵抗血管も拡張させる。
- 鎮静：塩酸モルヒネによる交感神経活性抑制は、前・後負荷軽減および腎血流量増加を促すため、肺うっ血の軽減に有効である。
  - ➡呼吸抑制と、それに引き続くアシドーシスに注意する。

●降圧薬：著明な高血圧を認める場合は、Ca拮抗薬、硝酸薬などの点滴投与による降圧を図る。

●強心薬：心原性ショックに対しては、ドブタミンをはじめとするカテコラミンを考慮する。

➡薬物による改善が得られない場合は、補助循環を考慮する。

慢性心不全

●慢性心不全の管理は、医療チームで介入していくのが望ましい。

➡ポイントは、①減塩、②水分制限、③酸素投与、④ワクチン接種の4点である。

●使用する薬剤は、心不全の病態が「収縮不全か拡張不全か」によって異なる。

➡収縮不全の場合、ACE-I、β遮断薬、利尿薬、ジギタリス製剤、Ca拮抗薬を考慮する。

➡拡張障害は、大規模な臨床試験がほとんど行われていないため、個々の症例に応じた対応が必要となる。

予想される緊急事態

心不全の急性増悪

●塩分過剰摂取、内服アドヒアランス不良、感染など、さまざまな原因で急に症状が増悪することを急性増悪という。

●患者教育が大切で、チーム医療で介入を行う。

●退院後は、体重測定を行うよう指導する。

➡3kg以上増加があるときは浮腫・心不全の増悪の可能性があり病院受診を勧める。

心不全の緩和ケア

●心不全は、症状の増悪と寛解を繰り返しながら、治療抵抗性のステージへと進行していく。

■慢性心不全の管理のポイント

減塩食	NaCl＜6g/日
水分摂取制限	低Na血症があれば＜1.5L/日
酸素投与	PaO_2＞60mg（SpO_2＞90％）が目標
ワクチン接種	肺炎球菌ワクチン、インフルエンザワクチンはすべての心不全患者に適応がある

■慢性心不全の薬剤治療の概要

ACE-I	●生存率を改善する ●作用：末梢血管を拡張し、アルドステロンの分泌を抑えNaを排出する ●絶対禁忌：高カリウム血症、低血圧
β遮断薬	●軽度～中等度の心不全において、死亡を30％、心不全入院を約40％減少させる ●心不全が安定している状態で少量ずつ導入し、徐々に増量していくことが望ましい
利尿薬	●症状の軽減に有効（スピロノラクトンを除き生存率は改善しない） ●フロセミド：尿細管でのNa再吸収を強力に阻害する。低カリウム血症に注意 ●スピロノラクトン：ACE阻害薬とループ利尿薬との併用で死亡率を減少することが示されている。Kの上昇に注意
ジギタリス	●症状をやわらげ、入院期間を短縮する（生存率は改善しない） ●治療域と中毒域との差が小さいため、注意が必要

⇒心不全の進行については、ACCF/AHAのステージ分類が用いられることが多い。

● 患者教育とともに、今後起こりうることに関して、患者本人・家族に説明し、理解を得ることが大切である。

略語

【NPPV】
noninvasive positive pressure ventilation：非侵襲的陽圧換気

■心不全ステージ分類（ACCF/AHAの分類に基づく）

心不全リスクあり

Stage A

構造的異常なし　症状なし　心不全リスクが高い

- 高血圧
- 動脈硬化性の疾患
- 糖尿病
- 肥満
- メタボリックシンドローム
- 心毒性のある薬剤の使用歴
- 心筋症の家族歴

心臓の構造的異常が進行する

Stage B

構造的異常あり　症状なし

- 心筋梗塞の既往
- 左室肥大や収縮機能低下を含む左室リモデリング
- 無症候性の弁膜症

心不全の症状が現れる

心不全症状あり

Stage C

構造的異常あり　症状あり

- 構造的異常が明らか
- 息切れ、疲れやすさ、運動耐容能の低下がある

心不全治療が難しくなる
安静時にも症状が現れる

Stage D

特別な治療が必要な難治性心不全

- 最大限の薬物治療にもかかわらず、安静時に著しい症状がある（繰り返し入院している、特別な治療なしでは安全に退院できないなど）

構造変化の分類で病態の進行を示す

（平野　雅、宗像源之）

参考文献

1. 日本循環器学会，日本心不全学会，日本胸部外科学会他編：急性・慢性心不全診療ガイドライン（2017年改訂版）．https://www.j-circ.or.jp/old/guideline/pdf/JCS2017_tsutsui_h.pdf（2020.7.30アクセス）．
2. 山中克郎，澤田覚志，植西憲達編：UCSFに学ぶできる内科医への近道 改訂4版．南山堂，東京，2012．

肺塞栓症

主治医にすぐ伝えるべき重要な症状と所見

- 突然の呼吸困難
- 頻呼吸
- 吸気時に増悪する胸痛
- 血痰、喀血

ナースがアセスメントすべきこと

- バイタルサインの確認
- 意識レベルの評価
- チアノーゼ

おさえておきたい基礎知識

- 肺塞栓症とは、静脈血中の塞栓子（血栓、空気、腫瘍など）が血流に乗って肺動脈に詰まり、低酸素血症をきたした状態をいう。
- 血栓が原因の場合を肺血栓塞栓症といい、深部静脈血栓症が原因となることが多い。

➡長期臥床や手術後、安静が解除され、歩行したときなどに好発する。このため、その時期に、突然の呼吸困難や胸痛を認めた際は、肺塞栓症を強く疑って対応する。

■ 深部静脈血栓症の原因

血流うっ滞	●長期臥床 ●心不全 ●妊娠	●長時間のフライト ●肥満
血管内皮障害	●静脈炎 ●手術（特に整形外科疾患）	●外傷 ●中心静脈カテーテル
血液凝固能亢進	●経口避妊薬 ●脱水 ●悪性腫瘍	●妊娠 ●手術

肺塞栓症の検査と診断

動脈血ガス分析

- 低酸素血症、低二酸化炭素血症、呼吸性アルカローシスが特徴的である。
- PaO_2（動脈血酸素分圧）が80Torr未満となり、$A\text{-}aDO_2$（肺胞気－動脈血酸素分圧較差）が開大することが多い ▶p.70。

胸部造影CT

- 血栓像があれば、肺血栓塞栓症と診断できる。
  - ➡血栓像がないにもかかわらず、呼吸困難・胸痛などの症状が説明困難な場合は、下肢静脈エコーを行い、深部静脈血栓症があれば、肺血栓塞栓症として治療を開始する。

肺シンチグラフィ

- 肺シンチグラフィは、造影剤が不要であるため、造影剤アレルギーや腎機能低下症例で有用とされている。
  - ➡CTの診断能の向上に伴って、使用頻度は減少している。
- 肺塞栓症は「換気が正常なのに、肺血流が障害されている」状態なので、肺換気シンチグラフィと肺血流シンチグラフィの結果が一致しない像（ミスマッチ）となる。

胸部X線・心電図

- 肺血栓塞栓症に特異的な所見はないが、呼吸困難を起こす他疾患の除外に有用である。
  - ➡胸部X線写真では、Knuckle sign（ナックル サイン）（肺門部肺動脈主幹部の拡大）、Westermark sign（ウェスターマーク サイン）（血流が途絶した末梢肺野の透過性亢進）、心陰影の拡大がみられることがある。
  - ➡心電図では、Ⅰ誘導で著明なS波、Ⅲ誘導で明瞭なQ波と陰性T波がみられることがある。

肺塞栓症の治療

✔ 急性期（発症から5～10日）

- 酸素投与によって低酸素血症の改善を図る。
- 血行動態不安定・ショック・心停止となった場合や、深部静脈血栓症で下肢切断リスクがある場合は、線溶療法を行う。

✔ 急性期以降（その後3～6か月）

- 再発予防として抗凝固療法を行う。
- 出血リスクが高い場合は、下大静脈フィルターの適応となる。

（齋藤有佳、宗像源之）

参考文献

1. 日本循環器学会，日本医学放射線学会，日本胸部外科学会他：肺血栓塞栓症および深部静脈血栓症の診断、治療、予防に関するガイドライン（2017年改訂版）．https://j-circ.or.jp/old/guideline/pdf/JCS2017_ito_h.pdf（2020.7.30アクセス）．
2. 髙岸勝繁：ホスピタリストのための内科診療フローチャート第2版．シーニュ，東京，2019.

肺炎

主治医にすぐ伝えるべき重要な症状と所見

- 発熱
- 咳
- 痰
- 呼吸困難
- 胸痛
- 意識障害

ナースがアセスメントすべきこと

- バイタルサインの確認
- 聴診（ラ音の有無、呼吸音の減弱・左右差）

おさえておきたい基礎知識

- 肺炎は、発症場所により、市中肺炎、院内肺炎、医療・介護関連肺炎に分類される。
  ➡発症場所により、原因微生物や予後が異なる。
- 肺炎は、原因微生物により、細菌性肺炎と非定型肺炎に分類される。
  ➡非定型肺炎：マイコプラズマ肺炎、真菌性肺炎、ウイルス性肺炎など
- 危険因子や重症度、原因に応じて適切な治療を選択することが重要である。

✓他の疾患との鑑別が先決

- 症状（発熱・咳・痰・呼吸困難・胸痛など）、検査所見（白血球増加・CRP陽性など）、胸部X線写真（異常陰影）をもって肺炎と診断する。
  ➡これらの所見は、他の疾患でもみられるため、鑑別を要する。

■肺炎と鑑別を要する疾患

●心不全	●肺がん	●特発性器質化肺炎
●肺胞出血	●無気肺	●肺梗塞
●薬剤性肺炎　など		

重症度を判定して「入院が必要か」を判定する

●治療場所の決定（外来治療でよいのか、それとも入院治療を要するのか）は、重症度をもとに決定する。

●重症度を評価するスコアとしてA-DROPシステムがある。

■A-DROPシステム　ショックがあれば1項目のみでも超重症と判断

Age	男性70歳以上、 女性75歳以上	●0項目：軽症→外来治療 ●1～2項目：中等症→外来または入院治療 ●3項目：重症→入院治療 ●4～5項目：超重症→集中治療室での治療を考慮
Dehydration	BUN 21 mg/dL以上または脱水所見を認める	
Respiration	SpO_2 90％以下、または PaO_2 60 Torr以下	
Disorientation	意識障害	
Blood Pressure	収縮期血圧90 mmHg以下	

原因微生物を「推定」して初期治療薬を検討する

●初期治療薬を選択するうえで重要なのは「細菌性肺炎か、非定型肺炎か」の鑑別である。

➡そのために実施するのが、喀痰検査（グラム染色・培養）、迅速診断、病歴聴取である。

●喀痰グラム染色は、迅速に実施でき、肺炎の起因菌を推定する際の参考となる。

➡検査にあたり、検体が良質であることが重要である。喀痰採取の前には水でうがいをし、唾液ではなく膿性の喀痰が採取されたことを確認する。

➡唾液様の液体しか取れなかった場合は、もう一度採取しなおす。

●迅速診断で検出できるのは、肺炎球菌およびレジオネラの尿中抗原や、咽頭ぬぐい液を用いたマイコプラズマ抗原である。

⇒尿中肺炎球菌抗原は、治癒後も数か月、陽性になる例があるため、注意が必要である。

- 特徴的な病歴（疫学的特徴）を把握しておくと、問診から原因微生物をすみやかに推定できる。

■「細菌性か非定型か」の鑑別基準

①年齢60歳未満 ②基礎疾患がない、あるいは軽微 ③頑固な咳がある ④胸部聴診上所見が乏しい ⑤痰がない、あるいは、迅速診断法で原因菌が証明されない ⑥末梢白血球数が10000／μL以上	〈左記6項目中で…〉 ●4項目以上→非定型肺炎疑い ●3項目以下→細菌性肺炎疑い 〈左記①～⑤のうち…〉 ●3項目以上→非定型肺炎疑い ●2項目以下→細菌性肺炎疑い

■病歴と病原微生物の関連

家族内・職場での流行	非定型肺炎（マイコプラズマ、クラミドフィラ）
インフルエンザ感染後	黄色ブドウ球菌
脾摘後	肺炎球菌
循環式浴槽利用、温泉	レジオネラ
鳥の飼育歴	オウム病、クリプトコッカス
意識状態不良、アルコール中毒、嚥下障害	誤嚥（嫌気性菌など）
同性愛、性感染症、不特定多数との性交渉	ニューモシスチスなど

肺炎の治療

抗菌薬

- 抗菌薬は、すみやかに開始する。
- 原因微生物を推定し、重症度に応じて初期の抗菌薬を選択する。
- 最終的に、原因菌と感受性が同定されたら、標的となる菌に対して抗菌スペクトラムを狭めた抗菌薬へ変更する。

✓抗菌薬以外の支持療法

- 適切な酸素化が得られるように、酸素投与を行う。
- 上記の他、補液による脱水の改善や適切な排痰、無気肺の予防に努める。

予測される緊急事態

- 肺炎が急速に悪化し、急性呼吸窮迫症候群（ARDS）を起こし、気管挿管と人工呼吸器管理が必要となることがある。
- 肺炎が原因で、心不全が悪化することがある。

略語

【ARDS】
Acute respiratory distress syndrome：急性呼吸窮迫症候群

（齋藤有佳、宗像源之）

参考文献

1. 山口哲生，小倉高志，槇山鉄矢編：呼吸器内科必修マニュアル 改訂版．羊土社，東京，2013.
2. 日本呼吸器学会編：成人市中肺炎診療ガイドライン 第2版．日本呼吸器学会，東京，2010.

COPD

主治医にすぐ伝えるべき重要な症状と所見

- 咳
- 痰
- 喘鳴
- 呼吸困難

ナースがアセスメントすべきこと

- バイタルサインの確認
- 視診（口すぼめ呼吸、呼吸補助筋肥大、奇異性呼吸、チアノーゼ）
- 聴診（呼気時間延長、呼吸音の減弱）

おさえておきたい基礎知識

- COPD（慢性閉塞性肺疾患）は、タバコの煙などの有害物質を長期に吸入することで生じる肺の炎症性疾患である。
- 気道の狭窄や肺胞領域の気腫性変化などの構築変化により閉塞性換気障害をきたす。
- 多くは喫煙者で、40歳以降に発症し、男性に多いとされている。

✓ 症状の評価にはスケールを用いる

- 長期にわたる喫煙歴があり、慢性的に咳、痰、労作時呼吸困難などがみられる場合、COPDを疑う。
- 症状の評価には、修正MRC息切れスケールを用いる。
  ➡修正MRCが2点以上の場合、症状レベルが高いとされる。

✓ ある程度病状が進行すると、特徴的な身体所見が現れる

- 視診では、ビア樽状胸郭、口すぼめ呼吸、呼吸補助筋の肥大がみられる。

■修正MRC息切れスケール

0	激しい運動をしたときだけ息切れがある
1	平坦な道を早足で歩く、あるいは緩やかな上り坂を歩く時に息切れがある
2	息切れがあるので同年代のひとよりも平坦な道を歩くのが遅い、あるいは平坦な道を歩いている時に息切れのため立ち止まることがある
3	平坦な道を約100m、あるいは数分歩くと息切れのために立ち止まる
4	息切れがひどく家から出られない、あるいは衣服の着替えをするときにも息切れがある

➡ビア樽状胸郭：肺の過膨張により、胸郭の前後径が増大する。

➡口すぼめ呼吸：気道内圧を高めることで、呼気時の気道閉塞を緩和する。

➡呼吸補助筋の肥大：努力呼吸に伴って生じる。

● 聴診では、呼気時間の延長、呼吸音の減弱、努力呼出時の喘鳴を認める。

● 打診・触診では、鼓音（肺の過膨張による）、肺肝境界の下降、肝腫大を認める。

診断は、呼吸機能検査に基づく

● COPDの診断には、スパイロメトリーが最も重要である。

● 気管支拡張薬吸入後のスパイロメトリーで「FEV1%が70%未満で、他の気流制限をきたしうる疾患を除外できた場合」にCOPDと診断する。

➡FEV1%は、気管支喘息でも低下するが、気管支拡張薬投与によって改善する。

胸部画像では、特徴的な所見が得られる

● 胸部X線では、肺野の透過性亢進（肺胞壁の破壊と消失のため）、肺の過膨張所見（横隔膜の平低化、滴状心、肋間腔の拡大）がみられる。

➡胸部X線は、肺がんや気胸、肺炎などの合併症の診断にも有用である。

●胸部CTでは、気腫病変・気道病変が描出される。

➡気腫病変：大小さまざまな低吸収領域として認められる。

➡気道病変：気道壁の肥厚や内腔の狭小化が描出される。

COPD安定期の治療

薬物療法

●気管支拡張薬：軽症例では、症状出現時（労作時など）に、短時間作用性気管支拡張薬を頓用で吸入する。中等症以上では、第一選択薬として長時間作用性吸入抗コリン薬を用いる。

➡前立腺肥大症や緑内障などで、抗コリン薬を使用できない場合は、長時間作用性β刺激薬（吸入・貼付）を使用する。

●吸入ステロイド：中等症以上で増悪を繰り返す患者に対しては、増悪の頻度を減少させ、QOLを改善するために、吸入ステロイドを使用する。

➡高用量では、肺炎が増加する可能性があるため注意する。

●ワクチン：感染が増悪の原因となるため、ワクチン接種も推奨される。

➡インフルエンザワクチンはすべてのCOPD患者に、肺炎球菌ワクチンは65歳以上および65歳未満でFEV1％が40％未満の患者に、接種が推奨されている。

非薬物療法

●禁煙：禁煙により気流制限の進行が抑制され、生命予後が改善される。

➡肺機能は加齢とともに低下するが、喫煙者では非喫煙者に比べて低下速度が大きい。

●呼吸リハビリテーション：運動療法を中心に、呼吸訓練（口すぼめ呼吸や腹式呼吸など）、胸郭可動域訓練（ストレッチなど）、痰の多い患者に対する排痰訓練などがある。

- 在宅酸素療法：PaO_2が55 Torr以下、もしくは、PaO_2が60 Torr以下で睡眠時または運動負荷時に著しい低酸素血症をきたす場合に適応となる。
  - ➡低酸素血症のある患者に対して在宅酸素療法を行うと、生命予後の改善が期待できる▶p.70。
  - ➡高濃度酸素吸入によるCO_2ナルコーシスに注意が必要である。

予測される緊急事態：COPD急性増悪

- 呼吸困難、咳、痰などの症状が急激に悪化した状態をCOPD急性増悪という。
  - ➡通常、感染や何らかのストレスを契機とすることが多い。
- 増悪時に行う検査は、動脈血液ガス分析、胸部X線、心電図、血液検査である。
- 治療の基本は、ABCアプローチ（A：抗菌薬、B：気管支拡張薬、C：ステロイド）である。

略語

【COPD】
chronic obstructive pulmonary disease：慢性閉塞性肺疾患

（齋藤有佳、宗像源之）

参考文献

1. 山口哲生，小倉高志，樫山鉄矢編：呼吸器内科必修マニュアル 改訂版．羊土社，東京，2013.

肝機能障害

主治医にすぐ伝えるべき重要な症状と所見

- 全身倦怠感・皮膚の黄染・瘙痒感
- 体重変化
- 内服薬（特に新規に内服した薬剤）
- アルコール摂取量
- 輸血歴・手術歴
- 海外渡航歴・食事歴・性交歴
- 健康診断の受診歴とその結果
- 肝疾患の家族歴

ナースがアセスメントすべきこと

- 眼球結膜の黄疸
- 肝腫大
- 腹水貯留
- くも状血管腫・腹壁静脈瘤
- AST・ALT・ビリルビン値
- ALP・γ-GTP
- アルブミン・総コレステロール・コリンエステラーゼ・PT

おさえておきたい基礎知識

- 健康診断や一般的な血液検査で、肝機能障害の指標として用いられる項目は多い。
  - ➡AST・ALT・LDH・ALP・γ-GTP・ビリルビン値の上昇をもって肝機能障害という。
- 「各項目が何を示しているのか」「それらの項目がどのように関連しているのか」を理解することが重要である。

AST（アスパラギン酸アミノトランスフェラーゼ）

- 細胞が破壊されて上昇する逸脱酵素で、肝細胞傷害があることを示す。
  - ➡ASTは、肝臓以外にも心筋・骨格筋・腎臓・脳・赤血球にも分布する。
- 肝細胞内には、ASTがALT（後述）の2～3倍存在する。
- 半減期は10～20時間である。
  - ➡ASTのSは「ShortのS」ととらえると覚えやすい。

✓ALT（アラニンアミノトランスフェラーゼ）

- 細胞が破壊されて上昇する逸脱酵素で、肝細胞傷害があることを示す。

  ➡ALTは、肝細胞に比較的特異的に分布している。

- 肝細胞の細胞質中には、ALTが、ASTより多く分布している。
- 半減期は47時間である。

  ➡ALTのLは「LongのL」ととらえると覚えやすい。

- 「AST＞ALT上昇」であったら、下記を考慮する。

  ①重症肝細胞傷害（ミトコンドリアAST逸脱）：肝合成能・肝代謝能を確認する。

  ②アルコール性肝細胞傷害：AST/ALT≧2

  ③肝硬変：肝合成能・肝代謝能をチェックする。

  ④肝細胞以外の細胞傷害：CK・LDH・ビリルビン・Hbなどを確認する。

✓ビリルビン

- 間接ビリルビンと直接ビリルビンの2種類がある。

  ①老廃赤血球より脂溶性のビリルビンが生成され、アルブミンと結合して肝臓に運搬される（これが**間接ビリルビン**である）。

  ②肝臓に運搬された間接ビリルビンが肝臓でグルクロン酸抱合を受ける。

  ③グルクロン酸抱合された間接ビリルビンは、水溶性のビリルビンとなり、胆汁中に排泄される（これが**直接ビリルビン**である）。

- 間接ビリルビンと直接ビリルビンの割合から、下記を考慮する。

  ①間接ビリルビン優位のビリルビン上昇：**溶血型**

  ②間接ビリルビンと直接ビリルビンが同等なビリルビン上昇：**肝細胞傷害型**

  ③直接ビリルビン優位のビリルビン上昇：**閉塞性黄疸型**

✓肝合成能・肝代謝能の評価項目

- AST・ALTは逸脱酵素であるため、実際は、肝機能（肝臓のはたらき）ではなく、肝細胞傷害を示している。

■ビリルビンの体内動態

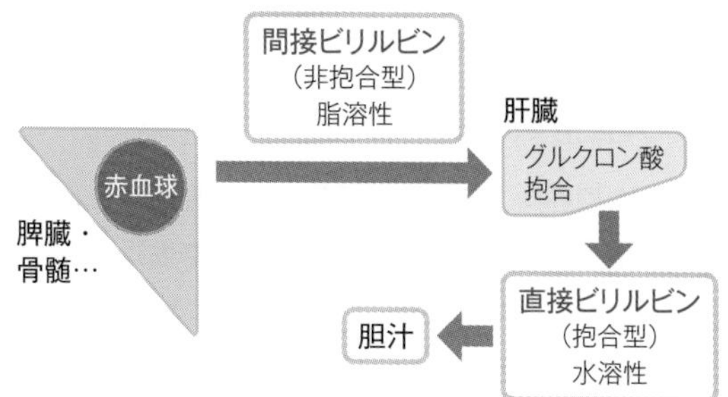

●肝機能を評価する一般的な採血項目は、以下の指標である。

①肝合成能：アルブミン・コレステロール・コリンエステラーゼ・凝固因子・PT（プロトロンビン時間）。

②肝代謝能：ビリルビン・アンモニア。

ALP（アルカリホスファターゼ）

●細胞破壊がなくても、特定の刺激で上昇する誘導酵素である。

➡ALPは、肝胆道系以外にも小腸・骨・胎盤などに分布する。そのため、これらの部位の組織障害によって上昇する。

●ALPは、γ-GTP（後述）と組み合わせて評価することが大切である。

➡γ-GTP上昇を伴わない場合：薬物刺激が原因と考えられる。ALPアイソザイムの測定が必要となる。

➡ALPとγ-GTPの両方が上昇している場合：胆汁うっ滞と薬物刺激を考える。

γ-GTP（ガンマグルタミルトランスペプチダーゼ）

●細胞破壊がなくても、特定の刺激で上昇する誘導酵素である。

➡γ-GTPは、肝胆道系に特異性が高い。

●γ-GTP単独上昇の場合は、薬物刺激を考える。

➡特にγ-GTP≧100の場合、最も多い原因薬物はアルコールである。

肝機能障害をきたす代表的疾患とその治療

ウイルス性肝炎

- A型肝炎：A型肝炎ウイルスの経口摂取で発症する。汚染された食品・流行地への海外旅行、ドラッグ使用や性行為などが原因となる。
  - ➡治療は、安静＋対症療法である。
- B型肝炎：B型肝炎ウイルスは、母子感染・輸血後感染など、血液を介して感染する。
  - ➡治療は、抗ウイルス療法（核酸アナログ製剤・インターフェロン製剤）である。
- C型肝炎：C型肝炎ウイルスは、血液を介して感染する。約半数は感染経路不明である。
  - ➡治療は、抗ウイルス療法である。
- D型肝炎：D型肝炎ウイルスは、B型肝炎ウイルスをヘルパーウイルスとして増殖する。
  - ➡治療は、安静＋対症療法である。
- E型肝炎：E型肝炎ウイルスの経口摂取で発症する。6週間前の海外渡航歴や、ブタ・イノシシ・シカなどの摂取歴に注意する。
  - ➡治療は、安静＋対症療法である。

薬剤性肝障害

- 薬物によって、肝細胞傷害型や胆汁うっ滞型、またはその混合型の急性肝障害が生じる疾患である。
  - ➡他の肝疾患の除外が必要となる。
- 原因薬剤としては、解熱鎮痛薬・抗菌薬・健康食品などが多い。
  - ➡薬剤内服後、2か月以内に90％が起こる。
- 治療は、被疑薬（疑わしい薬剤）の中止である。
- 肝細胞傷害型は、劇症化するとの報告もある。

Part 3 肝機能障害

アルコール性肝障害

- アルコール過剰摂取によって生じる肝障害である。
  - ➡アルコール性脂肪肝・アルコール性肝線維症・アルコール性肝炎→肝硬変→肝がんへと進展する。
- 多くは「アルコール換算量60g/日以上×5年間以上」で発症する。
  - ➡女性のほうがアルコール性肝障害になりやすく、男性より少量の飲酒量でも発症する。
- AST優位の肝細胞傷害＋γ-GTPの著明な上昇が特徴である。MCV≧100の場合もある。
- 多くの場合、禁酒ですみやかに改善する。
  - ➡アルコール離脱症候群に注意する。
- ビタミンB_1補充を考慮する。
- 栄養療法も重要となる。

非アルコール性脂肪性肝疾患（NAFLD）

- 有意な飲酒歴がないのに、画像上で肝臓に脂肪変性がみられ、B型肝炎・C型肝炎・その他の肝疾患が除外されたものを指す。
- 非アルコール性脂肪肝（NAFL）のうち10～20％は、非アルコール性脂肪肝炎（NASH）へ進展する。その5～20％が肝硬変・肝細胞がんへと進展する。
- 治療は、食事療法と運動療法、薬物療法が行われる。
  - ➡薬物療法は、まだ確立されていないのが実情である。

略語

【NAFLD】
nonalcoholic fatty liver disease：非アルコール性脂肪性肝疾患
【NASH】
nonalcoholic steato-hepatitis：非アルコール性脂肪肝炎

（宗像源之）

参考文献

1. 本田孝行：ワンランク上の検査値の読み方・考え方．総合医学社，東京，2014.

電解質異常

主治医にすぐ伝えるべき重要な症状と所見

- 意識障害
- 四肢の脱力
- 動悸
- モニター波形がいつもと違う

ナースがアセスメントすべきこと

- 意識レベルの確認
- バイタルサインの再確認
- 飲水量増加（口渇があるか）
- 尿量（多尿があるか）
- 浮腫
- 脱水の所見
- モニターチェック（疑わしければ12誘導心電図のオーダーもらう）

おさえておきたい基礎知識

電解質異常は「その物質の過剰・欠乏」をみる

- 電解質とは、血中にイオンとして存在する物質のことである。

➡採血でよくみかけるNa^+、K^+、Cl^-、HCO_3^-などを指す（「＋」や「－」がついているものと考えておけば、だいたい合っている）。

- 基本的に、電解質異常は、それら電解質が何らかの原因により、体内に過剰に存在するか、欠乏しているかの状態を意味する。

➡例：採血でK^+が「高ければ体内に過剰にある」「低ければ体内に欠乏している」と推定できる。

Naだけは「水分の過剰・欠乏」も反映する

- Na^+のみ、有効浸透圧物質としての作用をもつ。

➡有効浸透圧物質：細胞内と細胞外の水の分布量を規定する物質。

- 「Na^+≒体内の水分量の指標」とも考えなければならない。

➡高Na血症は「水の欠乏」、低Na血症は「水の過剰」と判断できる。

Na異常の原因は、身体診察から見抜く

- Na異常は「水分量の異常」と「Na^+量の異常」の両方を意識しなければならない。
- Na量の異常は、細胞外（間質）で判断するとよい。
  - ➡Na^+過剰は間質の浮腫、Na^+欠乏は脱水（細胞外液減少）で評価する。
  - ➡浮腫、脱水がなければ、単純に水分量の異常だけのことが多い。
  - ➡浮腫は「水がたまる」とよく表現されるが、真水ではなく「塩水がたまっている」とイメージするとよい。
- 両者が混在する場合（水が多くNa^+が少ない、水もNa^+も多いなど）も少なくないので、検査結果と身体診療を合わせて評価する。

■Na異常が示すこと

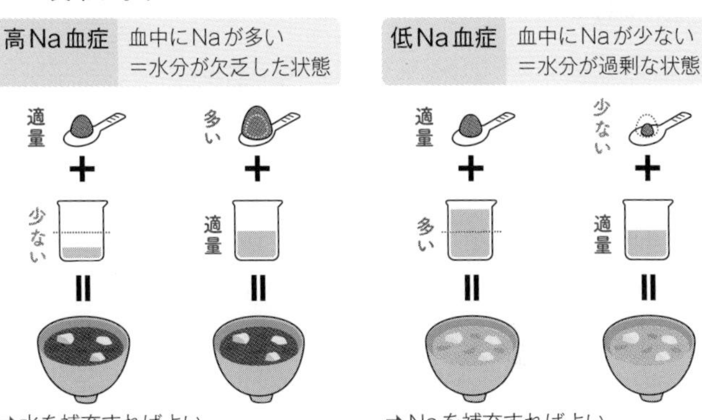

病棟でよく出合う電解質異常

低Na血症 最も高頻度

- 高齢者、ICU、精神科での入院患者に多くみられる。
- Na 125mEq/L未満から症状が出ることが多い。
  - ➡Na 115mEq/L未満は、生命の危険があるとされる。
- 低Na血症をみたら、まずは血漿浸透圧を確認する。

➡ほとんどの場合は「水が多い」ため、血漿浸透圧が低下する。

➡血漿浸透圧が高い場合（高張性低Na血症）は、浸透圧性利尿薬（マンニトールなど）や高血糖の代償作用が考えられる。

➡血漿浸透圧が正常の場合（偽性低Na血症）は、多発性骨髄腫などの高タンパク血症や、高中性脂肪血症による「見かけ上の変化」と考える。

- 低Na血症をみたら「細胞浮腫による症状」を考える。

➡特に危ないのが脳浮腫である。脳は頭蓋骨に囲まれているため、障害が起こりやすい。そのため、低Na血症では頭の症状、嘔気・嘔吐、頭痛、意識障害、意識変容、けいれんの有無をみる。

- 上記以外にも、原因は多岐にわたる。尿浸透圧や尿中Na濃度をもとに鑑別していく。

✓低K血症 入院患者の20%程度

- K 2.5mEq/L以下から症状が現れるとされる。

➡筋力低下や横紋筋融解症、麻痺性イレウスの他、麻痺や筋攣縮、多尿や腎障害、不整脈がみられる。

➡心電図異常（QT延長やU波出現、心室性期外収縮）が重要。致死的不整脈のtorsade de pointes（トルサード ド ポアント）になることもあるため要注意 ▶p.60。

- 原因病態として、①摂取不足、②細胞内シフト（血中から細胞内に入る）、③排泄の増加、が知られている。これらの鑑別として尿中のKやClなどの測定が必要である。

➡細胞内シフトは、代謝性アルカローシスやインスリン、β刺激薬、甲状腺機能亢進症などで亢進する。

- 頻度の高い原因として、薬剤性（特に甘草（かんぞう）を含む漢方薬、フロセミド、サイアザイド系利尿薬）、Mg欠乏、嘔吐、下痢、周期性四肢麻痺を覚えておくとよい。

✓高K血症 入院患者の1.4〜10%程度

- 心電図異常は多岐にわたるが、T波増高（テント状T波）、P波消失、サイン波、徐脈、VFが知られている ▶p.60。

➡血清K値と心電図波形は必ずしも相関しない。また、自覚症状は非特異的症状（嘔気、気分不良など）なので、心電図波形と、リスク要因や原因から高K血症を想起しなければならない。

- リスク要因（腎不全、糖尿病、高齢者）に何らかの原因が加わると起こりやすい。
- 原因病態として、以下の3つが知られている。
  ①摂取過多：生野菜や果物、ドライフルーツや海藻類、ナッツ類、果物の缶詰のシロップ、一部の代用塩などに多い。経管栄養や輸血製剤にも含まれるため注意する。
  ②細胞外シフト：インスリン欠乏、β遮断薬、筋肉や腫瘍の融解（外傷や感染症、アルコール、薬剤など）などがある。
  ③腎排泄低下：腎機能障害、薬剤性など。高血圧や心不全の治療薬（ACEIやARB、β遮断薬など）、K保持性利尿薬（スピロノラクトンなど）、鎮痛薬（NSAIDsやCOX-2阻害薬など）が代表的。

✔高Ca血症

- Ca 12mg/dL以上で食思不振・嘔気が現れ、口渇・多飲多尿や便秘が起こることが多い。進行すると精神症状や意識障害を呈する。
  ➡尿路結石や脱水症、腎障害、消化性潰瘍、膵炎を起こすこともある。
- 入院患者では、悪性腫瘍の患者にみられることが多い。
  ➡肺扁平上皮がん、乳がん、多発性骨髄腫、成人T細胞性リンパ腫に多い。
- 腎不全、透析患者では、活性型ビタミンD製剤やCa製剤の投与が原因となる。
- 治療は、12mg/dL以上で有症状時か、14mg/dL以上で行う。

標準的な治療

✔低Na血症の初期治療

- 症状の有無、急性か慢性かによって治療方針が変わる。
  ➡脳浮腫を予防・改善するための治療となるが、急速に補正してしまうと、浸透圧性脱髄症候群（後述）が生じるため、緩やかに補正する。
- ここでは、症候性低Na血症の早期補正を示す。

❶3% NaCl液100～150mLを20分かけて経静脈投与する。

➡3% NaCl液は、生理食塩液（0.9%）500mLのうち100mLを捨て、残った400mLに10%食塩水20mLを6筒混注すると、作れる。

❷投与後にNa値を評価し、4～6mEq/L上昇するまで繰り返す。

❸症状改善、血清Na値8mEq/Lの上昇（浸透圧性脱髄症候群のリスクがある場合は6mEq/Lの上昇）、血清Na＞130mEq/Lのいずれかを達成したら補正終了。

➡補正の速さは文献によってさまざまなので、所属施設や主治医の方針を確認しておくとよい。

❹血清Na値 8mEq/Lの上昇があっても、症状が残存する場合は、翌日も❶から行う。

低K血症の初期治療

- 致死的な合併症を予防するため、モニター管理下で頻回に血清K値を測定する。
- 欠乏しているK⁺は、血清K値≧3mEq/Lまで補充し、その後は数日～数週かけてゆっくり補正する。

➡Kの急速投与は致死的不整脈を起こすため、経口投与で緩やかに補正するほうが、経静脈投与より安全である。有症状時は、K 40mEqを経口で3～4時間ごとに投与する。

- 原因疾患の診断・治療を行う。

➡低Mg血症もある場合、低K血症が改善しにくく、致死的不整脈も起きやすくなるため、注意が必要となる。

高K血症の初期治療

- 致死的不整脈の予防と血清K値の補正が目標となる。
- 心筋安定のため、モニター管理下でグルコン酸カルシウム8.5%注10mLを2～3分かけて緩徐に静注する。

➡3～5分以内に心電図が改善しない場合や、再び異常波形が出た場合は、同量を再投与する。

- 一時的な血清K値補正のため、グルコース・インスリン療法を行う。

➡ヒューマリン®R 10単位＋50%ブドウ糖液50mLを5分かけて静注。

その後、5%ブドウ糖液を100mL/時で持続投与。

➡インスリンの作用により血糖とK^+を細胞内に引き込むことで血清K値を補正する方法。即効性があり、10～20分程度で効果がみられるが、4～6時間程度しか持続しない。

●体外へのK排出は、即効性があるが、効果が持続しない。そのため、上記を行いながら、K排出を行っていく。

■K排出の方法

利尿薬	●腎機能が保たれているなら、フロセミド10mg静注から始める ➡腎機能が悪い場合は適宜漸増していく
陽イオン交換樹脂	●便中へのK排出を目的とし、4～24時間ほどかけて低下させる ●ポリスチレンスルホン酸Caやポリスチレンスルホン酸Naを、それぞれ30g分3で経口投与する ➡便秘を起こしやすいため、下剤との併用が必要。しかし、D-ソルビトール液との併用は、腸管壊死の危険性があり、Mg製剤では拮抗するためK低下作用が減弱される ●腸管手術後すぐの患者には禁忌となる
血液透析	●尿からの排出が期待できない例などで考慮する

✓高Ca血症の初期治療

●脱水症を合併していることが多いため、生理食塩液の負荷を行う。

➡生理食塩液200～300mL/時で開始し、尿量100～150mL/時が得られるように調節する。

●カルシトニン製剤を投与し、数時間ごとに血清Ca値を測定する。

➡カルシトニン40単位を、2～4回/日、筋注または生理食塩液20～50mLで希釈して点滴静注を行う。

●ビスホスホネート製剤を併用する（悪性腫瘍による高Ca血症にのみ保険適応がある）。

➡パミドロン酸・アレンドロン酸：500～1000mLの生理食塩液か5%ブドウ糖液に溶解し、4時間かけて点滴静注。

➡ゾレドロン酸：100mLの生理食塩液か5%ブドウ糖液に溶解し、15分以上かけて点滴静注。

➡いずれの製剤も、2回目の投与は1週間以上あける。また、腎機能障害がある患者には注意して投与する。

●重症例（Ca 16 mg/dL以上など）では、Caフリーの透析液で血液透析を検討する。

予想される緊急事態

浸透圧性脱髄症候群

●低Na血症の急激な補正により、脳細胞浮腫の水分が減りすぎて、脳細胞脱水が起きてしまうことで発症する。

➡3～15日ほど遅れて症状が出現するため、低Na血症の症状が改善した後、再度症状が出てきた場合は注意が必要になる。

●脳幹（橋や基底核など）に起き、各部位の巣症状が起こる。

➡巣症状：橋だと、進行する四肢麻痺、構音障害、嚥下障害、意識変容など。基底核だと、Parkinson（パーキンソン）様症状（四肢の強剛、振戦、動作緩慢など）がみられる。

●危険因子は、慢性低Na血症、血清Na≦105 mEq/L、アルコール中毒、肝障害、低栄養、低K血症である。

略語

【VF】
ventricular fibrillation：心室細動
【ACEI】
angiotensin converting enzyme inhibitor：アンジオテンシン変換酵素阻害薬
【ARB】
angiotensin Ⅱ receptor blocker：アンジオテンシンⅡ受容体拮抗薬
【NSAIDs】
non-steroidal anti-infl ammatory drugs：非ステロイド性抗炎症薬
【COX-2】
cyclooxygenase-2：シクロオキシゲナーゼ2

（鵜山保典）

参考文献

1. 藤田芳郎，志水英明，富野竜人他編：研修医のための輸液・水電解質・酸塩基平衡．中央医学社，東京，2015.
2. 上田剛士：ジェネラリストのための内科診断リファレンス．医学書院，東京，2014.
3. 上田剛士：高齢者診療で身体診察を強力な武器にするためのエビデンス．シーニュ，2014.

糖尿病

主治医にすぐ伝えるべき重要な症状と所見

- 意識障害
- 低血糖の持続
- 400mg/dL以上の高血糖
- 敗血症を疑う場合(qSOFA 2項目以上)

ナースがアセスメントすべきこと

- 意識レベルの確認
- 血糖測定
- バイタルサインの再確認

おさえておきたい基礎知識

糖尿病型の分類

- 糖尿病は、インスリンが絶対的または相対的に欠乏し、適切な血糖維持ができなくなった状態である。
- 成因から、4つに分類できる。

①1型糖尿病(膵β細胞の破壊による絶対的なインスリン不足)。
②2型糖尿病(インスリン抵抗性やインスリン分泌低下が原因)。
③特別な機序(遺伝子異常、内分泌疾患、感染症などによる)。
④妊娠糖尿病(妊娠中にはじめて見つかった糖代謝異常)。

糖尿病の診断

- 糖尿病の診断は、フローチャートに基づいて行う。

■診断のフローチャート

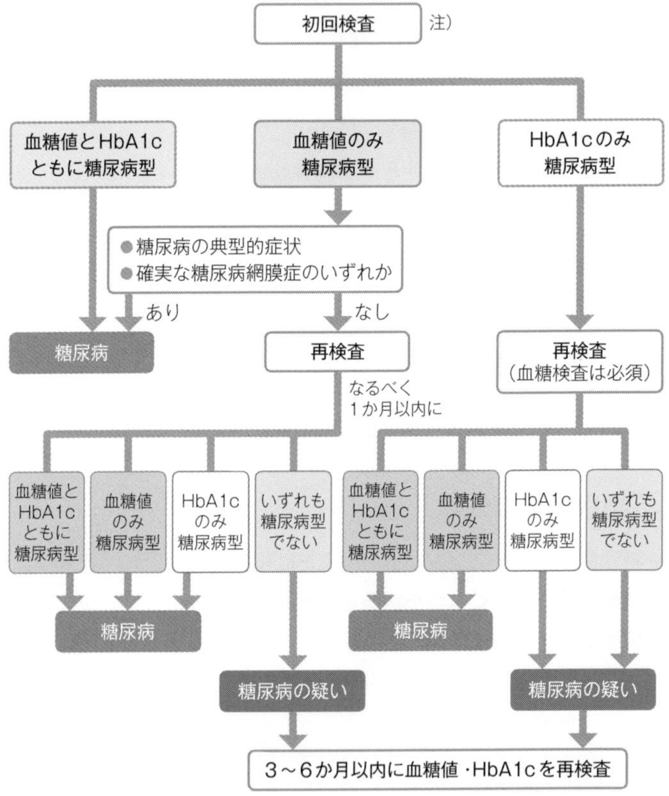

注）糖尿病が疑われる場合は、血糖値と同時にHbA1cを測定する。同日に血糖値とHbA1cが糖尿病型を示した場合には、初回検査だけで糖尿病と診断する

日本糖尿病学会編：糖尿病治療ガイド2020－2021．文光堂，東京，2020：26．より転載

標準的な治療

- 治療の目標は、以下の2つである。
  ①高血糖に伴う症状(口渇、多飲、多尿、倦怠感、体重減少)をなくすこと
  ②合併症(網膜症、腎症、神経障害)をできる限り少なくすること
- まず、インスリンの適応があるかどうかを判断する。
  ➡適応となるのは、1型糖尿病、糖尿病性昏睡、ケトアシドーシス、感染症、妊娠、著明な高血糖(>300mg/dL)である。
- インスリンの適応がなく、食事・運動療法で改善がない場合は薬物療法が選択される。

✓糖尿病の薬物療法

- 近年、血糖コントロールの目標値は大きく変化した。
  ➡厳しい血糖管理を行うと、低血糖や死亡率が上昇することが示されたためである。
- HbA1cの目標は、認知症がない65歳以上75歳未満では6.5～7.5%、75歳以上では7.0～8.0%である。
  ➡中等度以上の認知症がある場合には7.5～8.5%が目標となる。

■代表的な糖尿病治療薬

経口薬	
ビグアナイド 第1選択薬	●筋肉における糖の取り込みを増加させ、肝臓での糖新生を抑制する薬 ➡体重減少作用もある ●古くからあり、安価で、安全性も高く、頻用されている ●腎機能がひどく低下(<GFR 30mL/分/1.73m^2)すると、**乳酸アシドーシス**(致死的な合併症)を起こすため、注意が必要 ●造影剤を用いる検査時も、中止しなければならない
SGLT2阻害薬	●腎臓の近位尿細管での糖の再吸収を阻害し、尿中に糖を排泄することで、血糖上昇を妨げる薬 ●大規模臨床試験において、心血管複合イベント抑制のエビデンスが認められたため、よく処方されるようになった ●尿糖排泄が増えるため、浸透圧利尿による脱水や、尿路・性器感染症に注意が必要

（表つづき）

DPP-4阻害薬		●インクレチンの分解を抑制し、インクレチン作用を増強する薬 ➡インクレチンは、食事摂取により小腸から分泌され、膵臓でのインスリン分泌能を高める ●腎機能に応じて減量する必要のあるものが多い ●副作用として、消化器症状（嘔気、下痢、便秘）、関節痛を起こすことがある
スルホニル尿素（SU）薬		●膵β細胞のインスリン分泌を促進する薬 ➡少し前まで非常によく使用されたが、低血糖を起こすリスクが非常に高いため、最近はビグアナイド薬とDPP-4阻害薬、SGLT2阻害薬がより多く処方される ●高齢者への投与は、遷延化する低血糖のため、非常に危険である
αグルコシダーゼ阻害薬		●炭水化物が糖に分解されるのを防ぎ、腸管からの糖の吸収を遅延させる薬 ●副作用（腹部膨満や放屁の増加、下痢、便秘）が多く、血糖降下作用も弱いため、最近はあまり用いられない
チアゾリジン薬		●インスリン抵抗性を改善する ●副作用として、循環血液量の増加に伴う浮腫や心不全悪化が起こる。膀胱がんのリスクも高まる
注射薬		
インスリン製剤		●作用時間により超速効型、速効型、中間型、持続型に分かれる ➡混合型、配合溶解は、作用時間が異なる2つの製剤を混ぜ合わせたものである
	入院	●初期のインスリン投与量は、0.2～0.3単位/kg体重/日 ●追加分泌と基礎分泌は3：1の割合で開始し、血糖の推移を見て量を調整 ➡追加分泌には超速効型、基礎分泌には持続型が用いられることが多い
	外来	●持続型インスリンを0.1単位/kg体重/日で、朝か就寝前に1回打つ ➡さらに、経口血糖降下薬を用いて血糖コントロールを行うBOT（経口薬・基礎インスリン併用療法）という方法がある
GLP-1受容体作動薬		●膵β細胞からのインスリン分泌を亢進させる注射薬 ●1日1回または週に1回注射する

予想される緊急事態

シックデイ

- 糖尿病患者が、発熱・下痢・嘔吐・食思不振のために、食事が取れないときのことをいう。
- 高血糖緊急症を起こすことがあり、患者指導が重要である。
  - ➡血糖が不安定になると、致死率の高い糖尿病ケトアシドーシス（DKA）や高浸透圧高血糖状態（HHS）、重症低血糖を起こすことがある▶p.23。

■シックデイ予防のための患者指導の内容

①医療機関への連絡法を知らせる
②自己判断で糖尿病治療薬を中断しない
③水分と糖分を摂取する
④血糖測定を自宅で頻回に行う

糖尿病ケトアシドーシス（DKA）

- 1型糖尿病、または、インスリンを用いている2型糖尿病で発症する。
  - ➡極度のインスリン欠乏と、インスリン拮抗ホルモン（グルカゴンなど）増加により、高血糖（>300mg/dL）、アシドーシス（<pH7.3）、高ケトン血症（βヒドロキシ酪酸増加）が起こる。
- インスリンの中断、感染症、心筋梗塞、急性膵炎、妊娠、清涼飲料水の多飲などが原因となる。
- 治療は、ICUまたはHCUで行うのが望ましい。
  - ➡生理食塩液の十分な補液、速効型インスリン投与（10単位を静注後、0.1単位/kg/時を開始）を行う。
- しばらくは、1時間ごとの血液ガス分析により、血糖、pH、電解質チェックが必要である。
  - ➡低カリウム血症が起こりやすい▶p.226。

✓高浸透圧高血糖状態（HHS）

- 著しい高血糖（>600 mg/dL）と、ひどい脱水による高浸透圧血症（>320 mOsm/L）により、循環不全をきたすことである。
  - ➡顕著なアシドーシスは認めない（pH 7.3～7.4）。
- 高齢者が感染を契機に発症することが多い。
- 治療は、DKAと同じであるが、脱水の補正が重要である。
  - ➡インスリン投与量は、DKAに比べて少量となる。

✓低血糖の持続

- 低血糖時には「50％ブドウ糖20 mL静注」の指示が主治医より出ていると思うが、繰り返しこれを行っても低血糖が持続する場合には、次のことを考えなければならない。
  - ➡スルホニル尿素薬内服中の患者では、その効果が数時間続くことがある。
- 敗血症、副腎不全、肝硬変、アルコール、インスリノーマのために低血糖が持続することもある。

略語

【BOT】
basal supported oral therapy：経口薬・基礎インスリン併用療法
【DKA】
diabetic ketoacidosis：糖尿病ケトアシドーシス
【HHS】
hyperosmolar hyperglycemic state：高浸透圧高血糖状態

（山中克郎）

参考文献

1. 能登洋編：特集 糖尿病診療の“Q”．medicina 2019；56(6).
2. 目黒周責任編集：特集 糖尿病．Hospitalist 2018；6(2).

腎機能障害

主治医にすぐ伝えるべき重要な症状と所見

- 意識障害
- 血圧低下しショックを疑うとき
- 排尿がないとき<500mL/日
- 血清クレアチニンの急激な上昇
- 尿毒症症状（意識レベルの低下、呼吸困難、嘔気・嘔吐）

ナースがアセスメントすべきこと

- 意識レベルの確認
- バイタルサインの再確認
- 尿量のチェック
- 飲水量、点滴量の確認

おさえておきたい基礎知識

腎機能障害の分類

- 急性腎障害（AKI）と、慢性腎臓病（CKD）に分けられる。
- AKIは、数時間から数日の経過で腎機能が低下する病態である。
- CKDは、以下の基準のいずれか、または両方が3か月以上続いた場合を指す。

➡以下の2つの基準によって、重症度が分類される。

①尿検査・血液検査・画像診断などで明らかな腎障害（特にタンパク尿0.15g/gCr以上）。

②糸球体ろ過量（GFR）<60mL/分/1.73m^2。

- 以前の腎機能を調べ、過去の血清クレアチニンが高ければ、CKDである可能性が高い。

➡腹部超音波やCT検査での薄い腎皮質や萎縮した腎臓は、CKDを示唆する。

AKI：原因の診断と標準的な治療

- 腎臓に血液が供給できないのか（腎前性）、腎臓そのものに問題があるのか（腎性）、腎臓で作られた尿がうまく排出できないのか（腎後性）を鑑別することが重要である。

まずは腎後性を疑って対応する

- 尿道カテーテルを留置する。
  - ➡膀胱内に貯留している尿の量を調べる。
- 腹部エコーを行う。
  - ➡水腎症、膀胱内の尿、前立腺肥大の有無をチェックする。
- 薬剤歴・既往歴を調べる。
  - ➡薬剤（抗コリン薬、抗ヒスタミン薬）の使用、前立腺肥大症、がん、尿路結石、神経因性膀胱が原因となる。
- 治療は、閉塞の解除（尿道カテーテル、尿管ステント、腎瘻）、原因となった薬剤の中止である。

腎後性でなければ、腎前性腎障害を疑って対応する

- ACE阻害薬やNSAIDsは、輸入細動脈を収縮させ、腎前性腎障害を起こす。
  - ➡脱水·下痢·利尿薬によって循環血液量が減り、腎血流が低下するため。
- 治療は、原因となる薬剤を中止し、輸液を行うことである。

腎前性でもなければ、腎性腎不全を疑って対応する

- 腎性腎障害には、さまざまな原因がある。
  - ➡急性尿細管壊死、間質性腎炎、糸球体病変、血栓性微小血管症、腎血管性に分類される。
- 糸球体に障害があれば、変形赤血球や顆粒円柱が出現する。
- 尿細管壊死では、濃い色の尿となり泥状茶色の顆粒円柱を認める。
  - ➡CK＞6000 IUでは、尿細管壊死を起こす可能性がある。
- 治療は、原疾患によって異なる。

➡原因となる薬剤があれば中止する。

■腎性腎障害の原因

急性尿細管壊死	●薬剤(アミノグリコシド、NSAIDs、造影剤)、ミオグロビン(横紋筋融解)、ヘモグロビン(溶血性貧血)、尿酸(血液腫瘍の化学療法時)、ベンスジョーンズタンパク(多発性骨髄腫)、敗血症が原因となる
間質性腎炎	●70%は薬剤(抗菌薬、NSAIDsなど)による過敏反応である ●感染症や自己免疫疾患が原因となることもある
糸球体病変	●免疫複合体、抗基底膜抗体、ANCA関連性に糸球体が障害を受ける
血栓性微小血管症	●溶血性尿毒症症候群(HUS)/血小板減少性紫斑病(TTP)が代表的疾患である
腎血管性	●大動脈解離、腹部大動脈瘤、コレステロール塞栓が原因である

CKD:原因の診断と標準的な治療

●最も多いのは、糖尿病 ▶p.233 と高血圧 ▶p.65 である。

➡他の原因として糸球体腎炎、間質性腎炎、血管炎がある。

●治療は多岐にわたる。

➡心血管障害で死亡する患者が多いので、高血圧、糖尿病、脂質異常のコントロールや禁煙が重要である。

■CKDの治療

●目標血圧<130/80mmHg
➡ACE阻害薬またはARB(アンジオテンシンⅡ受容体拮抗薬)を用いる
●減塩<6g/日
●カロリー 30~35kcal/kg
➡タンパク量0.6~0.8g/kg(非透析患者)、1.0~1.2g/kg(透析患者)
●高K(腎臓からの排泄低下)、低Ca(ビタミンDの活性化低下、腎臓における再吸収低下)、高リン(腎臓からの排泄低下)に注意する
●Hbは9~12g/dLとなるように調整する
➡Hb<9g/dLではエリスロポエチン製剤を使用する
●eGFR<30mL/分/1.73m^{2}では1年以内に末期腎不全となる可能性がある(10%以上)
➡透析を行う希望があるかについて患者や家族と相談する

■CKDの重症度分類（KDICKD guideline 2012を日本人用に改変）

原疾患		尿タンパク区分		A1	A2	A3
糖尿病		尿アルブミン定量（mg/日） 尿アルブミン/Cr比（mg/gCr）		正常	微量アルブミン尿	顕性アルブミン尿
				30未満	30～299	300以上
高血圧、腎炎、多発性嚢胞腎、移植腎、不明、その他		尿タンパク定量（g/日） 尿タンパク/Cr比（g/gCr）		正常	軽度タンパク尿	高度タンパク尿
				0.15未満	0.15～0.49	0.50以上
GFR区分（mL/分/1.73m²）	G1	正常または高値	＞90			
	G2	正常または軽度低下	60～89			
	G3a	軽度～中等度低下	45～59			
	G3b	中等度～高度低下	30～44			
	G4	高度低下	15～29			
	G5	末期腎不全（ESKD）	＜15			

- 重症度のステージは、GFR区分とタンパク尿区分を合わせて評価する
- 重症度は、原疾患・GFR区分・タンパク尿区分を合わせたステージにより評価する
- CKDの重症度は、死亡、末期腎不全、心血管死亡発症のリスクを、▒▒ステージを基準に、▒▒、▒▒、▒▒の順にステージが上昇するほどリスクは上昇する

日本腎臓学会編：CKD診療ガイドライン2018. 東京医学社, 東京, 2018：3. より転載

予想される緊急事態

✓血液透析

- 腎障害が重症化した場合、血液透析が必要となる。
- 血液透析の適応は「AIUEO」で考える。

■AIUEO

A：acidosis（アシドーシス）	pH＜7.15の代謝性アシドーシス
I：intoxication（薬物中毒）	リチウム、エチレングリコール
U：uremia（尿毒症）	＞BUN 100mg/dL、嘔気・嘔吐、意識障害
E：electrolyte（電解質異常）	高カリウム＞6mEq/Lで心電図変化あり
O：overload（溢水）	利尿薬でコントロールできない心不全

略語

【AKI】
acute kidney injury：急性腎障害
【CKD】
chronic kidney disease：慢性腎臓病
【GFR】
glomerular filtration rate：糸球体ろ過量
【ESKD】
end-stage kidney disease：末期腎不全
【ACE】
angiotensin converting enzyme：アンジオテンシン変換酵素
【NSAIDs】
non-steroidal anti-infl ammatory drugs：非ステロイド性抗炎症薬
【ANCA】
anti-neutrophil cytoplasmic antibody：抗好中球細胞質抗体
【HUS】
hemolytic uremic syndrome：溶血性尿毒症症候群
【TTP】
thrombotic thrombocytopenic purpura：血小板減少性紫斑病
【ARB】
angiotensin Ⅱ receptor blocker：アンジオテンシンⅡ受容体拮抗薬

（山中克郎）

参考文献
1. 聖路加国際病院内科チーフレジデント編：内科レジデントの鉄則 第3版．医学書院，東京，2018．
2. 高岸勝繁：ホスピトリストのための内科診療フローチャート第2版．シーニュ，東京，2019．

尿路感染症

主治医にすぐ伝えるべき重要な症状と所見

- バイタルサイン異常がある（頻脈、頻呼吸、血圧低下）
- 悪寒戦慄がある（止めようとしても歯ががちがちなる、布団をかけても震えを止められない）
- 血液培養陽性
- 尿量が少ないなど、尿閉の所見がある

ナースがアセスメントすべきこと

- バイタルサインの再確認
- 尿量チェック
- 尿閉の診察
- 培養結果確認

おさえておきたい基礎知識

- 上行性に、細菌が尿路（尿道～膀胱～尿管～腎臓）に侵入して起こる感染症である。
- 起因菌は、ほとんどが大腸菌である。
  - ➡その他、腸球菌や緑膿菌、プロテウス、クレブシエラなどがみられることがある。
- ごくまれに、血行性に感染することがあり、尿中からカンジダ、黄色ブドウ球菌、サルモネラ菌がみられた場合は注意が必要となる。

まずは、他の感染症を除外する

- 尿路感染症は診断が難しく、他の感染症を除外した後に診断するのが通例とされる。
  - ➡細菌尿がなければ尿路感染症は除外できるが、細菌尿・膿尿があっても無症候性細菌尿の可能性があるからである。

- 細菌尿・膿尿のある発熱患者をみたら、尿路感染症以外の感染症を除外する診察・検査をしながら、尿路感染症の可能性を高める診察・検査をする必要がある ▶p.26。
  - ➡特に、高齢者になるほど、無症候性細菌尿の頻度は高くなる。
- 無症候性細菌尿でも、就学前児童・妊婦・泌尿器科的処置前は、治療対象となる。

✓「CVA叩打痛」は尿路感染症の可能性を高める

- 診察手技として重要なのがCVA叩打痛である ▶p.118。
  - ➡痛みではなく、違和感として表現されるケースもあるため、左右差をみることが大切。
- 腎臓のやや外側でCVA叩打痛の所見がとれることもある。
  - ➡1か所だけではなく、腎臓周囲をくまなく叩くとよい。

✓「尿培養」で無症候性細菌尿を除外する

- 診断のための検査は、尿の顕微鏡的検査、培養が有用とされる。
  - ➡無症候性細菌尿かどうかの判断が重要。
- 「培養のコロニー数が10^5CFU/mL以上で有症状」「尿グラム染色で白血球の貪食像があり、尿中白血球が20/μL以上であれば尿路感染症」とする指標もあるが、複数の所見から判断する必要がある。

標準的な治療

- 感染症であるため、抗菌薬治療が原則となる。
  - ➡抗菌薬投与前に尿培養、血液培養をしておく（尿路感染症のうち、急性腎盂腎炎の場合、10％程度が血液培養陽性になるといわれるため）。
- 起因菌のほとんどが大腸菌であるが、ニューキノロン耐性菌やESBL産生菌が増えているため、施設ごとのバイオグラムを確認した抗菌薬選択が推奨される。
  - ➡培養検査で感受性結果が出たら、それに合わせて投与する抗菌薬を狭めていく。

●治療期間は「通常量を10～14日ほど」となる。

➡治療開始72時間は解熱がみられないこともあるため、治療開始後に解熱がなくても焦ってはいけない。

●治療効果判定は、治療1～2週間後の尿培養陰性化が指標となる。

予想される緊急事態

✓敗血症性ショック ▶p.8

●急性腎盂腎炎から敗血症となり、ショック状態まで進展した状態。

➡敗血症で、十分な輸液を行ったにもかかわらず、①平均血圧≧65mmHgを維持するのに昇圧薬を要する、②血清乳酸値＞2mmol/L、の両方を満たすものと定義される。

●血液分布異常性ショックに該当する。

➡発症間もない時はwarm shock（ウォーム ショック）で四肢が温かいが、末梢循環不全が進むと四肢冷感と網状皮斑を認めることがある。

●選択する抗菌薬は広域抗菌薬に変更し、補液は細胞外液を、昇圧薬の第一選択はノルアドレナリンとする。

✓尿閉

●尿路感染症は、抗菌薬の他、排尿による自然ドレナージも治療の1つとなるため、排尿がない（前立腺肥大症や尿管結石、神経因性膀胱など）と、治療失敗の可能性が高まる。

➡尿管結石の特徴は、①のたうち回るように腰を痛がる、②CVA叩打痛が腎盂腎炎で入院したときよりも強陽性、③尿潜血陽性、が挙げられる。超音波を当てられるなら、腎盂の拡張などをみてもよい。

●尿閉がみられたら、すぐに主治医に報告する。

➡尿道カテーテル留置や、結石がある場合は泌尿器科的対応が必要になることがある。

●尿閉の診察としては、臍部より足側の下腹部に膨隆があること（腹壁を横から観察するとわかる）や、聴性打診が有用とされる。

■聴性打診

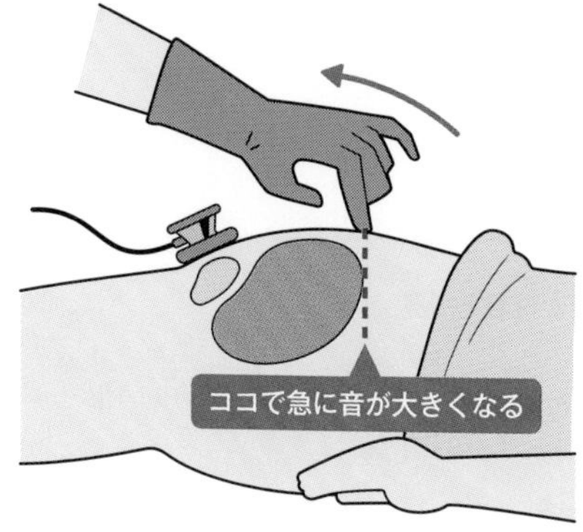

恥骨に聴診器を当て、臍部から下腹部に向かって近づきながら引っ掻くように擦る

急に音が大きくなる場所が膀胱上縁

➡聴性打診：恥骨に聴診器を当て、臍部から下腹部に向かって近づきながら引っ掻くように擦る。急に音が大きくなる場所が膀胱上縁と推定されるため、膀胱上縁が恥骨より6.5cm以上離れていたら尿閉がある可能性が高い。

略語

【CVA】
costovertebral angel：肋骨脊柱角
【ESBL】
extended-spectrum β-lactamase：基質特異性拡張型βラクタマーゼ

（鵜山保典）

参考文献

1. 青木眞：レジデントのための感染症診療マニュアル 第3版．医学書院，東京，2015.
2. 上田剛士：ジェネラリストのための内科診断リファレンス．医学書院，東京，2014.
3. 上田剛士：高齢者診療で身体診察を強力な武器にするためのエビデンス．シーニュ，東京，2014.

薬物中毒

主治医にすぐ伝えるべき重要な症状と所見

- 意識障害
- 低血糖
- 低酸素（SpO_2 < 88% room air）
- AST/ALT > 1000 IU/dL
- 心電図異常（徐脈、房室ブロック、ST-T異常）

ナースがアセスメントすべきこと

- 意識レベルの確認
- バイタルサインの再確認
- 過去の心電図との比較

おさえておきたい基礎知識

- 薬物中毒は、許容量を超えた有害物質（薬物）が、体内に取り込まれることで生じる生体の機能障害である。

一般的な対処法

- 服毒から1時間以内ならば胃洗浄を考慮してもよい。
  - ➡活性炭は有効である（成人50～100g、小児20～25g）。
- どのような薬物をどのくらい使用したか、家族や目撃者から聞く。既往歴、服用中の薬、アレルギーをチェックする。
  - ➡空の薬のシートや、服毒後に嘔吐したかどうかについても情報を集める。
- 血糖を測定する。
- 心電図検査を行う。
  - ➡原因薬物が、β遮断薬では徐脈や房室ブロック、ジギタリスではありとあらゆる不整脈、三環系抗うつ薬ではQRS幅増大・QT延長が現れる ▶p.60。
- トキシドロームを用いれば、症状と身体所見から原因を推定できる。
  - ➡まず「縮瞳しているか／散瞳しているか」を確認する。

■トキシドローム（toxidrome）

	症状
コリン作動性 （有機リン、サリン、ウブレチド）	唾液分泌↑、流涙、発汗、下痢、気管支けいれん、嘔吐、徐脈、気道分泌↑、傾眠、縮瞳
抗コリン性 （向精神病薬）	皮膚・口腔内乾燥、頻脈、尿閉、せん妄、散瞳
交感神経刺激 （エフェドリン、覚せい剤）	発汗、頻脈、高血圧、頻呼吸、興奮、せん妄、高熱、散瞳
セロトニン症候群 （抗うつ薬）	精神状態変化、頻脈、高血圧、高熱、反射亢進、クローヌス、散瞳
麻薬	鎮静、呼吸抑制、縮瞳

Holstege CP, Dobmeier SG, Bechtel LK. Critical care Toxilogy. *Emerg Med Clin N Am* 2008；26（3）：715-739.

標準的な治療

- 急性アルコール中毒やベンゾジアゼピン（睡眠薬）の過量服用では、対症療法として補液を行い、経過を慎重に観察する。
- 透析によって除去できない薬剤もあるため注意する。
  - ➡透析で除去できる薬剤：リチウム、エチレングリコール、ブロムワレリル尿素、アシクロビル。
  - ➡透析で除去不可能な薬剤：有機リン、アミトリプチリン（三環系抗うつ薬）、ジゴキシン。
- 以下に、外来でよく出会う有機リン中毒、一酸化炭素中毒、アセトアミノフェン中毒について述べる。

✓有機リン中毒

- コリンエステラーゼが阻害されると、アセチルコリンが神経末端で分解されなくなり、中枢神経・交感神経・副交感神経・神経筋接合部での過剰刺激が起きる。
- 両側で縮瞳がみられる。
- 気道分泌物が増えるので、気管挿管が必要な場合がある。
- 治療として、アトロピンの静注（1 mgを5分ごと）、プラリドキシム（パム）の点滴（1～2 g）を行う。

➡硫酸アトロピンは、気道分泌物が減るまで投与する。

一酸化炭素中毒

- 一酸化炭素は、酸素の200倍ヘモグロビンと結合しやすいため、組織が低酸素になる。
- 症状は、頭痛、めまい、嘔気、失神、意識障害である。
- 火災、練炭自殺、自動車の排ガス、屋内でのバーベキュー、暖房器具の故障などが原因となる。

  ➡職場の同僚や家族が同じ症状を呈しているときには、一酸化炭素中毒を強く疑う。

- COHb（一酸化炭素ヘモグロビン）上昇で診断するが、COHb値は時間とともに低下するので、正常でも否定はできない。

  ➡パルスオキシメーターによるSpO_2測定はあてにならない。

- 治療は、100％酸素をできるだけ早く投与することである。

  ➡半減期を5時間から80分に減らすことができる。

- 意識障害、失神、精神症状、心筋虚血、症状がある妊婦は、高圧酸素療法の適応となる。

  ➡遅発性脳症を予防することができる。

アセトアミノフェン中毒

- 頻用される解熱鎮痛薬であるが、10g以上の服用で致死的な肝障害を起こす。

  ➡時間経過とともに現れる症状・所見は変化する。

■アセトアミノフェン中毒の経過

服用後24時間以内	●倦怠感や嘔気が生じる
24～72時間	●症状は改善する ●AST・ALTの上昇、凝固異常（PT延長）、黄疸が生じる
72～96時間	●肝機能障害はピークとなる ●AST・ALT > 3000IU/Lとなり、死亡率が高くなる

- 自殺目的で大量服用されることが多い。
- 治療として、アセチルシステイン投与を行う。
  - ➡アセチルシステインは、初回140mg/kg、以後70mg/kgを4時間ごとに17回投与する。
- 上記で改善しない場合には、肝移植を考慮する。

予想される緊急事態

✓心停止

- 三環系抗うつ薬の大量服用では、突然の心停止が起こることがある。

✓再挿管

- 有機リン中毒は、症状の軽快後に再び悪化し、気道分泌物が増加して、再挿管となることがある。

略語

【COHb】
carbon monoxide-hemoglobin：一酸化炭素ヘモグロビン
【AST】
aspartate aminotransferase：アスパラギン酸アミノトランスフェラーゼ
【ALT】
alanine aminotransferase：アラニンアミノトランスフェラーゼ

（山中克郎）

参考文献

1. 上條吉人：臨床中毒学．医学書院，東京，2009.
2. 寺沢秀一，島田耕文，林寛之：研修医 当直御法度 第6版．三輪書店，東京，2016.
3. 高岸勝繁編：特集 意外な中毒、思わぬ依存、知っておきたい副作用．総合診療 2019；29（2）：132-188.
4. 山中克郎，澤田覚志，植西憲達編：UCSFに学ぶ できる内科医への近道．南山堂，東京，2012.

術後合併症

主治医にすぐ伝えるべき重要な症状と所見

- 術後せん妄
- 縫合不全
- 腸閉塞
- 肺塞栓
- クロストリジウム・ディフィシル感染症
- 心不全
- 無気肺

ナースがアセスメントすべきこと

- 意識障害
- バイタルサイン変化
- 痛み
- 腹部症状

おさえておきたい基礎知識

- 術後合併症とは、手術や麻酔という侵襲が原因となって起こる全身疾患である。
- ここでは、代表的な7つの病態について解説する。

術後せん妄

病態 ▶p.19

- 急性〜亜急性の意識障害で、術後患者の15〜50%に発症する。
- 興奮や不穏・徘徊・幻覚・妄想を伴う過活動型と、無気力でぼんやりしている低活動型がある。
  ➡低活動型は、抑うつ状態と診断され見過ごされやすく、死亡率が高い。
- 症状は変動しやすく（日内変動）、夜中に興奮するという昼夜逆転が起こる。
- 診断は、アメリカ精神医学会が作成した精神医学的診断基準「DSM-5」に基づいて行う。
- せん妄は、背景因子（高齢、認知症、脳血管障害など）に誘発因子（環境変化、疼痛、脱水、電解質異常、不眠、身体抑制、薬物など）が加わって発症する。

■せん妄の診断基準（DSM-5）

A. 注意の障害（すなわち、注意方向づけ、集中、維持、転換する能力の低下）および意識の障害（環境に対する見当識の低下）
B. その障害は短期間のうちに出現し（通常数時間～数日）、もととなる注意および意識水準からの変化を示し、さらに1日の経過中で重症度が変動する傾向がある
C. さらに認知の障害を伴う（例：記憶欠損、失見当識、言語、視空間認知、知覚）
D. 基準AおよびCに示す障害は、他の既存の、確定した、または進行中の神経認知障害ではうまく説明されないし、昏睡のような覚醒水準の著しい低下という状況下で起こるものではない
E. 病歴、身体診察、臨床検査所見から、その障害が他の医学的疾患、臨床検査所見から、その障害が他の医学的疾患、物質中毒または離脱（すなわち乱用薬物や医薬品によるもの）または毒物への曝露、または複数の病院による直接的な生理学的結果により引き起こされたという証拠がある

American Psychiatric Association編，日本精神神経学会 日本語版用語監修：DSM-5精神疾患の診断・統計マニュアル．医学書院，東京，2014：588．より転載

Part 3 術後合併症

予防と治療

- 誘因となる薬物は極力使用を控える。せん妄発症の少し前に開始または増量されていないか注意する。
  ➡ベンゾジアゼピン系の睡眠薬と精神安定薬、ステロイド、抗コリン作用のある薬、抗ヒスタミン作用のある薬が誘因となる。
- 身体抑制はできるだけ避ける。
- 不要なカテーテルは抜去する。点滴時間を短縮する。
- 家族や友人の面会を促す。自宅で使用していたものを置く。
- カレンダーや時計を使用する。
- メガネや補聴器を使用する。
- 睡眠・覚醒リズムを整えるため日光を浴びる。
  ➡ベッドを窓際に移動する。
- 夜間の不眠にはラメルテオン（ロゼレム®）、スボレキサント（ベルソムラ®）を用いる。
- 興奮が激しく安全な治療継続が困難なときには、リスペリドン（リスパダール®）、クエチアピン（セロクエル®）、オランザピン（ジプレキサ®）を用いる。
  ➡クエチアピンは糖尿病には禁忌である。

縫合不全

病態

- 消化器外科手術の場合、一定の確率で起こりうる。
- 発熱、血圧低下、頻呼吸、手術部位の疼痛、排液混濁があれば、縫合不全を疑う。
- 診断は、水溶性造影剤を用いた縫合部の造影、造影CTによる膿瘍の確認によってなされる。

治療

- 絶食、経静脈栄養、ドレナージを行う。

腸閉塞

病態

- 蠕動運動障害による機能的腸閉塞と、小腸の閉塞や絞扼が原因で起こる機械的腸閉塞に分類される。
  - ➡機能的腸閉塞は、小腸の器質的異常はない。
- 癒着は、術後7日目以降に発症する。
- 症状は、間欠的な腹痛、腹部膨満、嘔吐である。
- 診断は、立位の腹部単純X線写真による。
  - ➡複数のニボー像が階段状に認められる。
- 乳酸値の上昇は、絞扼性を示唆する。

治療

- イレウス管の挿入による小腸の減圧と、細胞外液（ラクテック®）の補液を行う。
- 血行障害を伴う絞扼では、腸管壊死の危険があり、緊急手術が行われる。

肺塞栓

病態 ▶p.210

- 膝～骨盤内の静脈内にできた血栓が肺に飛び、肺動脈の血流を減少させることで生じる。

●術後初めて起床し、歩行するときに多い。

●症状は、前胸部痛、ショック、失神、息苦しさである。

●身体診察では、頻脈、頻呼吸、頸静脈怒張、Ⅱp（肺動脈弁閉鎖音）亢進を認める。

●入院患者の突然の心停止では、肺塞栓と心筋梗塞、重篤な不整脈をまず考える。

●診断は、造影胸部CTによってなされる。

治療

●ヘパリン、抗凝固療法を行う。

●血栓溶解、血栓除去、下大静脈フィルターが行われることもある。

✓クロストリジウム・ディフィシル感染症

病態

●抗菌薬の投与により、菌交代が起こると発症する。

●症状は、発熱、下痢、腹痛である。

➡白血球数が数万/μLに増加することがある。

●診断は、CDトキシン検査（偽陰性が多い）、GDH抗原検査（偽陽性が多い）によってなされる。

➡偽陰性は「感度が低く、特異度が高い検査」、偽陽性は「感度が高く、特異度が低い検査」でみられる。

●検査が陰性でも、疑わしければ治療を開始することがある。

予防と治療

●治療としては、抗菌薬を中止し、メトロニダゾールまたはバンコマイシンの内服を開始する。

●予防としては、流水での手洗い、次亜塩素酸ナトリウムを用いた医療機器の消毒を行う。

➡クロストリジウム・ディフィシルは、芽胞を形成するためアルコール消毒は無効。

✓心不全

病態 ▶p.205

- 術中の過剰輸液や、術後数日後に起こるthird space（サード スペース）からの水分やナトリウムの還流が原因で起こる。
- 症状は、左心不全か右心不全かによって異なる。
  - ➡左心不全では息苦しさ・起座呼吸・喘鳴、右心不全では下腿浮腫・体重増加が起こる。
- 診断は、下肺野でのcrackles（クラックルズ）と、胸部X線写真での肺門陰影の増強、心拡大、胸水の確認によってなされる。

治療

- 上体を挙上し、フロセミド（ラシックス®）で利尿を図る。

✓無気肺

病態

- 肺胞が虚脱し、肺の含気が減少した状態である。
- 開胸手術や上腹部手術後に多い。
  - ➡低肺機能や、術後の痛みにより喀痰の喀出ができないことによる気管支閉塞が原因のことが多い。
  - ➡胸水や急性肺障害が原因のこともある。
- 小さな無気肺は無症状だが、急性に大きな範囲に無気肺を起こすと、呼吸困難を生じる。
  - ➡無気肺が続いて肺炎を起こすと、咳·最大吸気時の胸痛（胸膜刺激痛）·発熱が生じる。
- 無気肺の部位では、呼吸音が低下する。
- 診断は、胸部X線写真によってなされる。

治療

- 早期離床、疼痛コントロール、体位ドレナージ、定期的な吸痰を行う。

略語

【DSM-5】

Diagnosis and Statistical Manual of Mental Disorder, 5th ed：米国精神医学会による疾患の分類と診断の手引き 第5版

（山中克郎）

参考文献

1. 橋口陽二郎他編：増刊号 すぐに使える周術期管理マニュアル．臨床外科 2019；74(11)：216-330.
2. 加藤治文監修，畠山勝義，北野正剛，若林剛編：標準外科学第13版．医学書院，東京，2013：260-267.
3. 岡秀昭：感染症プラチナマニュアル．メディカル・サイエンス・インターナショナル，東京，2019：273-277.

Column 節度ある飲酒量

厚生労働省は「健康日本21」で、節度ある適度な飲酒を一日平均純アルコール20g程度としている。高齢者（>65歳）や女性は、より少ない飲酒量が推奨されている。

アルコール20gは以下のいずれかの量に相当する。

- ビール中瓶1本　500mL
- 焼酎　100mL
- 酎ハイ（7%）　350mL
- ワイングラス2杯　240mL
- 日本酒1合　180mL
- ウイスキーダブル1杯　60mL

（山中克郎）

MEMO

Part 4

おさえておきたい重要な薬

睡眠薬
(ベンゾジアゼピン受容体作動薬)

分類と特徴

- 睡眠薬は、不眠に対して使用される薬剤である。
  - ➡不眠は、入眠障害、中途覚醒、早朝覚醒、熟眠障害に大きく分類される。
- 作用する受容体によって、ベンゾジアゼピン受容体作動薬、メラトニン受容体作動薬、オレキシン受容体拮抗薬の3種類に分けられる。本項では、臨床でよく用いられるベンゾジアゼピン受容体作動薬について解説する。
  - ➡ベンゾジアゼピン受容体作動薬を使用する場合は、副作用に注意が必要である。
- ベンゾジアゼピン受容体作動薬は、作用時間(半減期の長さ)によって、超短時間型、短時間型、中間型、長時間型の4つに大きく分けられる。
  - ➡入眠障害には超短時間型と短時間型、中途覚醒や早朝覚醒には中間型と長時間型が適応となる。

■ベンゾジアゼピン受容体作動薬の副作用

- 持ち越し効果(日中の生活に支障をきたす可能性がある)
- 記憶障害(前向性健忘、エピソード記憶の障害)
- 筋弛緩作用
- 反跳性不眠
- 早朝不眠、日中不安
- 奇異反応
- 催奇形性・新生児への影響
- 呼吸抑制

✓超短時間型

- 半減期が2～4時間(3～4時間で効果が薄れる)と短いため、入眠障害に用いられる。

➡熟眠感の欠如を訴える患者に使用される場合もある。

- 残薬感は残らないが、連用すると日中に不安を生じる可能性がある。
- ゾルピデム（マイスリー®）、ゾピクロン（アモバン®）、トリアゾラム（ハルシオン®）が含まれる。

➡トリアゾラムは、併用禁忌の薬剤が多いため、注意が必要（イトラコナゾール、フルコナゾール、ホスフルコナゾール、ミコナゾール、HIVプロテアーゼ阻害薬、エファビレンツ、テラプレビル、ボリコナゾールは併用禁忌）。

➡ゾピクロンは、服用した翌朝に、苦味を感じることもある。

短時間型

- 半減期が6～10時間（5～6時間で効果が薄れる）と短めなので、入眠障害に用いられる。

➡夜間覚醒時の追加投与薬としても使用される。

- 残薬感は残らない。
- ブロチゾラム（レンドルミン®）、ロルメタゼパム（エバミール®、ロラメット®）、リルマザホン（リスミー®）が含まれる。

➡ブロチゾラムには、錠剤と口腔内崩壊錠がある。

➡ロルメタゼパムは、肝障害・腎障害がある患者にも使用しやすい（慎重投与）。

中間型

- 半減期が20～30時間（7～8時間で効果が薄れる）とやや長いため、中途覚醒や早朝覚醒に用いられる。

➡日中に不安がある患者に対しても使用される（日中もある程度血中濃度が維持されるため）。

- 持ち越し効果が生じる可能性がある。

➡特に高齢者に起こりやすいが、半減期8時間以上の薬剤の場合、多くの患者に起こりうる。

- フルニトラゼパム（サイレース®）、エスタゾラム（ユーロジン®）、ニトラゼパム(ベンザリン®、ネルボン®)が含まれる。

➡エスタゾラムとニトラゼパムには錠剤と散剤が、フルニトラゼパムには錠剤と注射剤がある。

➡エスタゾラムは、リトナビルとの併用禁忌である。

長時間型

- 半減期が24時間以上(9時間以上効果が持続する)と長いため、中途覚醒や早朝覚醒に用いられる。
- クアゼパム(ドラール®)、フルラゼパム(ダルメート®)、ハロキサゾラム(ソメリン®)が含まれる。

  ➡フルラゼパムはカプセル剤、ハロキサゾラムには錠剤と細粒がある。

  ➡クアゼパムとフルラゼパムは、リトナビルとの併用禁忌である。
- 持ち越し効果が生じやすい。

  ➡日中の精神運動機能に影響する可能性がある。
- 急に中断しても、反跳性不眠が起こりにくい。

投与時にナースが気をつけるべきこと

- 投与中は、効果や副作用を注意深く観察する。

  ➡十分な効果が得られないまま、漫然と投与が継続されないようにする。
- 患者の訴えを注意深く聴き、不眠の理由や原因を確認する。
- 高齢者の場合、半量程度から開始し、投与量をできるだけ少なく保つ。

  ➡高齢者は作用時間が延長しやすく、持ち越し効果や脱力感、転倒などが生じやすい。
- ポリファーマシー(多剤併用に伴う重複投与や、併用薬による影響)が生じていないか確認する。

(山中克郎)

参考文献

1. 山中克郎，澤田覚志，植西憲達編：UCSFに学ぶ できる内科医への近道 改訂4版．南山堂，東京，2012.
2. 木津純子編：ナースのための基本薬 第2版．照林社，東京，2020.

■代表的な睡眠薬（内服薬の場合）

分類		主な商品名	用法・用量
ベンゾジアゼピン受容体作動薬	超短時間型	ゾルピデム（マイスリー®）	●1回5～10mgを就寝直前に投与 ●高齢者は1回5mgから開始（最大10mg）
		ゾピクロン（アモバン®）	●1回7.5mg～10mgを就寝直前に投与 ➡肝障害がある場合は3.75mgから開始 ●高齢者は3.75mgから開始（最大10mg）
		トリアゾラム（ハルシオン®）	●1回0.25mgを就寝直前に投与 ➡高度不眠では、1回0.5mg使用することも ●高齢者は少量から開始（最大0.25mg）
	短時間型	ブロチゾラム（レンドルミン®）	●1回0.25mgを就寝直前に投与 ●高齢者は少量から開始
		ロルメタゼパム（エバミール®、ロラメット®）	●1回1～2mgを就寝直前に投与 ●高齢者は少量から開始（最大2mg）
		リルマザホン（リスミー®）	●1回1～2mgを就寝直前に投与 ➡腎不全がある場合は少量から開始 ●高齢者は少量から開始（最大2mg）
	中間型	フルニトラゼパム（サイレース®）	●1回0.5～2mgを就寝直前に投与 ●高齢者は少量から開始（最大1mg）
		エスタゾラム（ユーロジン®）	●1回1～4mgを就寝直前に投与 ●高齢者は少量から開始
		ニトラゼパム（ベンザリン®、ネルボン®）	●1回5～10mgを就寝直前に投与 ●高齢者は少量から開始
	長時間型	クアゼパム（ドラール®）	●1回20mg（最大30mg）を就寝直前に投与 ●高齢者は少量から開始（最大30mg）
		フルラゼパム（ダルメート®）	●1回10～30mg（不眠症の場合は就寝直前） ●高齢者は少量から開始
		ハロキサゾラム（ソメリン®）	●1回5～10mg（不眠症の場合は就寝直前） ●高齢者は少量から開始
メラトニン受容体作動薬		ラメルテオン（ロゼレム®）	●1回8mgを就寝直前に投与
オレキシン受容体拮抗薬		スボレキサント（ベルソムラ®）	●1回20mgを就寝直前に投与 ●高齢者は1回15mgまで

抗不安薬

分類と特徴

- 抗不安薬は、神経症、心身症、うつ病に対して使用される薬剤である。
  - ➡「精神安定剤」と説明されている患者さんもいる。
- 作用する受容体によって、ベンゾジアゼピン受容体作動薬とセロトニン受容体作動薬に大別される。
  - ➡抗不安薬のほとんどはベンゾジアゼピン受容体作動薬で、セロトニン受容体作動薬はタンドスピロン（セディール®）のみである。
- 抗不安薬は、作用持続時間によって、短時間型、中間型、長時間型、の3つに分かれる。
  - ➡短時間型は半減期6時間以内、中間型は半減期12～24時間、長時間型は半減期24時間以上とされている。

短時間型

- 半減期6時間以内の薬剤である。
- トフィソパム（グランダキシン）、エチゾラム（デパス®）、クロチアゼパム（リーゼ®）、タンドスピロン（セディール®）が含まれる。
  - ➡トフィソパム、エチゾラム、クロチアゼパムには、錠剤と散剤（顆粒や細粒）がある。
- エチゾラムは、睡眠時間の延長をもたらすため、熟眠障害にも効果がある。
- トフィソパムは、健忘作用が少ない。
- タンドスピロンは、筋弛緩作用、抗コリン作用、協調運動抑制作用などが少ない。

➡ただし、安定して効果を発揮するようになるまでに、2～4週間かかる。

中間型

- 半減期12～24時間の薬剤である。
- ブロマゼパム（レキソタン®）、ロラゼパム（ワイパックス®）、アルプラゾラム（ソラナックス®、コンスタン®）が含まれる。
  ➡ブロマゼパムには、錠剤と散剤（細粒）がある。
- ブロマゼパムは、抗不安作用・鎮静作用が強い。
  ➡高齢者では、鎮静・筋弛緩作用が現れやすい。
- ロラゼパムは、抗不安作用が強く、肝障害でも使いやすい。
- アルプラゾラムは、抗コリン作用は弱いが、眠気が生じやすい。

長時間型

- 半減期24時間以上の薬剤である。
- フルトプラゼパム（レスタス®）、ロフラゼプ酸エチル（メイラックス®）、ジアゼパム（セルシン®、ホリゾン®）、フルジアゼパム（エリスパン®）、オキサゾラム（セレナール®）、クロルジアゼポキシド（コントール®、バランス®）が含まれる。
  ➡ジアゼパムには錠剤・散剤・シロップ・注射剤、オキサゾラムとクロルジアゼポキシドには錠剤と散剤がある。
- ジアゼパムは、高齢者・小児・肝障害のある患者には、少量から開始する。
  ➡代謝産物の蓄積により作用時間が高まる。
- ロフラゼプ酸エチルは、退薬症状が出にくく、筋弛緩作用が比較的弱い。

投与時にナースが気をつけるべきこと

- 効果や使用状況、副作用の有無を注意深く観察・確認する。
  ➡ベンゾジアゼピン受容体作動薬は、副作用が多く、依存が生じる可能性もある。

➡服用量や回数が守られているか、患者が薬をため込んでいないか、といったことも確認する。

● **薬剤の種類を変更するときは、退薬症状に注意する。**

➡現在の薬を徐々に減量しながら切り替えていく。

（山中克郎）

参考文献

1. 山中克郎，澤田覚志，植西憲達編：UCSFに学ぶ できる内科医への近道 改訂4版．南山堂，東京，2012.
2. 木津純子編：ナースのための基本薬 第2版．照林社，東京，2020.

Column 睡眠衛生の指導

中高年の患者が不眠を訴えることは多い。ベンゾジアゼピンは副作用が多いので、睡眠衛生の指導を最初に行うことが重要である。

- 寝室は暗くする
- ベッドで寝ながらテレビを見ない。パソコンやスマートフォンを使わない
- カフェインは午後2時以降摂取しない（水や麦茶で水分補給する）
- 昼寝はしない（どうしても必要なら、午後の早い時間に30分以内で）
- 決まった時間に就寝し起床する
- 寝室の時計は見える場所に置かない
- 8時間以上はベッドで過ごさない

（山中克郎）

■代表的な抗不安薬（内服薬の場合）

分類		主な商品名	用法・用量
短時間型	ベンゾジアゼピン受容体作動薬	トフィソパム （グランダキシン）	●自律神経症状：1回50mgを1日3回投与
		エチゾラム （デパス®）	●神経症、うつ病：1日3mgを3回に分けて投与 ●心身症：1日1.5mgを3回に分けて投与 ●高齢者は1日1.5mgまで
		クロチアゼパム （リーゼ®）	●心身症、自律神経失調症：1日15～30mgを3回に分けて投与
	セロトニン受容体作動薬	タンドスピロン （セディール®）	●神経症、心身症：1日30mgを3回に分けて投与（最大60mg）
中間型	ベンゾジアゼピン受容体作動薬	ブロマゼパム （レキソタン®）	●神経症、うつ病：1日6～15mgを2～3回分けて投与 ●心身症：1日3～6mgを2～3回に分けて投与
		ロラゼパム （ワイパックス®）	●神経症、心身症：1日1～3mgを2～3回に分けて投与
		アルプラゾラム （ソラナックス®、コンスタン®）	●心身症：1日1.2mgを3回に分けて投与（最大1日2.4mg） ●高齢者は1回0.4mgを1日1～2回から開始（最大1.2mg）
長時間型		フルトプラゼパム （レスタス®）	●神経症・心身症：1日2～4mgを1～2回に分けて投与 ●高齢者は最大1日4mg
		ロフラゼプ酸エチル （メイラックス®）	●神経症・心身症：1日2mgを1～2回に分けて投与
		ジアゼパム （セルシン®、ホリゾン®）	●神経症、心身症、うつ病：1回2～5mgを1日2～4回に分けて投与 ●小児：3歳以下は1日1～5mg、4～12歳は1日2～10mgを、1～3回に分けて投与
		フルジアゼパム （エリスパン®）	●心身症：1日0.75mgを3回に分けて投与
		オキサゾラム （セレナール®）	●神経症、心身症：1回10～20mgを1日3回に分けて投与
		クロルジアゼポキシド （コントール®、バランス®）	●神経症、心身症、うつ病：1日20～60mgを2～3回に分けて投与 ●小児：1日10～20mgを2～4回に分けて投与

抗うつ薬（SSRI、SNRI、NaSSA）

分類と特徴

- 抗うつ薬は、その組成や作用する受容体によって、さまざまに分類されている。
  - ➡代表的なのは、三環系、四環系、SSRI（選択的セロトニン再取り込み阻害薬）、SNRI（セロトニン・ノルアドレナリン再取り込み阻害薬）、NaSSA（ノルアドレナリン作動性・特異的セロトニン作動性抗うつ薬）、SARI（セロトニン遮断再取り込み阻害薬）などである。
- ここでは、近年、臨床でよく使われているSSRI、SNRI、NaSSAを中心に解説する。
  - ➡これらの薬剤は、特定の神経伝達物質の濃度が下がりすぎないようにすることで、症状を改善させようとする薬剤である。

✓SSRI（選択的セロトニン再取り込み阻害薬）

- 神経伝達物質であるセロトニンの再取り込みだけをブロックすることで、抑うつ症状を改善する薬剤である。
- フルボキサミン（デプロメール®、ルボックス®）、パロキセチン（パキシル）、セルトラリン（ジェイゾロフト®）が含まれる。
  - ➡パロキセチンとセルトラリンは、剤形が豊富である。
  - ➡パロキセチンは、夕食後に内服する。
- 副作用の消化器症状は、低用量から開始することで軽減する。
  - ➡パロキセチンの場合、増量するときは、錠剤の場合は1週ごとに1日10mgずつ、徐放錠の場合は1週間以上の間隔をあけて12.5mgずつ、増量していく。
- 従来の抗うつ薬（三環系や四環系）と比べ、抗コリン作用や心毒

■主な抗うつ薬の作用機序

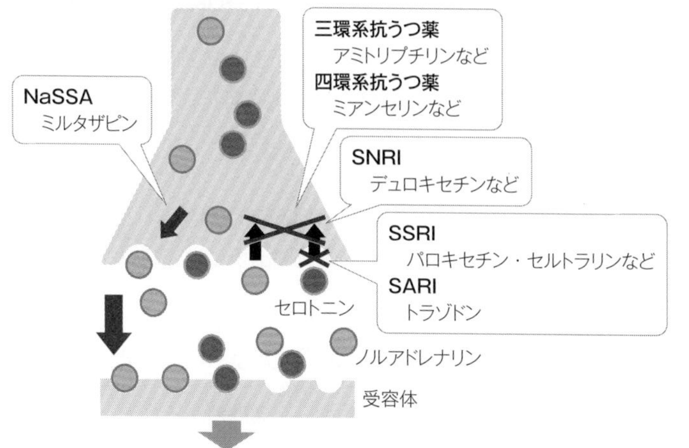

性は発現しにくい。

- 中止時は、離脱症状を起こさないよう、投与量を漸減していく。
  ➡特にパロキセチンの場合は注意する。
- セルトラリンは、下痢を起こしやすいことを知っておくとよい。

✓SNRI（セロトニン・ノルアドレナリン再取り込み阻害薬）

- 神経伝達物質であるセロトニンとアドレナリンの再取り込みをブロックすることで、抑うつ症状を改善する薬剤である。
- ミルナシプラン（トレドミン®）、デュロキセチン（サインバルタ®）が含まれる。
  ➡デュロキセチンはカプセル剤である。
- 副作用で排尿障害が起こりうることに注意する。
  ➡ミルナシプランは、尿閉がある患者への投与は禁忌となる。
- デュロキセチンを増量するときは、1週間以上の間隔をあけて、20mgずつ増量していく。

✓ NaSSA（ノルアドレナリン作動性・特異的セロトニン作動性抗うつ薬）

- 中枢神経のノルアドレナリンとセロトニンの神経伝達を増強し、抗うつ作用に関連する受容体だけを選択的に活性化することで、抗うつ効果を発揮する薬である。
  ➡SSRIやSNRIとは作用機序が異なる。
- ミルタザピン（リフレックス®、レメロン®）が含まれる。
- 抗ヒスタミン作用が強いため、眠気が出現しやすい。

投与時にナースが気をつけるべきこと

- 安定した効果が得られるまでに1～2週間かかる。
  ➡患者が自己中断しないよう、十分な指導が必要となる。
- 投与開始時や増量時には、中枢刺激症状に注意する。
  ➡中枢刺激症状：軽度不眠、不安、易刺激性、衝動性、アカシジア、自傷行為など。

略語

【SSRI】
serotonin selective reuptake inhibitor：選択的セロトニン再取り込み阻害薬
【SNRI】
serotonin-noradrenaline reuptake inhibitor：セロトニン・ノルアドレナリン再取り込み阻害薬
【NaSSa】
noradrenergic and specific serotonergic antidepressant：ノルアドレナリン作動性・特異的セロトニン作動性抗うつ薬
【SARI】
serotonin 2 antagonist and reuptake inhibitor：セトロニン遮断再取り込み阻害薬

（山中克郎）

■代表的な抗うつ薬

分類	主な商品名	用法・用量
SSRI	フルボキサミン（デプロメール®、ルボックス®）	●うつ、社会不安障害、強迫性障害：1日50mg・分2から開始し、150mg・分2まで増量
	パロキセチン（パキシル）	●うつ：1回10～20mgから開始し、1日20～40mg・分1まで増量（最大40mg） ➡徐放錠の場合は1日12.5mg・分1から開始し、1日25mgまで増量（最大50mg） ●パニック障害：1回10mgから開始し、1日30mg・分1まで増量（最大30mg） ●社会不安障害：1回10mgから開始し、1日20mg・分1まで増量（最大40mg） ●強迫性障害：1回20mgから開始し、1日40mg・分1まで増量（最大50mg） ●PTSD：1回10～20mgから開始し、1日20mg・分1まで増量（最大40mg）
	セルトラリン（ジェイゾロフト®）	●うつ、パニック障害、PTSD：1日25mg・分1から開始し、100mg・分1まで漸増（最大100mg）
SNRI	ミルナシプラン（トレドミン®）	●うつ：1日25mgから開始し、100mg・分2～3まで増量 ●高齢者は1日60mgまで漸増
	デュロキセチン（サインバルタ®）	●うつ：1日20mgから開始し、40mg・分1まで増量（最大60mg）
NaSSA	ミルタザピン（リフレックス®、レメロン®）	●うつ：1日15mgから開始し、15～30mg・分1まで増量（最大45mg）

参考文献

1. 山中克郎，澤田覚志，植西憲達編：UCSFに学ぶ できる内科医への近道 改訂4版．南山堂，東京，2012.
2. 木津純子編：ナースのための基本薬 第2版．照林社，東京，2020.

利尿薬

分類と特徴

- 利尿薬は、主に腎・尿細管に作用して、ナトリウム（Na^+）やカリウム（K^+）、水の排泄を促進することで、循環器疾患（高血圧や心不全に伴う浮腫など）の症状を改善する薬剤である。
- 利尿薬は、作用部位・機序によって、サイアザイド系、ループ系、カリウム保持性、炭酸脱水素酵素阻害薬、浸透圧利尿薬、バソプレシン受容体拮抗薬などに分けられる。
  - ➡ここでは、臨床でよく用いられるサイアザイド系、ループ系、カリウム保持性について解説する。

■ 利尿薬の種類と作用部位

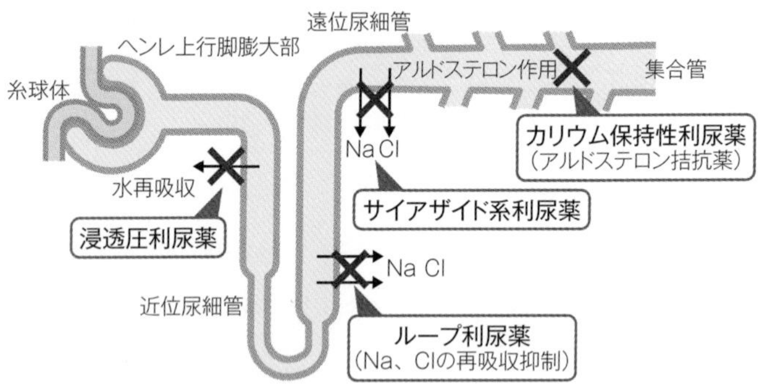

サイアザイド系利尿薬

- 主に遠位尿細管でNa^+とクロール（Cl^-）の再吸収を阻害することで、Na^+・K^+・水の排泄を促進する薬剤である。
  - ➡カルシウム（Ca^{2+}）を保持するはたらきももつ。

- 長期にわたって使用すると、末梢血管抵抗の減少作用ももたらす。
- 利尿薬のなかでは、強い降圧効果を有する。
- トリクロルメチアジド(フルイトラン®)、インダパミド(ナトリックス®)などが含まれる。
  - ➡インダパミドは、厳密には、サイアザイド類似薬に分類される。
- 副作用は、低ナトリウム血症、低カリウム血症、低マグネシウム血症、高尿酸血症などである。連用する際は、電解質異常に注意してモニタリングを行う必要がある。
  - ➡代謝性の副作用は、用量依存的に生じるため、低用量での使用が望ましい。
- 腎機能低下時(血清クレアチニン2 mg/dL以上またはクレアチニンクリアランス30 mg/分以下)では効果が期待できないため、ループ系を使用する。

✔ループ系利尿薬

- 主にヘンレ係蹄上行脚でNa^+とK^+の再吸収を抑制することで、Na^+・K^+・水の排泄を促進する薬剤である。
  - ➡尿細管細胞間でのCa^{2+}とマグネシウム(Mg^{2+})の再吸収も抑制される。
- 利尿作用が強く、浮腫の改善目的で使用されることが多い。
  - ➡効果(浮腫の改善)が不十分な場合には、塩分制限と投与量を確認する必要がある。
- アゾセミド(ダイアート®)、トラセミド(ルプラック®)、フロセミド(ラシックス®)などが含まれる。
  - ➡アゾセミドの利尿作用は、ゆるやかで持続的とされている。
  - ➡トラセミドは、抗アルドステロン作用ももつ。
- 副作用は、低ナトリウム血症、低カリウム血症、低マグネシウム血症、脱水症、聴覚障害などである。
- 腎障害のある高血圧患者に使用できる。
  - ➡腎不全患者の場合、フロセミドの投与量を増やす必要がある。

✓カリウム保持性利尿薬

- カリウム保持性利尿薬は、上皮細胞Naチャネル（ENaC）のはたらきを抑制・阻害することで、Na^+の再吸収を阻害し、K^+の排泄を抑制する薬剤の総称である。
  - ➡アルドステロン拮抗薬も、広義にはカリウム保持性利尿薬に分類される。
- 降圧作用はもっとも弱いが、K^+排泄に影響を与えることなくNa^+排泄ができるのが特徴である。
  - ➡低カリウム血症を考える必要がない。
- ここでは、臨床でよく用いられるアルドステロン拮抗薬のうち、スピロノラクトン（アルダクトン®）、エプレレノン（セララ®）について述べる。
  - ➡どちらも、慢性心不全の死亡率を下げる効果があるとされる。
  - ➡スピロノラクトンは、副作用として女性化乳房・性機能障害などが起こりうること、併用禁忌薬が多いこと（タクロリムス、エプレレノン、ミトタン）に注意が必要である。
  - ➡エプレレノンも併用禁忌薬が多い（カリウム製剤、カリウム保持性利尿薬、イトラコナゾール、リトナビル、ネルフィナビル）ため注意する。

投与時にナースが気をつけるべきこと

- 乏尿・無尿があるときは、原因を考え、むやみに利尿薬を投与しないようにする。
- 利尿薬を使用している場合には、電解質異常が起こりやすいことを念頭に置き、モニタリングを行う。

（山中克郎）

■代表的な利尿薬

分類	名称	用法・用量と作用時間（めやす）
サイアザイド系	トリクロルメチアジド（フルイトラン®）	●1日2～8mgを1～2回に分けて投与 ●利尿作用は約2時間で発現し、24時間持続する
	インダパミド（ナトリックス®）	●1日1回2mgを投与 ●作用は2時間で発現し、約24時間持続する
ループ系	アゾセミド（ダイアート®）	●1日1回60mg ●作用は約1時間で発現し、12時間持続する
	トラセミド（ルプラック®）	●1日1回4～8mg ●作用は30分～1時間で発現し、約6～8時間持続する
	フロセミド（ラシックス®）	●1日1回40～80mg（連日または隔日） ●作用は30分～1時間で発現し、約6時間持続
K保持性	スピロノラクトン（アルダクトン®）	●1日50～100mg（分割投与） ●作用は2～4日で発現し、2～3日持続
	エプレレノン（セララ®）	●高血圧症：1日1回50mgから開始（100mgまで増量可） ●慢性心不全：1日1回25mgから開始し、1日1回50mgまで増量 ➡中等度の腎機能障害がある場合は1日1回隔日25mgから開始（最大25mg）

参考文献

1. 山中克郎，澤田覚志，植西憲達編：UCSFに学ぶ できる内科医への近道 改訂4版．南山堂，東京，2012.
2. 木津純子編：ナースのための基本薬 第2版．照林社，東京，2020.

Part 4 利尿薬

降圧薬

分類と特徴

- 降圧薬は、血圧を規定する因子（心拍出量、末梢血管抵抗、循環血液量、血液粘稠度、動脈の弾力など）に作用して、降圧効果をもたらす薬剤である。
- 作用機序により、ACE（アンジオテンシン変換酵素）阻害薬、ARB（アンジオテンシンⅡ受容体拮抗薬）、カルシウム拮抗薬、α遮断薬、β遮断薬などに分類される。

  ➡利尿薬も、降圧薬として使用される。

■ 血圧を規定する因子

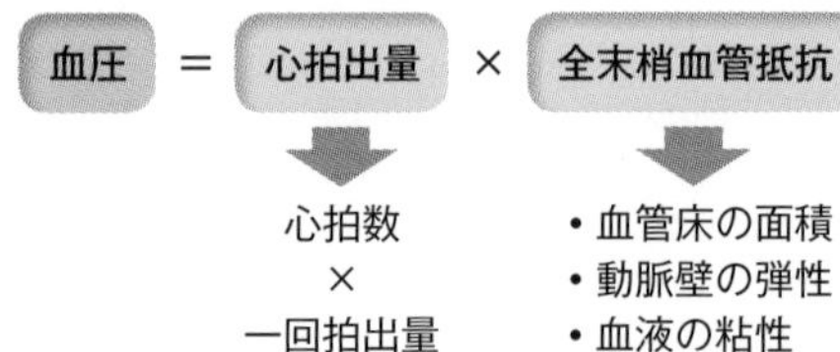

ACE阻害薬

- ACE阻害薬は、血圧を上昇させるアンジオテンシンⅡという物質の生成を抑えることで、血圧を下げる薬剤である。

  ➡アンジオテンシンⅡは、ACEのはたらきにより生成される。血圧上昇や心筋の肥大化などにかかわる物質である。

  ➡心臓や腎臓などを保護する作用もあるとされ、心不全や糖尿病性腎症などに使用される場合もある。

- ACE阻害薬は、薬剤の構造から、活性体とプロドラッグに大きく分けられる。

➡プロドラッグは、体内で代謝されて薬効を発揮するしくみの薬である。ACE阻害薬の多くはプロドラッグである。

➡活性体は「プロドラッグではないもの」で、カプトプリル（カプトリル®、カプトリル®-R）とリシノプリル（ロンゲス®）がある。

- アフェレーシスや血液透析施行時は、使用する機器によっては禁忌となる場合がある。

➡アフェレーシスではデキストラン硫酸固定化セルロース・トリプトファン固定化ポリビニルアルコールまたはポリエチレンテレフタレートを用いた吸着器、血液透析ではAN69（アクリロニトリルメタリルスルホン酸ナトリウム膜）を使用している場合、禁忌となる。

- アリスキレン投与中の糖尿病患者への投与も原則禁忌となる。
- 副作用で最も注意が必要なのは、血管浮腫に伴う気道閉塞である。

➡息苦しさ、嗄声、嚥下障害、口唇や舌の腫脹・灼熱感・しびれなどが出現したら、ただちに投与を中止する。

- 血清K値の上昇がみられた場合は、以下の対応が求められる。

➡①厳しい減塩を避ける、②十分な水分摂取、③K摂取制限、④便秘の予防、⑤併用薬の確認、⑥尿Na・K・Crの測定、⑦アシドーシスの是正。

- 血清Cr値の上昇がみられた場合は、以下を疑って対応する。

➡①厳しい減塩中、②利尿薬の過剰投与、③腎血管病変、④尿路狭窄、⑤膀胱尿管逆流、⑥腎静脈病変、⑦NSAIDs併用。

✓ARB

- ARBは、アンジオテンシンⅡ受容体のうち、AT_1受容体を選択的に阻害することで、降圧効果を発揮する薬剤である。

➡AT_1受容体は、血管収縮作用、アルドステロン・分泌促進作用、心血管組織再構築作用をつかさどっているため、この受容体を阻害すると、降圧効果が得られる。

- ロサルタン（ニューロタン®）、カンデサルタン シレキセチル（ブロプレス®）、バルサルタン（ディオバン®）、テルミサルタン（ミカルディス®)、オルメサルタン メドキソミル(オルメテック®)、イルベサルタン(アバプロ®、イルベタン®)などが含まれる。

➡ロサルタン、カンデサルタン シレキセチル、オルメサルタン メドキソミルは、プロドラッグである。

➡バルサルタン、テルミサルタンは、食事による影響がある。

カルシウム拮抗薬

● カルシウム拮抗薬は、Caチャネルを阻害して血管平滑筋を弛緩させ、末梢血管抵抗を減じることにより、降圧効果を発揮する薬剤である。

● ジヒドロピリジン系、フェニルアルキルアミン系、ベンゾチアゼピン系の3種類に分けられる。

➡ジヒドロピリジン系:ニフェジピン(アダラート®)、ニカルジピン(ペルジピン®)など。血管選択性が高く、心筋細胞への作用は弱い。臨床でよく使用されている。

➡フェニルアルキルアミン系:ベラパミル(ワソラン®)など。心臓選択性が高く、刺激伝導系や心室筋に作用する。高血圧症への適応はない。

➡ベンゾチアゼピン系:ジルチアゼム(ヘルベッサー®)など。血管・心臓ともに抑制作用を示す。徐脈を生じることがある。

● 製剤の進化に伴い、第1～第3世代に分類される。

● カルシウム拮抗薬は、グレープフルーツ摂取によって、薬効が強く出過ぎる場合がある。

➡「柑橘類すべて」ではなく、グレープフルーツの仲間(デコポン、はっさくなど)が影響を及ぼす。

α遮断薬

● α_1受容体(心臓・血管の収縮にかかわる交感神経に影響する)のはたらきを遮断することで降圧効果を発揮する薬剤である。

➡α_1受容体は前立腺に多く分布していること、糖や脂質の代謝を改善することから、前立腺肥大症による排尿障害や糖尿病・脂質異常症のある患者に有用とされる。

■カルシウム拮抗薬の世代

第1世代		●ニフェジピン（アダラート®）、ニカルジピン（ペルジピン®）、ジルチアゼム（ヘルベッサー®）、ベラパミル（ワソラン®）など ●作用発現が急激で、副作用（頻脈、顔面紅潮、頭痛、下肢の浮腫など）が生じやすい
第2世代	a	●第1世代の「製剤の工夫をする」ことで徐放化したもの ●ニフェジピン（アダラート®L、アダラート®CR）、ニカルジピン（ペルジピン®LA）、ジルチアゼム（ヘルベッサー®R）など
	b	●第1世代の「製剤の化学構造を変化させる」ことで半減期を延長したもの ●ニルバジピン（ニバジール®）、ニソルジピン（ニソルジピン）、ニトレンジピン（バイロテンシン®）、マニジピン（カルスロット®）、ベニジピン（コニール®）、バルニジピン（ヒポカ®）、エホニジピン（ランデル®）、シルニジピン（アテレック®）など
第3世代		●血管選択性が高く、第2世代の薬剤以上に作用時間が長いもの
		●アムロジピン（ノルバスク®、アムロジン®）、アゼルニジピン（カルブロック®）など

- プラゾシン（ミニプレス®）、ブナゾシン（デタントール®）、ウラピジル（エブランチル®）、ドキサゾシン（カルデナリン®）などがある。
- 投与初期や増量時には、起立性低血圧が起こりうるため注意する。
  ➡起立性低血圧では、めまい、動悸、失神などの症状が出現する。
- 白内障手術の予定がある場合は、眼科医にα遮断薬服用中であることを伝えるよう指導する。
  ➡術中に、虹彩緊張低下症候群が生じる場合がある。

β遮断薬

- β受容体（心臓・血管の収縮にかかわる交感神経に影響する）のはたらきを遮断することで降圧効果を発揮する薬剤である。
  ➡β_1受容体は心臓、β_2受容体は血管・気管に多く分布する。
- β遮断薬には、β_1受容体選択性のある薬剤、非β_1受容体選択性の薬剤、α遮断作用もある薬剤（αβ遮断薬）に分けられる。
  ➡β_1受容体選択性は、気管支収縮作用が弱く、四肢末梢動脈の血行障害が少ない。

➡非β_1受容体選択性は、交感神経からのノルアドレナリン分泌抑制作用がある。

- β_1受容体選択性のある薬剤としては、メトプロロール（ロプレソール®、ロプレソール®SR、セロケン®、セロケン®L）、アテノロール（テノーミン®）、ビソプロロール（メインテート®）、ベタキソール（ケルロング®）、セリプロロール（セレクトール®）などがある。
- 非β_1受容体選択性の薬剤としては、プロプラノロール（インデラル®）、ニプラジロール（ハイパジール®）などがある。
- α遮断作用もある薬剤には、アロチノロール（アロチノロール®）、アモスラロール（ローガン®）、カルベジロール（アーチスト®）などがある。

➡これらは$\alpha\beta$遮断薬とも呼ばれる。

投与時にナースが気をつけるべきこと

- 自己判断で休薬しないよう指導する。
- 血液透析を行っている患者、厳しい減塩療法や利尿薬投与を行っている患者の場合、急激な血圧低下が生じる恐れがある。

➡少量から開始し、注意深く観察しながら増量する必要がある。

（山中克郎）

参考文献

1. 山中克郎，澤田覚志，植西憲達編：UCSFに学ぶ できる内科医への近道 改訂4版．南山堂，東京，2012．
2. 木津純子編：ナースのための基本薬 第2版．照林社，東京，2020．

■代表的な降圧薬

分類	名称	用法・用量、作用時間（めやす）
ACE阻害薬	カプトプリル（カプトリル®）	●1日37.5～75mgを3回に分けて投与（最大150mg） ●作用は4時間持続
	カプトプリル（カプトリル®-R）	●1回1～2カプセルを1日2回投与 ●作用は8～12時間持続
	リシノプリル（ロンゲス®）	●1日1回10～20mg（慢性心不全の場合は1日1回5～10mg） ●作用は24時間持続
	アラセプリル（セタプリル®）	●1日25～75mgを1～2回に分けて投与（最大100mg） ●作用は12～24時間持続
	エナラプリル（レニベース®）	●1日1回5～10mgを投与 ●作用は24時間持続
	デラプリル（アデカット®）	●開始時は1日15mgを2回に分けて、その後は1日30～60mgを2回に分けて投与（最大120mg） ●作用は12～24時間持続
	シラザプリル（インヒベース®）	●1日1回0.5mgから開始し、その後漸増（最大2mg） ●作用は24時間持続
	ベナゼプリル（チバセン®）	●1日1回5～10mgを投与 ●作用は24時間持続
	テモカプリル（エースコール®）	●1日1回1mgから開始し、その後漸増（最大4mg） ●作用は24時間持続
	トランドラプリル（オドリック®）	●1日1回1～2mgを投与 ●作用は24時間持続
	イミダプリル（タナトリル®）	●1日1回5～10mg ➡1型糖尿病に伴う糖尿病性腎症では1日1回5mg ●作用は24時間持続
	キナプリル（コナン®）	●1日1回5～20mg ●作用は24時間持続
	ペリンドプリルエルブミン（コバシル®）	●1日1回2～4mg（最大8mg） ●作用は24時間持続
ARB	ロサルタン（ニューロタン®）	●高血圧症：1日1回25～50mg（最大100mg） ●その他：1日1回50mg（最大100mg） ●効果は1週間未満で発現（最大効果は3～6週）

（表つづき）

分類	名称		用法・用量、作用時間（めやす）
	カンデサルタン シレキセチル（ブロプレス®）		●高血圧症：1日1回4～8mg（最大12mg） ➡腎障害がある場合は1日1回2mgから開始（最大8mg） ●腎実質性：1日1回2mgから開始（最大8mg） ●慢性心不全：1日1回4mgから開始（最大8mg） ➡収縮期血圧120mmHg未満、腎障害、利尿薬併用、重度の心不全では1日2mgから開始 ●効果は2週間未満で発現（最大効果は4週間）
	バルサルタン（ディオバン®）		●高血圧症：1日1回40～80mg（最大160mg） ●効果は2週間未満で発現（最大効果は4週間）
	テルミサルタン（ミカルディス®）		●高血圧症：1日1回20mgから開始し、1日1回40mgへ（最大80mg） ➡肝障害がある場合は1日1回20mgから開始（最大40mg） ●効果は2週間未満で発現（最大効果は4週間）
	オルメサルタン メドキソミル（オルメテック®）		●高血圧症：1日1回5～10mgから開始し、1日1回10～20mgへ（最大40mg） ●効果は1週間未満で発現（最大効果は2週間）
	イルベサルタン（アバプロ®、イルベタン®）		●高血圧症：1日1回50～100mg（最大200mg） ●効果は2週間未満で発現（最大効果は2週間）
カルシウム拮抗薬	ニフェジピン	（アダラート®）	●本態性・腎性、狭心症：1回10mgを1日3回
		（アダラート®L）	●本態性・腎性：1回10～20mgを1日2回 ●狭心症：1回20mgを1日2回
		（アダラート®CR）	●高血圧症、腎血管性・腎実質性：1日1回10～20mgで開始し、漸増（1日1回20～40mgまで） ●狭心症：1日1回40mg（最大60mg）
	ニカルジピン	（ペルジピン®）	●本態性：1回10～20mgを1日3回
		（ペルジピン®LA）	●本態性：1回20～40mgを1日2回
	ジルチアゼム	（ヘルベッサー®）	●本態性：1回30～60mgを1日3回 ●狭心症・異型狭心症：1回30mgを1日3回（1回60mgまで増量可）
		（ヘルベッサー®R）	●本態性：1日1回100～200mg ●狭心症・異型狭心症：1回100mg（1回200mgまで増量可）
	ベラパミル（ワソラン®）		●狭心症・頻脈性不整脈・急性期を除く心筋梗塞・その他の虚血性心疾患：1回40～80mgを1日3回
	ニルバジピン（ニバジール®）		●本態性：1回2～4mgを1日2回

分類	名称	用法・用量、作用時間（めやす）
	ニソルジピン （ニソルジピン）	●高血圧症・腎血管性・腎実質性：1日1回5～10mg ●狭心症・異型狭心症：1日1回10mg
	ニトレンジピン （バイロテンシン®）	●高血圧症・腎実質性：1日1回5～10mg ●狭心症：1日1回10mg
	マニジピン （カルスロット®）	●高血圧症：5mgで開始し漸増（1日1回10～20mgまで）
	ベニジピン （コニール®）	●高血圧症・腎実質性：1日1回2～4mg（1日1回8mgまで増量可） ➡重症の場合は1日1回4～8mg ●狭心症：1回4mgを1日2回
	バルニジピン （ヒポカ®）	●高血圧症、腎血管性・腎実質性：1日1回5～10mgで開始し漸増（1日1回10～15mgまで）
	エホニジピン （ランデル®）	●高血圧症、腎実質性：1日20～40mgを1～2回に分けて投与（最大60mg） ●狭心症：1日1回40mg
	シルニジピン （アテレック®）	●高血圧症：1日1回5～10mg（1日1回20mgまで増量可） ➡重症の場合は1日1回10～20mg
	アムロジピン （ノルバスク®、アムロジン®）	●高血圧症：1日1回2.5～5mg（1日1回10mgまで増量可） ●狭心症：1日1回5mg
	アゼルニジピン （カルブロック®）	●高血圧症：低用量開始。1日1回8～16mg（最大16mg）
α遮断薬	**プラゾシン** （ミニプレス®）	●本態性・腎性、前立腺肥大による排尿障害あり：1回0.5mgを1日2～3回から開始 ➡効果不十分ならば、1～2週間の間隔後、1日1.5～6mg・分2～3に漸増
	ブナゾシン （デタントール®）	●本態性・腎性、褐色細胞腫：1日1.5mgから開始 ➡効果不十分ならば1日3～6mg・分2～3に漸増（最大12mg）
	ブナゾシン （デタントール®R）	●高血圧症：1日1回3mgで開始（最大9mg）
	ウラピジル （エブランチル®）	●本態性・腎性・褐色細胞腫：1回15mgを1日2回で開始 ➡効果不十分場合、1～2週間の間隔後、1日120mg・分2まで漸増 ●排尿障害あり：1回15mgを1日2回で開始 ➡効果不十分の場合、1～2週間の間隔後、前立腺肥大ならば1日60～90mg・分2まで、神経因性膀胱ならば1日60mg･分2まで漸増（最大90mg）

（表つづき）

分類	名称		用法・用量、作用時間（めやす）
	ドキサゾシン （カルデナリン®）		●高血圧症、褐色細胞腫：1日1回0.5mgで開始 ➡効果不十分の場合、1～2週間の間隔後1日1～4mg・分1まで漸増（高血圧症に対しては最大8mg、褐色細胞腫に対しては最大16mg）
β遮断薬	メトプロロール	（ロプレソール®、セロケン®）	●本態性：1日60～120mgを3回に分けて投与 ➡効果不十分の場合は240mgまで増量可 ●狭心症、頻脈性不整脈：1日60～120mgを2～3回に分けて投与
		（ロプレソール®SR、セロケン®L）	●本態性：1日1回120mg
	アテノロール （テノーミン®）		●本態性、狭心症：1日1回50mg（最大100mg）
	ビソプロロール （メインテート®）		●本態性、狭心症：1日1回5mg
	ベタキソロール （ケルロング®）		●本態性：1日1回5～10mg（最大20mg） ●狭心症：1日1回10mg（最大20mg） ●腎実質性：1日1回5mg（最大10mg）
	セリプロロール （セレクトール®）		●本態性・腎実質性：1日1回100～200mg（最大400mg） ●狭心症：1日1回200mg（最大400mg）
	プロプラノロール （インデラル®）		●本態性：1日30～60mg・分3から開始 ➡効果不十分の場合は120mg・分3まで漸増 ●狭心症、期外収縮、発作性頻拍・発作性心房細動の予防、頻拍性心房細動、洞性頻脈など：1日30mg・分3で開始 ➡効果不十分の場合は60mg→90mgと増量
	ニプラジロール （ハイパジール）		●本態性・狭心症：1日6～12mgを2回に分けて投与（最大18mg）
	アロチノロール （アロチノロール）		●本態性・狭心症・頻脈性不整脈：1日20mg・分2で開始 ➡効果不十分の場合は1日30mgまで増量可 ●本態性振戦：1日10mgで開始 ➡効果不十分の場合は維持量として1日20 mg・分2（最大30mg）
	アモスラロール （ローガン®）		●本態性・褐色細胞腫：1日20mgで開始 ➡効果不十分の場合は1日60mg・分2まで増量
	カルベジロール （アーチスト®）		●本態性・腎実質性：1日1回10～20mg ●狭心症：1日1回20mg

狭心症治療薬（硝酸薬）

- 狭心症治療には、主に硝酸薬、降圧薬（β遮断薬、カルシウム拮抗薬）が用いられる。
  - ➡労作狭心症ではβ遮断薬と硝酸薬の併用、安静狭心症ではカルシウム拮抗薬と硝酸薬の併用が行われることが多い。
  - ➡不安定狭心症の予防では、抗血小板薬や抗凝固薬などを併用することもある。
- ここでは、臨床で頻用されている硝酸薬について解説する。

分類と特徴

- 硝酸薬は、成分によって、ニトログリセリン、硝酸イソソルビド、一硝酸イソソルビドの3種類に分けられる。
  - ➡一硝酸イソソルビドは、硝酸イソソルビドの活性代謝物であり、効果がより強く、血中濃度のばらつきが少ないとされる。
- 硝酸薬は、剤形が豊富で、舌下錠、スプレー剤、内服薬、経皮吸収剤（テープ剤）がある。
  - ➡舌下錠とスプレー剤は発作時に、内服薬とテープ剤は発作予防目的で使用する。

✓舌下錠・スプレー剤

- 舌下錠やスプレー剤は、発作が起きたとき、すぐに使用できるようにしなければならない。
  - ➡病状が安定している患者の場合、「携帯していない」「薬剤の使用期限切れ」「残薬がほとんどない」などが起こりうるため、注意が必要となる。

- 正しい方法で服用できるよう、患者の状況に合わせた説明が必要となる。
  - ➡発作時に、胸痛が出ない(圧迫感、締め付けられる感じ、左肩・顎への関連痛などが主な症状となる)患者もいる。「胸痛が出たとき」という説明で、すべての患者が理解できるとは限らない。
- 口腔乾燥がある患者は、舌下錠よりスプレー剤のほうがすみやかに効果を発揮する可能性がある。

✓内服薬・テープ剤

- 内服薬・テープ剤は、発作予防のために用いる薬剤で、「発作が起きたとき」に使用するものではないことを患者に説明し、理解を得ることが大切である。
- 耐性が生じる可能性があるため、薬剤使用スケジュールを守ることが大切である。
  - ➡自己判断で使用スケジュールを変更しないように伝えるとともに、「いつもと違う」症状が出現したら、すぐに医療者に伝えるよう指導する。

投与時にナースが気をつけるべきこと

- 頓用薬(舌下錠やスプレー剤)を使用するタイミングが正しかったか、不安に思う患者は多い。受診時に服用状況を確認し、適正使用できるよう指導する。
- 舌下錠は「飲み込まない」、スプレー剤は「吸い込まない」ように伝える。
  - ➡これらの薬剤は、口腔粘膜から吸収されることで効果を発揮するためである。

(山中克郎)

参考文献

1. 山中克郎, 澤田覚志, 植西憲達編：UCSFに学ぶ できる内科医への近道 改訂4版. 南山堂, 東京, 2012.
2. 木津純子編：ナースのための基本薬 第2版. 照林社, 東京, 2020.

■代表的な硝酸薬

名称			用法・用量、作用時間（めやす）
ニトログリセリン	（ニトロペン®舌下錠）	舌下	●1回1～2錠を舌下投与 ➡効果不十分なら1～2錠追加 ●作用は1～2分で発現し、10～30分持続
	（ミオコール®スプレー）	スプレー	●1回1噴霧を舌下投与 ➡効果不十分なら1噴霧追加 ●作用は1～2分で発現し、30分持続
	（ミリステープ®）	テープ	●1回1枚を1日2回、12時間ごとに貼付 ➡貼付部位：胸部、上腹部、背部、上腕部、大腿部 ●作用は30分～1時間で発現し、約12時間持続
	（ニトロダーム®TTS）	テープ	●1日1回、1枚を貼付 ➡貼付部位：胸部、腰部、上腕部 ➡効果不十分なら2枚に増量 ●作用は1時間以内に発現し、24時間以上持続
硝酸イソソルビド	（ニトロール®錠）	舌下	●1回1～2錠を舌下投与 ●作用は2分前後で発現し、1～2時間持続
	（ニトロール®スプレー）	スプレー	●口腔内に1回1噴霧 ➡効果不十分な場合、1回1噴霧に限り追加可能 ●効果は1～2分で発現し、30分～2時間持続
	（ニトロール®錠）	内服	●1回1～2錠を1日3～4回投与 ●作用は30分前後で発現し、4～6時間持続
	（ニトロール®Rカプセル）	内服	●1回1カプセルを1日2回投与 ●作用は1時間以内に発現し、6～12時間持続
	（フランドル®錠）	内服	●1回1錠を1日2回投与 ●効果は30分～1時間で発現し、6～12時間持続
	（フランドル®テープ）	テープ	●1回1枚を、24時間または48時間ごとに貼付 ➡貼付部位：胸部、上腹部、背部 ●作用は1～2時間で発現し、24～48時間持続する
一硝酸イソソルビド	（アイトロール®錠）	内服	●1回20mgを1日2回投与 ➡効果不十分の場合は、1回40mgを1日2回まで増量 ●作用は1時間以内に発現し、6～12時間持続する

脂質異常症治療薬

分類と特徴

- 「コレステロールの薬を飲んでいる」と言う患者は少なくない。
- 脂質異常症治療薬には、スタチン類、フィブラート系、プロブコール製剤（異化排泄）、陰イオン交換樹脂、EPA製剤、ニコチン製剤、小腸コレステロールトランスポーター阻害薬などがある。
- ここでは、臨床で頻用されているスタチン類を中心に説明する。

スタチン類

- スタチン類は、肝臓でのコレステロール合成を抑制することで、血中LDLコレステロールを低下させ、動脈硬化などを予防する薬剤である。
  - ➡脳梗塞や心筋梗塞を予防する目的で用いることもある。
- プラバスタチン（メバロチン®）、シンバスタチン（リポバス®）、フルバスタチン（ローコール®）、アトルバスタチン（リピトール®）、ピタバスタチン（リバロ）、ロスバスタチン（クレストール®）がある。
- シンバスタチンやアトルバスタチンは、グレープフルーツと同時に摂取しない。
  - ➡スタチンの血中濃度が上昇する。
- 併用禁忌にも注意する。
  - ➡シンバスタチンでは、イトラコナゾール、ミコナゾール、ポサコナゾール、アタザナビル、サキナビル、テラプレビル、コビシスタット配合製剤などが併用禁忌。
  - ➡アトルバスタチンでは、グレカプレビル・ピブレンタスビルなどが併用禁忌。

➡ピタバスタチンとロスバスタチンでは、シクロスポリンが併用禁忌。

- ロスバスタチンの高用量投与を行う場合は、腎障害が起こりうるため、定期的な腎機能検査を行う必要がある。

その他の薬剤

- スタチン類と同様に「コレステロールを下げる」はたらきをもつ薬剤は、陰イオン交換樹脂、プロブコール製剤(異化排泄)、小腸コレステロールトランスポーター阻害薬などである。

➡陰イオン交換樹脂には、コレスチミド(コレバイン®、コレバイン®ミニ)がある。便通状況を確認すること、口に含んだらすみやかに嚥下しないと膨張して飲み込みづらくなることを伝える。

➡プロブコール(シンレスタール®、ロレルコ®)は、脂肪によって吸収されづらくなるため、高脂肪食を避ける必要がある。副作用として、肝障害やQT延長(まれに重篤な心室性不整脈)が出現しうることに注意する。

➡小腸コレステロールトランスポーター阻害薬には、エゼチミブ(ゼチーア®)がある。シクロスポリンやワルファリンなどとの併用に注意する。

- フィブラート系、EPA製剤、ニコチン製剤は「トリグリセリド(中性脂肪)を下げる」はたらきをもつ。

➡フィブラート系には、ベザフィブラート(ベザトール®SR)、フェノフィブラート(リピディル®、トライコア®)がある。腎不全や透析患者、スタチン類との併用は原則禁忌。ワルファリンやSU薬などとの併用に注意する。胆石症の頻度が増すことにも注意が必要。

➡EPA製剤には、イコサペント酸エチル(エパデール、エパデールS)がある。十分な効果を得るため、食直後に、噛まずに服用するよう指導する。

➡ニコチン製剤には、ニセリトロール(ペリシット®)がある。空腹時に服用すると、副作用(紅潮、発赤など)の発現頻度が増すため、食直後に服用するよう指導する。

投与時にナースが気をつけるべきこと

- 脂質異常症治療薬の重大な副作用として、横紋筋融解症や肝障害がある。
  - ➡筋肉痛、四肢のしびれ・脱力、尿が赤褐色になる（血中・尿中のミオグロビン上昇による症状）などが生じたら、すぐに医療者に伝えるよう指導する。
  - ➡原則として、投与開始・増量後12週までは月1回、その後は半年に1回など、定期的に肝機能検査を行う。
- 副作用は、投与開始や増量してから6か月以内に発現することが多い。
- 生活習慣の改善（食事、運動など）や、虚血性心疾患の危険因子（高血圧、喫煙など）の軽減を図るように指導する。

（山中克郎）

参考文献

1. 山中克郎，澤田覚志，植西憲達編：UCSFに学ぶ できる内科医への近道 改訂4版．南山堂，東京，2012.
2. 木津純子編：ナースのための基本薬 第2版．照林社，東京，2020.

■代表的な脂質異常治療薬

分類	名称	用法・用量
スタチン類	プラバスタチン（メバロチン®）	●1日10mgを、1～2回に分けて投与（最大20mg）
	シンバスタチン（リポバス®）	●1日1回・夕食後に5mgを投与（最大20mg）
	フルバスタチン（ローコール®）	●1日1回20mgで開始し、その後、1日1回・夕食後に20～30mg投与（最大60mg）
	アトルバスタチン（リピトール®）	●1日1回10mg（高コレステロール血症の場合は最大20mg、家族性高コレステロール血症の場合は最大40mg）
	ピタバスタチン（リバロ）	●成人：1日1回1～2mgを投与（最大4mg） ➡肝障害がある場合は、1mgで開始（最大2mg） ●小児（10歳以上）：1日1回1mg（最大2mg） ➡肝障害がある場合は、1日1回1mg（最大1mg）
	ロスバスタチン（クレストール®）	●1日1回2.5～5mgで開始（最大20mg） ➡4週以降も効果不十分なら漸次10mgまで増量 ➡腎障害がある場合は、2.5mgで開始（最大5mg）
陰イオン交換樹脂	コレスチミド（コレバイン®、コレバイン®ミニ）	●1回1.5gを1日2回投与（最大1日4g）
プロブコール製剤	プロブコール（シンレスタール®、ロレルコ®）	●1日500mgを2回に分けて、食後に投与 ➡家族性高コレステロール血症の場合は1日1000mgまで増量可
小腸コレステロールトランスポーター阻害薬	エゼチミブ（ゼチーア®）	●1日1回10mgを食後に投与（適宜減量）
フィブラート系	ベザフィブラート（ベザトール®SR）	●1日400mgを2回に分けて投与 ➡腎障害がある患者や高齢者には適宜減量
	フェノフィブラート（リピディル®、トライコア®）	●1日1回106.6～160mgを食後に投与（最大160mg）
EPA製剤	イコサペント酸エチル（エパデール、エパデールS）	●1回900mgを1日2回、または、1回600mgを1日3回投与 ➡トリグリセリド異常の場合は、1回900mgを1日3回まで増量可
ニコチン製剤	ニセリトロール（ペリシット®）	●1日750mgを3回に分けて、食直後に投与

抗血栓薬（抗血小板薬、抗凝固薬）

分類と特徴

- 抗血栓薬は、抗血小板薬と抗凝固薬に大きく分けられる。
  - ➡抗血小板薬は、主に動脈の血栓、抗凝固薬は主に静脈の血栓に対して用いると考えるとわかりやすい。
- ここでは、臨床でよく使用されている抗血小板薬を中心に述べる。

抗血小板薬

- 抗血小板薬は、動脈のアテローム血栓症によるアテローム血栓性脳梗塞や心筋梗塞などに対して使用される。
- 代表的な薬剤として、アスピリン（バイアスピリン®）、アスピリン・ダイアルミネート（バファリン配合錠A81）、チクロピジン（パナルジン®）、クロピドグレル（プラビックス®）、リマプロスト アルファデクス（オパルモン®、プロレナール®）、シロスタゾール（プレタール®）、ベラプロスト（ドルナー®、プロサイリン®）、サルポグレラート（アンプラーグ®）がある。
  - ➡アスピリンでは、消化管粘膜傷害が起こりうる。自覚症状を伴わない場合もあるため、注意深いアセスメントが必要となる。
  - ➡チクロピジンとクロピドグレルでは、血栓性血小板減少性紫斑病、無顆粒球症、重篤な肝障害が起こりうる。定期的な血液検査が必要となる。
  - ➡シロスタゾールでは、脈拍数の増加や狭心症が起こりうる。また、グレープフルーツ摂取による影響も起こりうるため、患者への指導と注意深い観察が重要となる。
  - ➡脂質異常症治療薬であるイコサペント酸エチル（エパデール、エパデールS）も、抗血栓薬として用いられる。

抗凝固薬

- 抗凝固薬は、心房細動などによる静脈の心原性脳梗塞や細小血管での血栓症に対して使用される。
- 経口薬としては、エドキサバン（リクシアナ®）、ダビガトラン（プラザキサ®）、リバーロキサバン（イグザレルト®）、ワルファリンカリウム（ワーファリン）などがある。
  - ➡ワルファリンは、個人により薬効が異なること、食事の影響を受けることから、PT-INRによる投与量の調節・管理が必要となる。
  - ➡DOAC（直接経口抗凝固薬）と呼ばれるエドキサバン、ダビガトラン、リバーロキサバンなどは、ワルファリンと比べて投与量を調節・管理しやすく、副作用として脳出血が起こりにくいことから、近年、脳外科領域を中心として使用されることが増えてきた。しかし、消化管障害を生じるリスクが高いため、注意深い観察・アセスメントが重要となる。

投与時にナースが気をつけるべきこと

- 手術や侵襲的処置を行う場合には、一定期間の休薬が必要となる。
  - ➡薬剤によって休薬期間が異なるため注意が必要。
- 消化管障害に伴う消化管出血が起こるリスクがある。排便状況や腹部症状の有無に注意して観察することが重要。

（山中克郎）

参考文献
1. 山中克郎，澤田覚志，植西憲達編：UCSFに学ぶ できる内科医への近道 改訂4版．南山堂，東京，2012.
2. 木津純子編：ナースのための基本薬 第2版．照林社，東京，2020.

■代表的な抗血栓薬

分類	名称	用法・用量、術前休薬期間（めやす）
抗血小板薬	アスピリン （バイアスピリン®）	●1日1回100mgを投与（1日300mgまで） ●術前は10日をめやすに休薬
	アスピリン・ダイアルミネート （バファリン配合錠A81）	●1日1回81mgを投与（1回324mgまで） ●術前は10日をめやすに休薬
	チクロピジン （パナルジン®）	●血管手術および血液体外循環や虚血性脳血管障害に伴う血栓・塞栓治療や血流の改善：1日200～300mgを2～3回に分けて投与 ●慢性動脈閉塞症に伴う阻血性症状の改善：1日300～600mgを2～3回に分けて投与 ●くも膜下出血術後の脳血管攣縮に伴う血流障害の改善：1日300mgを3回に分けて投与 ●術前は10～14日をめやすに休薬
	クロピドグレル （プラビックス®）	●1日1回75mgを投与 ➡年齢・症状・体重により1日1回50mg ●術前は14日をめやすに休薬
	リマプロスト アルファデクス （オパルモン®、プロレナール®）	●閉塞性血管炎に伴う虚血症状の改善：1日15μgを3回に分けて投与 ●腰部脊柱管狭窄症に伴う自覚症状および歩行障害の改善：1日15μgを3回に分けて投与 ➡術前は1日をめやすに休薬
	シロスタゾール （プレタール®）	●1回100mgを1日2回投与 ●術前は2～3日をめやすに休薬
	ベラプロスト （ドルナー®、プロサイリン®）	●慢性動脈閉塞症に伴う潰瘍、疼痛および冷感の改善：1日120μgを3回に分けて投与 ●原発性肺高血圧症：1日60μgを3回に分けて投与から開始 ●術前は1日をめやすに休薬
	サルポグレラート （アンプラーグ®）	●1回100mgを1日3回投与 ●術前は1～2日をめやすに休薬

分類	名称	用法・用量、術前休薬期間（めやす）
	イコサペント酸エチル （エパデール、エパデールS）	●1回600mgを1日3回（食直後）に投与 ●術前は7～14日をめやすに休薬
抗凝固薬（経口）	**ワルファリンカリウム** （ワーファリン）	●1日1回1～5mgで開始し、数日間かけて血液凝固能検査を行って維持量を調節 ➡小児の維持量は、12か月未満では0.16mg/kg/日、1歳以上15歳未満は0.04～0.10mg/kg/日 ●術前は3～5日をめやすに休薬（必ずINRを測定）
	エドキサバン （リクシアナ®）	●非弁膜症性心房細動における虚血性脳卒中・全身性塞栓症の発症抑制、静脈血栓症の治療・再発予防：体重60kg以下では1日1回30mg、体重60kg超では1日1回60mg ➡腎機能、併用薬によっては30mgに減量 ●膝関節・股関節全置換術、股関節骨折手術施行時の静脈血栓塞栓症発症抑制：1日1回30mg ●術前は24時間前をめやすに休薬
	ダビガトラン （プラザキサ®）	●1回150mgを1日2回投与 ➡必要に応じて1回110mgを1日2回へ減量 ●術前は1～2日をめやすに休薬
	リバーロキサバン （イグザレルト®）	●非弁膜症性心房細動における虚血性脳卒中・全身性塞栓症の発症抑制：1日1回15mg（食後）投与 ➡腎機能の程度により1日1回10mgに減量 ●深部静脈血栓症、肺血栓塞栓症の治療・再発抑制：初期3週間は1回15mgを1日2回（食後）投与。その後は1日1回15mgへと変更 ●術前は24時間をめやすに休薬

経口鎮痛薬（NSAIDsとアセトアミノフェン）

分類と特徴

- 鎮痛薬は、NSAIDs（非ステロイド系抗炎症薬）、アセトアミノフェン、オピオイド（麻薬性鎮痛薬）の3種類に大きく分けられる。
  - ➡オピオイドは、高度のがん疼痛のある患者や、ICUにおける重症患者の鎮痛に対して用いられる。
- ここでは、臨床で頻用されているNSAIDsとアセトアミノフェンについてまとめる。

✓NSAIDs

- NSAIDsは、シクロオキシゲナーゼ（COX）を阻害することで炎症にかかわるプロスタグランジンの産生を抑え、抗炎症・鎮痛作用をもたらす薬剤である。
- 多くは酸性の薬剤であるが、塩基性の薬剤もある。
  - ➡酸性のNSAIDsには、サリチル酸系、カルボン酸系、アリール酢酸系（フェニル酢酸系、インドール酢酸系、ピラノ酢酸系）、プロピオン酸系、オキシカム系、コキシブ系がある。
  - ➡サリチル酸系の代表薬は、抗血栓薬としても用いられるアスピリン・ダイアルミネートである▶p.292。
  - ➡塩基性は、酸性よりも抗炎症作用が弱い。

✓アセトアミノフェン

- アセトアミノフェンは、中枢神経系の視床や大脳皮質に作用して解熱・鎮痛作用を発揮すると考えられている。
  - ➡詳細な作用機序は、まだ明らかになっていない。

投与時にナースが気をつけるべきこと

- NSAIDsには、消化性潰瘍の副作用があるため、胃粘膜保護薬（プロトンポンプ阻害薬など）を併用し、空腹時の服用は避けることが望ましい。
  - ➡COXには、すべての組織に存在し胃粘膜保護などを担うCOX-1と、炎症性サイトカインなどの刺激によって発現するCOX-2がある。COX-2選択性の高い薬剤（エトドラク、メロキシカム、セレコキシブなど）を使用すると胃腸障害が少ない。
- NSAIDsは、アスピリン喘息のある患者には投与禁忌となる。
  - ➡どのような剤形であっても投与禁忌となることに注意する。
- ピリンアレルギーによるピリン疹にも注意が必要である。「アスピリン＝ピリン系」と誤解している患者も多いため、服用している薬剤の名前と症状を確認する。
  - ➡ピリン疹は、服用後30分～2時間程度で紅斑（爪甲～銅貨大の鮮紅色の発疹）を生じた後、数日後に漆黒色の色素沈着を残すものである。原因となった薬剤を再度内服すると、同じ箇所に再発する（固定薬疹）のが特徴。
  - ➡ピリン系薬剤としては、スルピリン（スルピリン）などが代表的である。
- 15歳以下のウイルス性疾患（インフルエンザや水痘など）などに対し、解熱目的で、サリチル酸系薬（アスピリンなど）、メフェナム酸（ポンタール®）、ジクロフェナク（ボルタレン®）などを投与すると、Reye（ライ）症候群が起こる可能性がある。
  - ➡Reye症候群：ウイルス性疾患の後、急性脳症と高度の肝障害が出現し、肝臓をはじめとする諸臓器に脂肪変性が生じる疾患で死亡率が高い。原則として禁忌だが、投与せざるを得ない場合には、状態を注意深く確認する。
- NSAIDsとニューキノロン系抗菌薬を併用すると、けいれんを誘発する可能性がある。服用時間をずらしても相互作用を回避できないため、併用禁忌薬にも注意が必要である。
  - ➡併用禁忌の組み合わせとなるのは、ケトプロフェン×シプロフロキサシン、フルルビプロフェン×ロメフロキサシン、ノルフロキサシンまたはプルリフロキサシンである。

- **アセトアミノフェンは、NSAIDsとは作用機序が異なるため、併用しても問題はない。**
  - ➡ただし、市販のかぜ薬のなかには、アセトアミノフェンの配合剤もあるため、問診で確認することが大切。
  - ➡「ACE配合」と書かれている薬剤には、アセトアミノフェンが配合されている（A:アセトアミノフェン、C:カフェイン、E:エテンザミド）。

（山中克郎）

参考文献

1. 山中克郎，澤田覚志，植西憲達編：UCSFに学ぶ できる内科医への近道 改訂4版．南山堂，東京，2012.
2. 木津純子編：ナースのための基本薬 第2版．照林社，東京，2020.

■代表的なNSAIDs

関節リウマチ、変形性関節炎、腰痛症などの場合

分類		名称	用法・用量
酸性	アントラニル酸系	メフェナム酸（ポンタール®）	●1日標準750～1500mg ●速効性で急性疾患にも適するのが特徴
	フェニル酸系	ジクロフェナク（ボルタレン®、ボルタレン®SR）	●ボルタレン®：1日標準75～100mg ●ボルタレン®SR：1日標準75mg ●坐剤は吸収が早い
	インドール酢酸系	インドメタシン（インテバン®）	●インテバン®：1日標準25～100mg ●透析で除去されないのが特徴
		スリンダク（クリノリル®）	●1日標準300mg
		インドメタシンファルネシル（インフリー®、インフリー®S）	●1日標準400mg ➡食直後に投与（空腹時に服用すると吸収が低下する）
	ピラノ酢酸系	エトドラク（オステラック®、ハイペン®）	●1日標準400mg ●COX-2選択性が高いため胃腸障害が少ない
	プロピオン酸系	ナプロキセン（ナイキサン®）	●1日標準300～600mg ●速効性で急性疾患にも適する
		ロキソプロフェン（ロキソニン®）	●1日標準180mg ●プロドラッグ（胃腸障害を軽減する）
		プラノプロフェン（ニフラン®）	●1日標準225mg
		ザルトプロフェン（ソレトン®）	●1日標準240mg
	オキシカム系	アンピロキシカム（フルカム®）	●1日標準27mg ●ピロキシカムのプロドラッグ
		ロルノキシカム（ロルカム®）	●1日標準12～18mg
		メロキシカム（モービック®）	●1日標準10～15mg ●COX-2選択性が高いため胃腸障害が少ない
	コキシブ系	セレコキシブ（セレコックス®）	●1日標準200～400mg ●COX-2選択性が高いため胃腸障害が少ない
塩基性		チアラミド（ソランタール®）	●1日標準300mg

湿布薬
(鎮痛薬の貼付剤)

分類と特徴

- 湿布薬は、大きく2種類に分類される。
  - ①サリチル酸メチルを有効成分とする第一世代(刺激型貼付剤)の冷湿布・温湿布
  - ②非ステロイド性消炎鎮痛剤(NSAIDs)を有効成分とする第二世代(経皮吸収局所作用型)の貼付剤
- 第二世代の貼付剤は、パップ剤とテープ剤に分類される。
  - ➡パップ剤は水分を多く含むため、気化熱により冷たく感じる。テープ剤は薄く粘着性が強い。
- 用法は1日1回と1日2回があり、適応症は各薬剤で異なる。

投与時にナースが気をつけるべきこと

- 「冷湿布=冷却湿布、温湿布=温熱湿布」ではない。
  - ➡冷湿布は冷たく感じる「冷感タイプ」、温湿布は温かく感じる「温感タイプ」である。
- 「冷湿布=冷却効果が高い」ではない。
  - ➡冷湿布の冷却効果は、湿布薬に含まれる水分の蒸発作用によるもので、冷却効果はわずかである。冷却効果は「冷えピタ」のほうが強い。
  - ➡温湿布も、体表面温度をわずかに下げる。
- 「温湿布=第一世代の湿布薬だけ」ではない。
  - ➡第二世代の後発医薬品にも、トウガラシエキスやノニル酸ワリニルアミドが添加された温感パップやテープ剤が発売されている(例:ラクティオンパップ、フェルナビオン®、フルルバン®パップ、ロキソプロフェンナトリウムテープ「タイホウ」など)。

禁忌

- アスピリン喘息患者には、第二世代の湿布薬はすべて禁忌となる。
  ➡内服薬だけでなく、すべての剤型のNSAIDsが禁忌である。湿布薬も例外ではない。
- 妊婦（妊娠後期の患者）に禁忌の湿布薬がある。
  ➡ケトプロフェン製剤とエスフルルビプロフェン製剤は、妊娠後期の患者には禁忌（胎児動脈管収縮が起きることがある）。それ以外の湿布薬は有益性を判断して使用する。

副作用

- NSAIDs塗布剤使用後に、湿布薬を貼らない。
  ➡密封状態となって吸収が増加し、副作用が発現する可能性がある。

ケトプロフェンによる光接触皮膚炎

- ケトプロフェン製剤の貼付部位を紫外線で曝露した場合、光接触皮膚炎を起こす可能性がある。
  ➡光接触皮膚炎（強い瘙痒感を伴う紅斑や発疹、刺激感、浮腫、びらんなど）。
- 剥離後4週間は、貼付部位（剥離面）への紫外線曝露を避ける。紫外線曝露への対応が行えない場合（例：サーファー、運動部員など）は、ケトプロフェン以外の湿布薬・塗布剤に変更する。
- ケトプロフェン含有のOTC医薬品もあるため、入院時には、他医院処方薬だけでなく、OTC医薬品も確認する。
  ➡窓際での入院生活などで剥離面を紫外線に曝露した場合に、光接触皮膚炎を起こす可能性がある。
- お薬手帳や口頭でアレルギー歴を確認する。
  ➡チアプロフェン酸、スプロフェン、フェノフィブラート、オキシベンゾンおよびオクトクリレンを含有する製品（サンスクリーン剤、香水など）に対する過敏症の既往歴のある患者への投与は禁忌となる。

● 正しい部位に貼っているか、本人に処方された湿布薬か確認する。

➡指示された貼付部位以外に貼っていたり、湿布薬を家族間で使い回したりしている患者は意外に多い。本人への処方でないため、紫外線曝露を受けやすい部位に関する注意点を聞いておらず、光線過敏症を発症した事例が報告されている。

✓湿布薬による接触性皮膚炎

● 湿布薬による接触皮膚炎(かぶれ)の有無を確認する。

➡過去に、かぶれの既往があった場合は、商品名を確認し、異なる主薬や基剤の湿布薬に変更する。

● 後発医薬品への変更後、かぶれが起きることがある。

➡先発医薬品では問題がなくても、後発医薬品に変更した後、添加物や粘着力などの違いから、かぶれが起きることがある(例:後発医薬品の添加物として使用されていたラテックスゴムにより、ラテックスアレルギーが生じるなど)。

● 湿布薬を「垂直方向に持ち上げて無理に剥がす」と、かぶれが生じることもある。

➡湿布薬は、周りの皮膚を押さえながら、皮膚に沿ってゆっくり剥がす。剥がしにくいときは、水やぬるま湯で湿らせてから剥がす。

➡入浴直後に剥がさず、入浴の30分以上前に剥がすようにする。

■湿布の「剥がしかた」のコツ

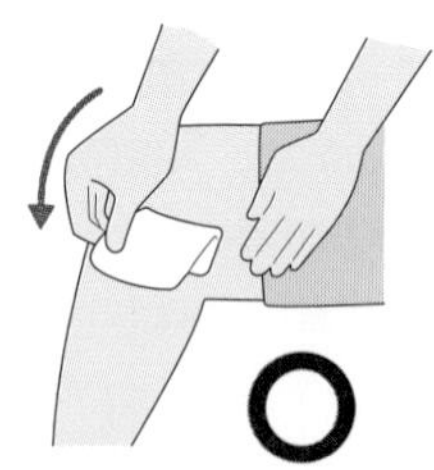

テープを剥がすときは、周囲の皮膚を手で押さえ、皮膚に沿ってゆっくり剥がす

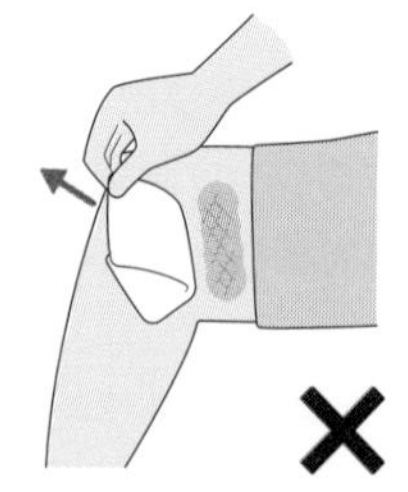

持ち上げるように剥がすと、接触性皮膚炎の原因となる

(澤田覚志、山中克郎)

■代表的な湿布薬

刺激型貼付剤（第一世代）

一般名		商品名	大きさ例（cm）	用法	芳香	妊婦禁忌
サリチル酸メチル	l-メントール	MS冷シップ	10×14	1〜2	○	—
dl-カンフル	トウガラシエキス	MS温シップ	14×20			

経皮吸収局所作用型貼付剤（第二世代）

一般名	商品名			大きさ（cm）	用法	芳香	妊婦禁忌
ケトプロフェン	モーラス®	パップ	30mg	10×14	2	○	後期
			60mg	14×20			
			XR120mg	10×14	1		
			XR240mg	14×20			
		テープ	20mg	7×10	1	○	
			L40mg	10×14			
	ミルタックス®	パップ	30mg	10×14	2	○	後期
フルルビプロフェン	アドフィード®	パップ	40mg	10×14	2	○	—
			80mg	14×20			
	ヤクバン®	テープ	20mg	7×10	2	○	—
			40mg	10×14			
			60mg	15×14			
エスフルルビプロフェン	ロコア®	テープ	40mg	10×14	1	○	後期
インドメタシン	イドメシン	パップ	70mg	10×14	2	○	—
フェルビナク	セルタッチ®	パップ	70	10×14	2	×	—
			140	14×20			
		テープ	70	10×14	2	×	
	スミル®	テープ	35mg	7×10	2	○	
			70mg	10×14			
ロキソプロフェンナトリウム水和物	ロキソニン®	パップ	100mg	10×14	1	○	—
		テープ	50mg	7×10	1	○	
			100mg	10×14			
ジクロフェナクナトリウム	ナボール®	パップ	70mg	7×10	1	×	—
			140mg	10×14			
		テープ	15mg	7×10	1	○	
			L30mg	10×14			
	ボルタレン®	テープ	15mg	7×10	1	○	
			30mg	10×14			

［ケトプロフェン製剤］妊娠中期は必要最小限の使用にとどめる
［ケトプロフェン製剤以外］妊娠後期の女性への投与は有益性投与を判断して使用する

胃酸分泌抑制薬（H_2受容体拮抗薬とPPI）

分類と特徴

- 胃酸分泌を抑えることで、消化性潰瘍や、逆流性食道炎に伴う痛み・胸やけなどを緩和する薬剤を、胃酸分泌抑制薬という。
  - ➡胃酸分泌が過多になると、胃粘膜や食道の粘膜などを壊し、胃潰瘍や逆流性食道炎などが生じやすくなる。
- 胃酸分泌抑制薬は、H_2受容体拮抗薬とPPI（プロトンポンプ阻害薬）の2種類がある。

H_2受容体拮抗薬

- 胃酸分泌の促進にかかわるH_2受容体に拮抗することで胃酸分泌を抑える薬剤である。
  - ➡薬剤によっては、蕁麻疹治療に使われる場合もある。
- シメチジン（タガメット®）、ラニチジン（ザンタック）、ファモチジン（ガスター®）、ロキサチジン酢酸エステル（アルタット®）、ニザチジン（アシノン®）、ラフチジン（プロテカジン®）などがある。
  - ➡シメチジンを使用する場合には、併用注意薬（ワルファリン、トリアゾラムなど）に注意する。
- 腎機能に影響を及ぼすため、腎障害がある患者や高齢者に使用する場合には、注意深い観察が必要となる。
  - ➡ラフチジンは、胃粘膜防御作用があり、腎障害のある患者や透析患者にも使用できる。

PPI（プロトンポンプ阻害薬）

- 胃酸分泌を行うプロトンポンプを抑えることで、胃酸分泌を強力に抑える薬剤である。

➡低用量アスピリン服用中の胃潰瘍・十二指腸潰瘍予防や、ピロリ除菌目的で使用する場合もある。

- オメプラゾール（オメプラール®、オメプラゾン®）、ランソプラゾール（タケプロン®）、ラベプラゾール（パリエット®）などがある。
- PPIの投与期間は薬剤の種類や使用目的によって異なるため、注意が必要である。

投与時にナースが気をつけるべきこと

- 治療上必要最小限の使用にとどめ、血液像・肝機能・腎機能に注意しながら使用することが大切である。
- 副作用として精神症状（錯乱状態）が起こりうる。異常が生じた場合には投与を中止し、医師の指示に基づいて対応する。
- PPIをピロリ除菌目的で用いる場合は、指示された用法・用量を厳守するよう指導する。

➡現在は、1日分が1シートになったパック製剤を使用することが多い。

（山中克郎）

略語

【PPI】
proton pump inhibitor：プロトンポンプ阻害薬

参考文献

1. 山中克郎，澤田覚志，植西憲達編：UCSFに学ぶ できる内科医への近道 改訂4版．南山堂，東京，2012.
2. 木津純子編：ナースのための基本薬 第2版．照林社，東京，2020.

■代表的な胃酸分泌抑制薬

分類	薬剤名	用法・用量(めやす)
H_2受容体拮抗薬 腎障害の場合	シメチジン (タガメット®)	●Ccr≧50mL/分:1回200mgを1日4回(6時間間隔) ●Ccr30〜49mL/分:1回200mgを1日3回(8時間間隔) ●Ccr5〜29mL/分:1回200mgを1日2回(12時間間隔) ●Ccr0〜4mL/分:1回200mgを1日1回(24時間間隔)
	ラニチジン (ザンタック)	●Ccr>70mL/分:1回150mgを1日2回 ●70≧Ccr≧30mL/分:1回75mgを1日2回 ●30mL/分>Ccr:1回75mgを1日1回
	ファモチジン (ガスター®)	●Ccr≧60mL/分:1回20mgを1日2回 ●60>Ccr>30mL/分:1回20mgを1日1回または1回10mgを1日2回 ●30mL/分≧Ccr:2〜3日に1回20mgまたは1日1回10mg ●透析患者:透析後1回20mgまたは1日1回10mg
	ロキサチジン酢酸エステル (アルタット®)	●Ccr10〜50mL/分:1日1回75mg ●10mL/分>Ccr:1日1回37.5mg ●透析患者:1日1回37.5mgまたは75mgを透析後
	ニザチジン (アシノン®)	●Ccr10〜50mL/分:1日1回150mg ●10mL/分>Ccr:1日1回75mg ●透析患者:75mgを1日1回または150mgを透析後
	ラフチジン (プロテカジン®)	●1回10mgを1日2回(腎機能正常者と同じ) ●透析患者:1日5〜10mgを1〜2回に分けて投与
PPI 消化性潰瘍、逆流性食道炎の場合	オメプラゾール (オメプラール®、オメプラゾン®)	●1日1回20mg ➡胃潰瘍・吻合部潰瘍・逆流性食道炎(初期治療)では8週間、十二指腸潰瘍では6週間
	ランソプラゾール (タケプロン®)	●1日1回30mg ➡胃潰瘍・吻合部潰瘍・逆流性食道炎(初期治療)では8週間、十二指腸潰瘍では6週間
	ラベプラゾール (パリエット®)	●1日1回10〜20mg ➡胃潰瘍・吻合部潰瘍・逆流性食道炎(初期治療)では8週間、十二指腸潰瘍では6週間

便秘薬

分類

- 作用機序から、便を軟らかくする薬、腸を動かす薬、直腸を刺激して排便を促す薬、の3つに大きく分類される。

便を軟らかくする薬

- 直腸の硬便には効果が期待しにくい薬剤である。
  ➡直腸の硬便を取り除かずに、この種類の薬の継続・増量を行うと、硬便排泄後に強い下痢を起こす可能性があり、注意が必要である。
- 塩類下剤、糖類下剤、ポリエチレングリコール製剤、上皮機能変容薬の4種類がある。

塩類下剤

特徴

- 酸化マグネシウムが代表的。
- 腸内の浸透圧を高めて内容物を軟化させ、膨張作用によって腸管を刺激する薬剤である。
- 効果発現時間には個人差がある。
  ➡通常8～10時間だが、早い患者では1時間程度で効果が発現する。

注意点

- 酸化マグネシウムは、銘柄によって、服用感(口中不快感)や崩壊性が異なる。

➡細粒や原末は、ざらつきや不快な味を感じやすい。義歯の隙間に入り込みやすく、痛みを訴える患者もいるため、服用感や口腔内残渣の有無を確認する。

- **長期服用者や高齢者は、定期的に血清Mg値を確認する。**

➡高Mg血症の初期症状（嘔吐、徐脈、筋力低下、傾眠など）があれば服用を中止する。便秘症の患者では、腎機能正常者や通常用量以下の使用でも重篤な転帰例が報告されているため、注意が必要である。

糖類下剤

☑特徴

- ラクツロース（モニラック®、ラグノス®NF経口ゼリー）がある。

➡モニラック®には、シロップ65％と原末がある。対象患者（小児便秘症か、産婦人科術後の排ガス・排便の促進か）によって用法・用量が異なる。

- 浸透圧作用で便の水分量を増やすこと、また、腸内細菌の分解で生成した有機酸が腸管の蠕動運動を亢進させることで効果を発揮する薬剤である。

☑注意

- モニラック®は、慢性便秘症の適応がない。

➡ラグノス®NF経口ゼリー（後発医薬品）は、慢性便秘症の適応があるが、小児への適応はない。

- モニラック®シロップは、ガラクトースと乳糖を含むため、糖尿病患者には慎重投与。

➡原末はほぼ100％ラクツロースのため該当しない。

ポリエチレングリコール製剤

☑特徴

- マクロゴール（モビコール®配合内用剤）がある。

- 浸透圧作用により便を軟化させ、便容積を増大させることで効果を発揮する薬剤である。
- 1包あたり約60mLの水に溶かして服用する。
  ➡水以外の飲料への溶解も可能（製薬会社作成の相性がよい飲み合わせの指導箋がある）。
- 効果は用量依存的。適切な便の硬さになるまで適宜増減する。
  ➡1日1～3回投与で、最大1回量を超えたら服用回数を分ける。
- 食事の影響はなく、いつでも服用可能である。

注意

- 溶解後すぐ服用できないときは、冷蔵庫で保管する。
  ➡数回に分けて服用可能だが、その日中に服用する。

上皮機能変容薬

特徴

- リナクロチド（リンゼス®）と、ルビプロストン（アミティーザ®）がある。
- リナクロチドは、腸管分泌や小腸輸送能促進作用、大腸痛覚過敏改善作用によって効果を発揮する薬剤で、便秘型過敏性腸症候群の適応がある。
  ➡約7割が24時間以内に自然排便を得られる。
- ルビプロストンは、腸液分泌を促進し、軟便化と腸管内の輸送能を高めることで効果を発揮する。
  ➡約6割が24時間以内に自然排便を得られる。

注意

- 食前投与の薬剤である。
  ➡食後投与だと、リナクロチドでは下痢、ルビプロストンでは嘔気の頻度が増す。
- 一包化には適さない。

➡リナクロチドは、吸湿性の問題から、一包化不可。

➡ルビプロストンは軟カプセルで粉砕不可だが、簡易懸濁法による投与は可能。

- リナクロチドの15歳未満への投与は適応外とされている。

➡米国では「6歳未満禁忌、6～18歳未満への投与は避ける」、欧州では「小児・青年期への投与は避ける」とされている。

- ルビプロストンは、妊婦・妊娠の可能性のある患者へは投与禁忌。

腸を動かす薬

- 習慣性のある薬剤である。
- ジフェニール誘導体とアントラキノン系誘導体の2種類がある。

ジフェニール誘導体

特徴

- ピコスルファート（ラキソベロン®）が該当する。
- 大腸細菌叢由来の酵素で活性体に変換した後、大腸の蠕動運動促進作用と水分吸収抑制作用によって軟便化することで効果を発揮する薬剤である。
- 錠剤（2.5mg）と内用液（0.75%＝7.5mg/mL）がある。

➡内用液は、1本（10mL）＝約150滴。錠剤1錠＝内用液5滴に換算される。

- 長期・大量服用に注意すれば、必要性を判断したうえで、妊婦への投与も可能。

注意（内用薬の場合）

- 原則として、水に溶かして服用する（口腔内に薬剤が留まるのを防ぐため）。

➡緑茶や紅茶、コーヒー、コーラ、オレンジジュース、カルピス、牛乳に混ぜての服用も可能。

- 十分量の水を飲めない患者の場合は、口腔内に直接滴下後、飲水可能な量を飲むか、食事を摂る。

アントラキノン系誘導体

特徴

- センノシド（プルゼニド®、アローゼン®）、センナ（アジャスト）がある。
- 大腸の腸内細菌の作用で活性型となり、大腸壁を刺激して蠕動運動を亢進することで効果を発揮する薬剤である。

注意

- 服用後は黄褐色または赤褐色尿を呈する。
- 漫然と継続した長期投与は避け、頓用・短期処方にとどめる。
  ➡長期服用で大腸メラノーシスを発症することがある。

直腸を刺激し排便を促す薬

- 坐剤と、浣腸液に大きく分かれる。
  ➡坐剤は、ビサコジル（テレミンソフト®）と炭酸水素ナトリウム・無水リン酸二水素ナトリウム（新レシカルボン®）の２種類がある。

ビサコジル

特徴

- ジフェニール誘導体による直腸刺激によって効果を発揮する。
- 早ければ５分、遅くても２時間以内に効果が現れる（通常は15～60分）。

注意

- 再投与するときは、３時間以上の投与間隔をあける。

● 挿入直後は激しい運動を避ける。

炭酸水素ナトリウム・無水リン酸二水素ナトリウム

✓ 特徴

● 炭酸ガスを発生させ、直腸壁を直接刺激することで効果を発揮する薬剤である。

● 冷所保存が必要である。

➡ 30℃だと7日間しか安定しないが、15℃だと39か月安定を保てる。

✓ 注意

● 挿入後30分経過しても効果がないときは、もう1個使用する。

➡ 3回目の使用は、6時間程度あける。

● 排便作用があるまで激しい運動は避ける。

● 直腸反射が減弱している患者は、便意を感じないことがあるため、挿入後20分程度で1度排便を試みるように説明する。

● 1回2個挿入する際は同時に使用し、挿入間隔をあけすぎない。

➡ 挿入間隔をあけすぎると、炭酸ガスの量が減少し、効果が十分に発揮されない可能性がある。

グリセリン浣腸

✓ 特徴

● 直腸粘膜を物理的に刺激し、蠕動運動を亢進させることで排便を促す。即効性がある。

✓ 注意

● 習慣性があるため、長期連用は避ける。

● 約40℃に温めてから使用する。

➡ 43℃以上だと腸粘膜炎症を起こすため注意する。

- 注入後「3分程度の我慢」は不要である。
  - ➡排便を我慢することを強いるのは、患者に苦痛を与える。
- いつでも排泄できる環境で行う。
- 立位や座位で行うと直腸穿孔の危険性があるため、左側臥位で挿入する。
  - ➡左側臥位をとれない患者（ドレーン留置）は、便器を当てた状態で仰臥位の体勢で行う。
  - ➡乳児は、仰臥位で両足を持ち上げて挿入する。幼児以上は左側臥位で行う。

■浣腸は左側臥位で行う

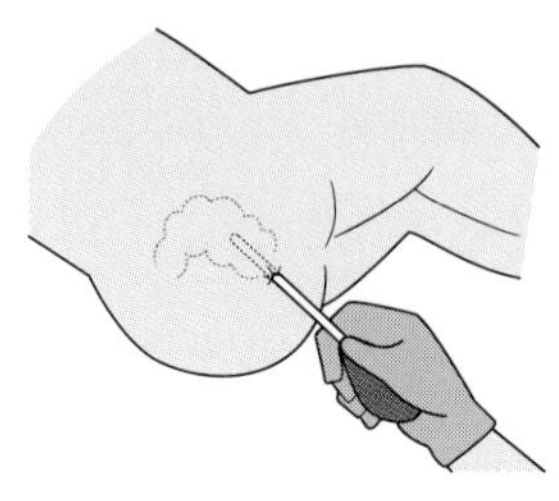

- 60 mLあたり約20秒以上かけ、急速に注入しない。
  - ➡ストッパーが直腸内に残らないよう、目視しながら行う。抵抗を感じたら少し引き戻し、無理に進めない。

投与時にナースが気をつけるべきこと

- 排便習慣には個人差がある。健康時の排便状態を確認し、個々に効果判定を行う。
  - ➡下剤使用後の排便回数や量、残便感、排便時のいきみ、便形状（ブリストルスケールを使用）、腹部膨満感などを把握し、漫然と便秘薬が処方されていないか確認する。
  - ➡毎日排便がなくても便秘ではないことを伝え、過剰服用がないようにフォローする。
- 器質的疾患（腫瘍、癒着など）の除外や、便秘の原因となる薬剤の使用の有無を確認する。
- 便秘薬だけに頼らず、生活習慣の改善（食事や運動、排便習慣、排便姿勢など）や水分摂取量、発汗の変化など、個々の状態をそのつど考えて排便の改善に取り組む。

（澤田覚志、山中克郎）

■代表的な便秘薬

分類		主な商品名	用法・用量		作用発現（めやす）
便を軟らかくする薬	塩類下剤	酸化マグネシウム	●1日2gを3回に分けて投与（食前/食後）または1回投与（就寝前）		8〜10時間（個人差あり）
	糖類下剤	ラクツロース（モニラック®）	原末	●小児：1日0.33〜1.3g/kgを3回に分けて投与 ●産婦人科術後：1日19.5〜39gを2回に分けて投与（朝・夕）	24〜48時間
			シロップ65％	●小児：1日0.5〜2mL/kgを3回に分けて投与 ●産婦人科術後：1日30〜60mLを2回に分けて投与（朝・夕）	
		ラクツロース（ラグノス®NF経口ゼリー）	●1回2包を1日2回投与 ●1日最高用量は6包		
	ポリエチレングリコール製剤	マクロゴール（モビコール®配合内用剤）	2〜6歳	●初回用量：1日1回1包 ●増量期間は間隔2日以上、増量幅は1日量1包 ●最大投与量：1日4包、1回2包まで	
			7〜11歳	●初回用量：1日1回2包 ●増量期間は間隔2日以上、増量幅は1日量1包 ●最大投与量：1日4包、1回2包まで	
			12歳以上、成人	●初回用量：1日1回2包 ●増量期間は間隔2日以上、増量幅は1日量2包 ●最大投与量：1日6包、1回4包まで	
	上皮機能変容薬	リナクロチド（リンゼス®）	●1日1回0.5mgを食前に投与 ➡症状により0.25mgに減量		24時間以内
		ルビプロストン（アミティーザ®）	●1回24μgを1日2回（朝・夕食後） ➡中等度〜重度の肝障害、重度の腎障害がある場合は1回24μgを1日1回から開始 ●症状により適宜減量		24時間以内

分類		主な商品名	用法・用量		作用発現(めやす)
腸を動かす薬	ジフェニール誘導体	ピコスルファート(ラキソベロン®)	錠剤	●1日1回2～3錠 ●小児(7～15歳)は1日1回2錠	7～12時間
			内用液	●1日1回10～15滴 ●6か月以下～15歳は、1日1回2～10滴 基準表あり	
	アントラキノン系誘導体	センノシド(プルゼニド®)	●1日1回12～24mgを就寝前に投与 ⇒高度の便秘の場合は、1回48mgまで増量可		
		センノシド(アローゼン®)	●1回0.5～1gを1日1～2回		8～10時間
		センナ(アジャスト)	●1回80mgを就寝前に投与 ⇒高度の便秘の場合は1回160～240mgを頓用 ⇒連用する場合は1回40～80mgを毎食後投与 ●小児(6～12歳)は1回40mgを就寝前に投与		
直腸を刺激し排便を促す薬	坐剤	ビサコジル(テレミンソフト®坐薬)	●1回10mgを、1日1～2回、肛門内に挿入 ●乳幼児の場合は、1回2mg		15～60分(遅くても2時間以内)
		炭酸水素ナトリウム・無水リン酸二水素ナトリウム(新レシカルボン®坐剤)	●1回1～2個、できるだけ肛門内深くに挿入 ⇒重症の場合は、1日2～3個を数日間続けて挿入		10～30分
	浣腸液	グリセリン浣腸液50%	●1回10～150mLを直腸内にゆっくり注入 ●1回注入量は、原則1回1～2mL/kg。 ⇒乳児(1歳未満) 20～30mL 幼児(1～6歳) 30～50mL 小児(7～14歳) 50～80mL 成人 50～150mL		5分以内

インスリン製剤

分類

- 作用発現時間と作用持続時間の違いから、①速効型、②超速効型、③中間型、④混合型、⑤配合溶解、⑥持効型溶解の6つに分類される。
- 作用動態の違いから、追加分泌を補う製剤（①速効型と②超速効型）、基礎分泌を補う製剤（③中間型と⑥持効型溶解）、追加分泌と基礎分泌を補う製剤（④混合型と⑤配合溶解）に分類される。
- 組成の違いから、ヒトインスリン製剤と、インスリンアナログ（インスリンに類似した構造）製剤に大別される。

デバイスの種類と特徴

- プレフィルド（キット）製剤、カートリッジ製剤、バイアル製剤の3つに分類される。

プレフィルド（キット）製剤

- フレックスペン®、フレックスタッチ®、ミリオペン®、ソロスター®、イノレット®の5種類がある。
  - ➡注入ボタンが伸びるストローク製剤（フレックスペン®、ミリオペン®、ソロスター®）と、そうでない製剤（フレックスタッチ®、イノレット®）がある。

■注入ボタンの種類

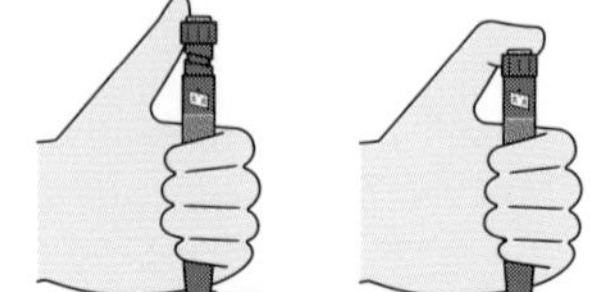

ストローク製剤は注入ボタンが伸びる

✓特徴

- インスリン製剤と注入器が一体型になっているので、セットを行う必要がない。
- 使い捨てである。
- 残量以上の設定は行えないようになっている。
- イノレット®は、単位の数字や注入ボタンが大きいため、視力障害や神経障害患者に適する。
  - ➡ショルダー(突起部)を注射部位に垂直に押し当てるだけで、まっすぐ注射針が刺さるのが特徴。

✓注意点

- ストローク製剤(注入ボタンが伸びる製剤)は、正しい注入操作「親指の腹を注入ボタンに接し、垂直に押し込む」が行えているか確認する。
  - ➡設定単位数が増えると、小児や高齢者、手指の機能障害がある患者では、正しい注入操作ができていない(誤った持ち方、親指の腹以外で斜めに押してしまうなど)可能性があるため、注入操作の確認が必要。

カートリッジ製剤

- ペンフィル®、カートの2種類がある。

✓特徴

- 専用のペン型注入器にセットして使用する。
  - ➡間違った組み合わせで用いると、有害事象(低血糖や高血糖など)につながることが報告されている。

✓注意点

- 耐用期間と設定単位は、ペン型注入器の種類によって異なる。
- 特に、耐用期間を過ぎても使用を続けているケースがあるため、

■カートリッジと注入器の組み合わせ　必ず同じ会社のカートリッジと注入器を組み合わせること

製薬会社	カートリッジ製剤	ペン型注入器
サノフィ	●ランタス®注カート ●アピドラ®注カート	●イタンゴ®
日本イーライリリー	●ヒューマログ®注カート ●ヒューマログ®ミックス25注カート ●ヒューマログ®ミックス50注カート ●ヒューマリン®R注カート ●ヒューマリン®3/7注カート ●ヒューマリン®N注カート ●インスリン グラルギンBS注カート「リリー」	●ヒューマペン®サビオ® ●ヒューマペン®ラグジュラ ●ヒューマペン®ラグジュラHD
ノボ ノルディスク ファーマ	●ノボラピッド®注 ペンフィル® ●ノボラピッド®30ミックス注 ペンフィル® ●レベミル®注 ペンフィル®	●ノボペン®4 ●ノボペン エコー®

注意する。

➡例：転院前の病院で交付されたが、現医院での確認漏れから、耐用年数を何年も過ぎた状態で使用を続けているなど。

製薬会社	ペン型注入器	耐用期間	設定単位（単位刻み）
サノフィ	イタンゴ®	2年	1～60単位（1単位刻み）
日本イーライリリー	ヒューマペン®サビオ®	3年	1～60単位（1単位刻み）
	ヒューマペン®ラグジュラ		
	ヒューマペン®ラグジュラHD		1～30単位（0.5単位刻み）
ノボ ノルディスク ファーマ	ノボペン®4	3年	1～60単位（1単位刻み）
	ノボペン エコー®	5年	0.5～30単位（0.5単位刻み）

●ストローク（注入ボタンが伸びるタイプ）の場合は、正しい注入操作が行えているか確認する。

バイアル製剤

特徴

●インスリン注射器で吸引し、使用する。

●静注投与や、インスリンポンプを用いて投与する場合などに使用される。

- 「1バイアル（10mL）＝1000単位」である。
  - ➡バイアルのラベルに描かれている「100単位/mL」という表示による含量の誤認に注意する。

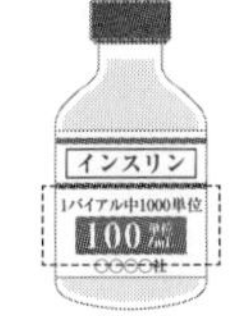

✔注意点（注射器を使用する場合）

- 他の注射器と取り間違えない。
  - ➡必ず「単位」または「UNIT」の表示があるインスリン注射器を使用する。「mL」表示である汎用注射器は、使用しない。
- インスリンの単位換算（1単位＝0.01mL）を把握する。
  - ➡投与準備を行うときに、インスリンの指示単位が何mLに相当するかを確認する。

■インスリン単位換算

1単位 ⟷	0.01mL
10単位 ⟷	0.1mL
100単位 ⟷	1mL

- インスリン注射器の種類（サイズ）に注意する。
  - ➡注射器には、単位が異なる複数の種類（サイズ）がある。同じ単位でも、種類（サイズ）によって量りとられた量の見え方は異なる。

投与時にナースが気をつけるべきこと

- インスリンに関連した医療事故やヒヤリ・ハット事例は、多数報告されている。安全に使用するため、過去に起きた事例の背景・要因や改善策についても理解しておく。
  - ➡インスリンに関する事故の要因：含量の誤認、単位の誤解、注入器の取り違え、中止時の注射、針刺し、投与速度の間違え　など。

✔事故防止のポイント

- カラーコードや識別記号だけで、確認作業は行わない。
  - ➡薬剤名は、必ずフルネームで確認する。
- 注入器は、色で区別しない。
  - ➡色が似たインスリン製剤がある。投与前にカートリッジの薬剤名を必ず確認する。

■インスリン製剤

分類				商品名	懸濁	作用時間 発現（hr）
ヒトインスリン	速効型			ノボリン®R注	×	約0.5
				ヒューマリン®R注	×	約0.5～1
	中間型			ノボリン®N注	○	約1.5
				ヒューマリン®N注	○	1～3
	混合型	速効型／中間型	30/70	ノボリン®30R注	○	約0.5
				イノレット®30R注	○	約0.5
				ヒューマリン®3/7注	○	0.5～1
インスリンアナログ	超速効型			ノボラピッド®注	×	10～20分
				ヒューマログ®注	×	＜15分
				ヒューマログ®注HD	×	＜15分
				アピドラ®注	×	＜15分
	混合型	超速効型／中間型	25/75	ヒューマログ®ミックス25注	○	＜15分
			30/70	ノボラピッド®30ミックス注	○	10～20分
			50/50	ノボラピッド®50ミックス注	○	10～20分
				ヒューマログ®ミックス50注	○	＜15分
			70/30	ノボラピッド®70ミックス注	○	10～20分
	配合溶解	超速効型／持効型	30/70	ライゾデグ®配合注	×	10～20分（Bolus画分）
	持効型			ランタス®注	×	1～2
				インスリン グラルギンBS注	×	1～2
				ランタス®XR注	×	1～2
				トレシーバ®注	×	該当なし（定常状態）*2
				レベミル®注	×	約1

＊1　ランタスXR注ソロスター以外：300単位/3mL　ランタスXR注ソロスター：450単位/1.5mL
＊2　定常状態において作用が持続するため

		空打ち	プレフィルド/キット製剤[*1]					カートリッジ製剤[*1]		バイアル
			フレックス		ミリオペン®	ソロスター®	イノレット®	カート	ペンフィル®	
最大（hr）	持続（hr）		ペン®	タッチ®						
1～3	約8	2	○							○
1～3	5～7	2			○			○		○
4～12	約24	2	○							
8～10	18～24	2			○			○		○
2～8	約24	2	○							
2～8	約24	2					○			
2～12	18～24	2			○			○		○
1～3	3～5	2	○	○			○		○	○
0.5～1.5	3～5	2			○			○		○
0.5～1.5	3～5	2			○					
0.5～1.5	3～5	2				○		○		○
0.5～6	18～24	2			○			○		
1～4	約24	2	○						○	
1～4	約24	2	○							
0.5～4	18～24	2			○			○		
1～4	約24	2	○							
1～3（Bolus画分）	＞42[*3]（Bolus画分）	2		○						
明らかなピークなし	約24	2				○		○		○
明らかなピークなし	約24	2			○[*4]			○		
明らかなピークなし	＞24	3				○				
明らかなピークなし	＞42[*3]	2		○					○	
3～14	約24	2	○				○		○	

＊3　インスリン デグルデクのコーカシアと日本人の1型糖尿病患者における薬物動態プロフィルに基づいてい外挿

＊4　［リリー］ミリオペン　［FFP］キット

●**複数患者の薬剤準備を、1つのトレイで行わない。**

➡患者ごとにトレイをわけて作業を行う。

●**患者の識別シールを、キャップに貼らない。**

➡キャップの付け間違いによる誤投与を防止するため、識別シールは、必ず本体に貼る。

●**空打ちは、注射のつど、一般的に2単位(ランタス®XRは3単位)で行う。**

➡空打ち未実施で注射している患者がいる。毎回の空打ち実施の必要性(気泡を抜き、針が正しく取り付けられていて、インスリン製剤の故障がないか確認のために必要であること)を説明する。

●**懸濁製剤は、十分な混和を行う。**

➡不十分な懸濁は、低血糖や血糖コントロールの不良につながる。注射前に十分な混和を行った場合でも、すぐ使用できず、時間が空いた際は、再度混和を行う。

➡ノボラピッド®の混合製剤(30ミックス、50ミックス、70ミックス)は、製剤を縦にせず横にして保管する。

●**未使用の製剤を保管する際は、凍結・高温を避ける。**

➡冷気の吹き出す場所での保管は避け、凍結した製剤は使用しない。寒冷地では、外気に直接製剤が触れないよう、鞄などに入れ持ち歩き、自動車内への放置も避ける。

●**使用中の製剤は、直射日光が当たらない室温下(バイアル製剤は冷蔵庫)で保管する。**

➡自動車内に放置しない。飛行機に乗るときは、貨物室内での凍結を避けるため、機内に持ち込む。

➡勤務先(外勤)や出張・旅行などの際には、ふだん使用中の製剤をどのように保管しているか確認する。

●**定期的に、単位設定が困難でないか確認し、クリック音での設定は行わないように説明する。**

➡加齢や糖尿病網膜症、他の眼科疾患(緑内障、白内障など)で単位設定が困難になる場合がある。

(澤田覚志、山中克郎)

糖尿病治療薬
(経口血糖降下薬)

●糖尿病治療薬は、食事・運動では十分な血糖コントロールが得られない2型糖尿病患者に対して用いられる。

➡「薬を飲んでいるから大丈夫」と考えず、食事療法・運動療法を継続するよう指導することが大切である。

●妊娠中・妊娠の可能性のある患者には、糖尿病治療薬を使用できない。

➡糖尿病患者が妊娠した場合には、インスリン療法へと切り替える必要がある。

分類と特徴

●糖尿病の病態(インスリン抵抗性増大、インスリン分泌低下、高血糖状態)に合わせて薬剤が選択される。

➡インスリン抵抗性増大：チアゾリジン系、ビグアナイド系。

➡インスリン分泌低下：スルホニル尿素薬、グリニド薬(速効型インスリン分泌促進薬)、DPP-4阻害薬。

➡高血糖状態：αグルコシダーゼ阻害薬、SGLT2阻害薬。

●ここでは、臨床でよく使われるチアゾリジン系、ビグアナイド系、スルホニル尿素薬、グリニド系、αグルコシダーゼ阻害薬について解説する。

✓チアゾリジン系(TZD)

●インスリン抵抗性を改善することで、筋肉・脂肪組織における糖の取り込み・利用を促進し、肝臓における糖の放出を抑制することで血糖を下げる薬剤である。

●ピオグリタゾン（アクトス®）が含まれる。

●副作用として、浮腫や体重増加などがある（浮腫は、男性より女性に出現しやすい）。

➡「急激な水分貯留に伴う心不全」をきたす危険があるため、浮腫や急激な体重増加がみられたら、心不全を疑って対応する必要がある。

●肝障害や黄疸、心電図異常なども生じうるため、定期的に肝機能や心電図などを確認する。

ビグアナイド系（BG）

●肝臓からの糖放出を抑制する作用、インスリン抵抗性を改善して筋肉・脂肪組織における糖の取り込みを促進させる作用、腸管からの糖吸収を抑える作用などによって、血糖を下げる薬剤である。

➡トリグリセリド（中性脂肪）やLDLコレステロールを下げる働きも期待できる。

●メトホルミン（メトグルコ®）が含まれる。

●まれだが重大な副作用として、乳酸アシドーシスがある。投与初期や増量時には必ず患者に説明し、早期発見・対応できるよう指導する。

➡乳酸アシドーシスの症状：消化器症状（嘔気・嘔吐、下痢）、倦怠感、筋肉痛など。

スルホニル尿素薬（SU薬）

●膵β細胞のSU受容体に結合することで、膵臓からのインスリン分泌を促し、血糖を下げる薬剤である。

●グリベンクラミド（オイグルコン®、ダオニール®）、グリクラジド（グリミクロン®）、グリメピリド（アマリール®）が含まれる。

➡血糖降下作用は、グリベンクラミド>グリメピリド>グリクラジドとされている。

●高齢者・肝障害や腎障害のある患者に使用する場合、遷延性の低血糖が起こりうる。低血糖に関する指導を行い、目標血糖値を患者個々に合わせて調整する必要がある。

✔グリニド薬

- すばやく膵β細胞に作用してインスリン分泌を促し、食後高血糖を抑える薬剤である。
  - ➡作用機序はスルホニル尿素薬とほぼ同じ。違いは「速く効くが、効果がなくなるのも速い」点である。
- ナテグリニド（ファスティック®、スターシス®）、ミチグリニド（グルファスト®）、レパグリニド（シュアポスト®）が含まれる。
- 食後高血糖を改善する目的で服用するため、食直前に飲む必要がある。服用忘れが生じやすいので、患者によく説明しておく必要がある。
  - ➡食後に服用したのでは十分な効果が得られないこと、服用してから食事まで時間が空くと低血糖が起こりうることに注意。
  - ➡事前に食事摂取回数（1日3食かどうか）も確認しておくとよい。

✔αグルコシダーゼ阻害薬（α-G1）

- α-グルコシダーゼ（二糖類をブドウ糖に分解する酵素）のはたらきを阻害することで、食後の急激な血糖上昇を抑える薬剤である。
  - ➡グリニド薬と同様、食直前に飲む薬剤であるため、服用忘れが生じないよう、患者によく説明しておく必要がある。
- アカルボース（グルコバイ®）、ボグリボース（ベイスン®）、ミグリトール（セイブル®）などが含まれる。
- 低血糖時には、砂糖ではなくブドウ糖を摂取しないと症状が改善しないことを伝える。
- 放屁などが生じやすくなるため、患者が自己判断で中断してしまうこともある。十分な患者指導が重要となる。

投与時にナースが気をつけるべきこと

- シックデイ（糖尿病患者が食事を摂れないとき）の対処法を、患者・家族に説明しておくことが大切である。

- 低血糖が起こりうる。疑わしい症状が出現したら、ブドウ糖（なければ甘い物）を摂取するように伝えておく。
  - ➡αグルコシダーゼ阻害薬を服用している患者の場合、砂糖ではなくブドウ糖を摂取しないと低血糖症状が改善しない。

略語

【SU】
sulfonylurea：スルホニル尿素

（山中克郎）

参考文献

1. 山中克郎，澤田覚志，植西憲達編：UCSFに学ぶ できる内科医への近道 改訂4版．南山堂，東京，2012.
2. 木津純子編：ナースのための基本薬 第2版．照林社，東京，2020.

Column DPP-4阻害薬とSGLT2阻害薬

DPP-4阻害薬は、DPP-4という酵素（インスリン分泌を促す消化管ホルモンを分解する酵素）のはたらきを阻害することで、インスリン分泌を促し、血糖を下げる薬剤である。食事の影響を受けず、単剤では低血糖を起こしにくいとされており、近年、使用されることが増えてきている。しかし、比較的新しい薬剤（2009年に発売開始）であるため、未知の副作用が起こる危険性も否定できない。

SGLT2阻害薬は、尿細管から血管へ糖を運ぶSGLT2という物質を阻害することで、糖の再吸収を阻害し、血糖値を下げる薬剤である。いくつかの臨床試験により心保護作用と腎保護作用があることが明らかとなり、今後使用が増える可能性がある。単剤では低血糖を起こしにくいとされているが、脱水や脳卒中、性器感染症などの副作用があるため注意が必要となる。

（山中克郎）

■代表的な糖尿病治療薬

分類	名称	用法・用量
チアゾリジン系	ピオグリタゾン（アクトス®）	●1日1回15〜30mg（1日45mg上限） ●インスリン使用時：1日1回15mgで開始（1日1回30mg上限） ➡朝食前または後
ビグアナイド系	メトホルミン（メトグルコ®）	●1日500mgで開始し、効果をみながら維持量を決定（最高投与量は1日2250mg） ➡1日2〜3回に分けて、食直前または食後
SU薬	グリベンクラミド（オイグルコン®、ダオニール®）	●1日1.25〜2.5mg（最大1日10mg） ➡1日1回（朝食前または後）もしくは2回（朝・夕の食前もしくは食後）に分けて投与
	グリクラジド（グリミクロン®）	●1日40mgで開始し、維持量（1日40〜120mg）を決定（最大1日160mg） ➡1日1回（朝食前または後）もしくは2回（朝・夕の食前もしくは食後）に分けて投与
	グリメピリド（アマリール®）	●1日0.5〜1mgで開始し、維持量（1日1〜4mg）を決定（最大1日6mg） ➡1日1回（朝食前または後）もしくは2回（朝・夕の食前もしくは食後）に分けて投与
グリニド系	ナテグリニド（ファスティック®、スターシス®）	●1回90mg（1回120mgまで増量可） ➡1日3回、毎食直前（食前10分以内）に服用
	ミチグリニド（グルファスト®）	●1回10mg ➡1日3回、毎食直前（食前5分以内）に服用
	レパグリニド（シュアポスト®）	●1回0.25mgで開始し、維持量（1回0.25〜0.5mg）を決定（1回1mgまで増量可） ➡1日3回、毎食直前（食前10分以内）に服用
αグルコシダーゼ阻害薬	アカルボース（グルコバイ®）	●1回50mgで開始。認容性確認後1回100mg ➡1日3回、毎食直前に服用
	ボグリボース（ベイスン®）	●1回0.2mg。効果不十分なら1回0.3mgまで増量可 ➡1日3回、毎食直前に服用
	ミグリトール（セイブル®）	●1回50mg。効果不十分なら1回75mgまで増量可 ➡1日3回、食直前に服用

経口ステロイド薬

●ステロイドホルモンは、ステロイド骨格と呼ばれる構造をもつ化合物の総称である。

■ステロイド骨格

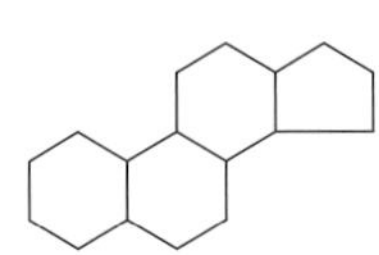

➡広義では、性ホルモン、糖質コルチコイド（グルココルチコイド）、鉱質コルチコイド（ミネラルコルチコイド）などをさす。

➡狭義では、副腎で合成されるステロイドホルモンを配合した副腎皮質ステロイド薬のことをいう。

●臨床で「ステロイドホルモン」という場合は、副腎皮質ステロイド薬を指す場合が多い。

➡副腎皮質ステロイド薬は、副腎皮質ホルモンのうち、糖質コルチコイドに分類されるコルチゾール（ヒドロコルチゾン）が配合されている薬剤のことを指している。

●ステロイド薬は、抗炎症作用や免疫抑制作用などをもつため、アレルギー性疾患、自己免疫疾患、血液疾患などに効果を発揮する。

➡その一方で、免疫抑制作用による易感染性、糖利用を低下させることによる高血糖をはじめとするさまざまな副作用も起こりうる。

➡特に、大量投与時には、皮膚が薄くなる・筋力低下・白内障の進行（タンパク異化作用による）、動脈硬化・満月様顔貌（脂質合成促進による）、骨粗鬆症の誘発（腸管からのCa吸収抑制作用による）、消化性潰瘍（ムチン減少による）などが起こりうる。

分類と特徴

●作用持続時間によって、短時間型、中間型、長時間型に分けられる。

短時間型

- 作用持続時間（生物活性半減期）8～12時間の薬剤である。
- コルチゾン（コートン）、ヒドロコルチゾン（コートリル®）などがある。
- ステロイドの力価を考えるとき、基準になるのがヒドロコルチゾンである。

中間型

- 作用持続時間（生物活性半減期）12～36時間の薬剤である。
- プレドニゾロン（プレドニゾロン、プレドニン®）、メチルプレドニゾロン（メドロール®）などがある。
  - ➡プレドニゾロンは、さまざまな症状・疾患に対して幅広く使用されている。
  - ➡メチルプレドニゾロンは、腎移植後、拒絶反応を抑える目的で使用される場合もある。

長時間型

- 作用持続時間（生物活性半減期）36～54時間の薬剤である。
- デキサメタゾン（デカドロン）、ベタメタゾン（リンデロン®）などがある。
  - ➡デキサメタゾンは、抗がん剤による嘔気・嘔吐などを抑える目的で、$5\text{-}HT_3$受容体拮抗薬やNK_1受容体拮抗薬などと併用する場合もある。

投与時にナースが気をつけるべきこと

使用時に注意が必要な場合

- 慢性肝疾患：ステロイドの代謝阻害が起こる。
  - ➡特に、長時間型を連日投与する場合には要注意。
- 慢性腎疾患：デキサメタゾンは、代謝が亢進し、投与量のめやすがわかりにくいため、投与を控えることが望ましい。プレドニゾロンは代謝が阻害され、実際以上に作用が増強することがある。

- 妊婦：デキサメタゾンやベタメタゾンは、胎盤通過性が高く、奇形や発育不全、出生後の副腎不全を引き起こす可能性があるため注意する。
  ➡胎盤通過性が最も低いのはプレドニゾロンとされている。
- 授乳婦：少量投与の場合、母乳移行性による影響は少ないとされている。
  ➡プレドニゾロン換算で1回20mg以上内服している場合には、服用後4時間以上たってから授乳するのが望ましい。

患者指導のポイント

- ステロイド使用を不安に感じている患者は少なくない。治療目的、副作用について説明し、併用薬がある場合は「なぜその併用薬が必要なのか」を患者が理解できるよう十分に説明する。
  ➡自己判断で服用を中止しないようにすることが大切。
- 副作用は投与量や投与期間によって異なる。状況に応じて、予防投与や日常生活で注意が必要なことを伝える。
  ➡服用開始後に起こりうる副作用：不眠、食欲亢進、発汗、抑うつ、倦怠感など。
  ➡中等量以上・数日後に起こりうる副作用：高血圧、浮腫、高血糖など。
  ➡長期投与（低用量でも）で起こりうる副作用：ステロイド性骨粗鬆症、消化性潰瘍、満月様顔貌など。

（山中克郎）

参考文献

1. 山中克郎，澤田覚志，植西憲達編：UCSFに学ぶ できる内科医への近道 改訂4版．南山堂，東京，2012.
2. 木津純子編：ナースのための基本薬 第2版．照林社，東京，2020.

■代表的な経口ステロイド薬

分類	名称	抗炎症作用	電解質作用	内服時等価対応量
短時間型 （半減期8～12時間）	コルチゾン （コートン）	0.8	0.8	25mg
この薬剤が力価の基準	ヒドロコルチゾン （コートリル®）	1	1	20mg
中間型 （半減期12～36時間）	プレドニゾロン （プレドニゾロン、プレドニン®）	4	0.8	5mg
	メチルプレドニゾロン （メドロール®）	5	0.5	4
長時間型 （半減期36～54時間）	デキサメタゾン （デカドロン）	25	0	0.75
	ベタメタゾン （リンデロン）	25	0	0.75

外用ステロイド薬

分類

- 薬効の強さによって、strongest（最も強い）、very strong（とても強い）、strong（強い）、medium（普通）、weak（弱い）の5ランクに分類される。
  - ➡ランクの強弱はあくまで目安で、絶対的な評価ではない。
- 剤形が豊富で、軟膏、クリーム、ローション、スプレーがある。
  - ➡クリームや一部のローションは、基剤の構造により、以下の3つに分けられる。

①O/W型（水中油型、バニシングクリーム）。
②W/O型（油中水型、コールドクリーム）。
③FAPG（油脂性・乳剤性両方の特性を兼ね備えた型、リオゲル）。

- 同一成分でも、剤形や基剤の違いでランクが異なる薬剤がある。

■基剤の種類（イメージ）

O/W型クリーム

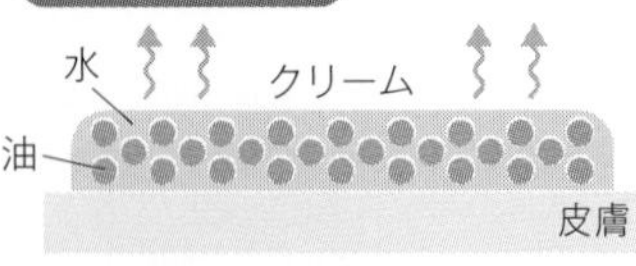

水の中に油が分散している

W/O型クリーム

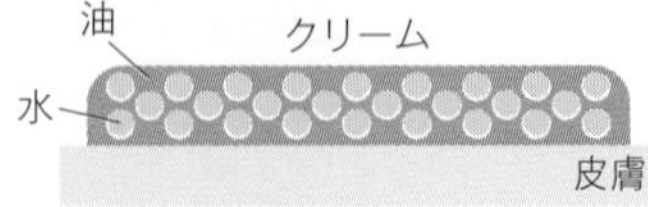

粘度の高い油の中に水が分散している（油膜保持成分配合）

投与時にナースが気をつけるべきこと

✓薬剤選択

- 薬剤一覧表の「同一ランク内の並び順」で強弱を判断しない。
  - ➡製薬会社提供の表は、自社製品を同一ランク内の上位に位置づけていることがある。
  - ➡効果と局所性の影響の乖離が認められる薬剤（例：パンデル®）もある。
- 適応症や部位、年齢、炎症の状態（湿潤、乾燥、水疱など）に応じて、ランクや剤形を選択する。
- 先発医薬品から後発医薬品に切り替えるときは、効果や副作用の出現に注意する。
  - ➡後発医薬品と先発医薬品では、「皮膚透過性（基剤や組成の違いによって違いが出る）」や「混合不可かどうか」「安定性の担保期間」が異なる場合がある。
  - ➡接触皮膚炎の誘発物質（クロタミトンやパラベン類など。先発医薬品には含まれていない）を含む後発医薬品への切り替え後は、副作用に注意する。

✓局所副作用

- 皮膚線条は非可逆的だが、それ以外の局所副作用は、外用頻度を減らすなどの対応で改善する。
  - ➡ステロイドのランクにかかわらず、長期連用や塗布量の増加などが、局所性副作用の発現率を高める。
- 皮膚萎縮やステロイド紫斑は高齢者（皮膚が薄い）、皮膚線条やステロイド痤瘡は思春期以降の男女に起きやすい。
- ステロイド外用剤自体が接触皮膚炎を起こすことがある。
  - ➡適切な薬剤を使用したにもかかわらず、皮膚症状が軽快しない、あるいは悪化・遷延化した際は、接触皮膚炎の可能性を考える。
- 塗布中止後の色素沈着は、皮膚の炎症鎮静によるもので、ステロイド外用剤による副作用ではない。

● 適切な薬剤を選択・使用すれば、全身的な副作用は起こりにくい。

➡過量使用や誤った塗布が行われていないか、処方された塗布量の残量（≒塗布剤の使用状況）を確認する。

➡症状が改善していないのに使用量が少ない場合は、塗布の実施有無や塗布方法の状況を確認する。

■ステロイド外用剤の局所副作用

●皮膚萎縮	●星状偽瘢痕
●ステロイド紫斑	●ステロイド痤瘡
●酒さ様皮膚炎	●ステロイド緑内障
●創傷治癒の遅延	●皮膚線条
●乾皮症	●ステロイド潮紅
●毛細血管拡張	●多毛
●接触皮膚炎	●細菌・真菌・ウイルス性皮膚感染症の増悪　など

（澤田覚志、山中克郎）

Column 外用ステロイド薬の塗り方

「薄くのばして」塗るのではなく、「適切な量でたっぷり」塗るように指導する。

軟膏の投与量を説明する際、FTU（finger tip unit）に基づいて説明するとよい。

1FTU＝第2指先端から第1関節まで押し出した軟膏量

1FTU＝口径5mmチューブなら約0.5gになるが、わが国の軟膏チューブの口径は5mm以下が多いので、日本人の場合は「1FTU＝約0.3g」と考えるとよい。

（山中克郎）

■主な外用ステロイド薬（主成分の軟膏剤による分類）

ランク	商品名	軟膏	クリーム	ローション	スプレー
strongest	デルモベート	油脂性	O/W	[スカルプ] 溶液性	—
	ダイアコート®	油脂性	O/W	—	—
very strong	フルメタ®	油脂性	O/W	溶液性	—
	アンテベート®	油脂性	O/W	乳剤性（O/W）	—
	トプシム®	油脂性*1	[Cr]FAPG [Ecr]O/W	乳剤性（O/W）	エアゾール
	リンデロン®-DP	油脂性	O/W	[ゾル] 溶液性	—
	マイザー®	油脂性	O/W	—	—
	ビスダーム®	油脂性	O/W	—	—
	ネリゾナ®	油脂性	[Cr]O/W [Ucr]W/O	[ソリューション] 溶液性	—
	テクスメテン®	油脂性	[Ucr]W/O	—	—
	パンデル®	油脂性	O/W	—	—
strong	エクラー®	油脂性	O/W	懸濁性	—
	メサデルム®	油脂性*1	O/W	乳剤性（O/W）	—
	ボアラ®	油脂性	O/W	—	—
	ベトネベート®	油脂性	O/W	—	—
	リンデロン®-V	油脂性	O/W	乳剤性（O/W）	—
	フルコート®	油脂性*2	O/W	[外用液] 溶液性	エアロゾル
medium	リドメックス	油脂性	O/W	乳剤性（O/W）	—
	レダコート®	油脂性	O/W	—	—
	アルメタ®	油脂性	—	—	—
	キンダベート	油脂性	—	—	—
	ロコイド®	油脂性	O/W	—	—
	グリメサゾン®	油脂性	—	—	—
week	プレドニゾロン	—	O/W	—	—

＊1　ラノリンアルコール
＊2　ラノリン

Cr：クリーム
Ucr：ユニバーサルクリーム
Ecr：Eクリーム

吸入薬（ステロイド、β_2刺激薬、抗コリン薬）

分類

- 成分により、ステロイドホルモン、β_2刺激薬、抗コリン薬の3種類に大きく分けられる。
  - ➡β_2刺激薬は、長時間作用性、短時間作用性の2種類にさらに分けられる。
- 薬剤の形状により、ドライパウダー、エアゾールの2種類に大きく分けられる。
  - ➡吸入薬のデバイス（吸入器具）には多くの種類があるが、ドライパウダー用のデバイスと、エアゾール用のデバイスに大きく分けられる。

臨床でよく使われるものについて解説

ドライパウダー用デバイスの種類と特徴

- ドライパウダーは、粉末状の薬剤を効果的に吸入するため、患者が「薬剤を自分で吸い込む」必要がある。
- ドライパウダー用のデバイスは、製薬会社によってさまざまな種類があり、それぞれ使用方法が異なる。
  - ➡患者に「正しい使用方法を理解してもらうこと」が重要。

タービュヘイラー®

特徴

- パルミコート®（ブデソニド）、シムビコート®（ブデソニドとホルモテロールの合剤）に使用するデバイスである。
  - ➡ブデソニドはステロイドホルモン、ホルモテロールはβ_2刺激薬に分類される。

- タービュヘイラー®をまっすぐに立て、回転グリップ(薬剤をセットするときに回す部分)を回して薬剤をセットし、吸入する。

■タービュヘイラー®の構造

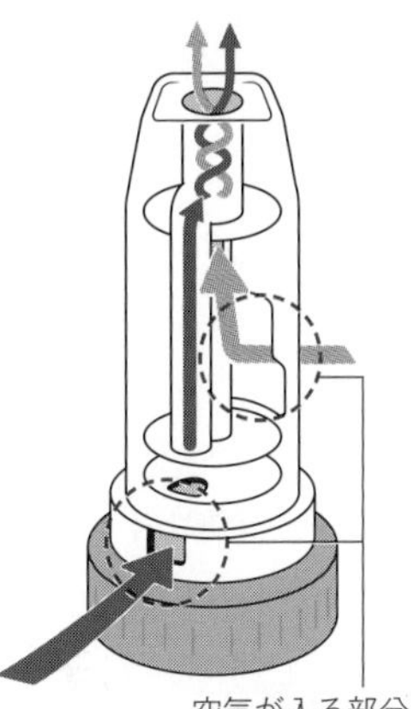

注意

- 吸入時には、必ず回転グリップをもつ。
  ➡空気が入る部分を指で塞いでしまうと、薬剤がうまく吸気に混ざらなくなってしまうため、十分な効果が得られない。

ジェヌエア®

特徴

- エリクラ®(アクリジニウム)に使用するデバイスである。
  ➡アクリジニウムは、長時間作用性β_2刺激薬である。
- ジェヌエア®を水平にし、緑ボタンを押して薬剤を充填した後、吸入する。
  ➡薬剤が正しく充填されると、信号が緑色に変化する。

■ジェヌエア®の吸入方法

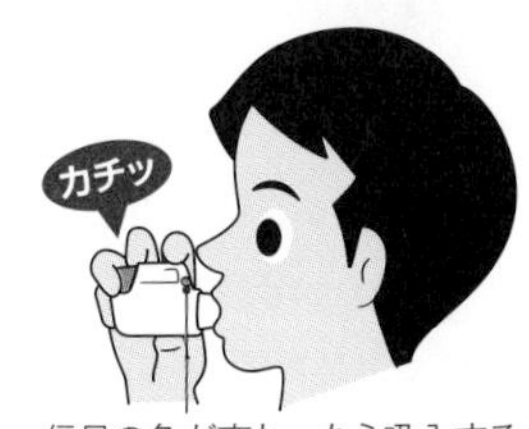

信号の色が変わったら吸入する

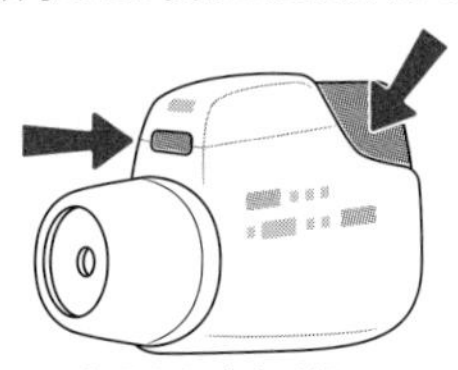

隙間から空気が入る

注意

- 緑ボタンを押したまま吸入しない。
  ➡本来なら、正しく吸入できると「カチッ」と音がするが、その音が鳴らず、正しく吸入できたかわからなくなってしまう。
- 他のデバイスと違い、空気が隙間から入ってくる構造になっているため、「塞いではいけない」場所はない。

スイングヘラー®

特徴

- メプチン®（プロカテロール）に使用するデバイスである。
  - ➡プロカテロールは、短時間作用型β_2刺激薬である。プロカテロール吸入薬としては、メプチンエアー®という噴霧するタイプの商品もある。
- スイングヘラー®を水平にしてキャップを開け、ボタンを押して薬剤を充填し、吸入する。
  - ➡水平にしたとき「ラベルが上」にくるようにもつ。

注意

■スイングヘラー®の吸入法

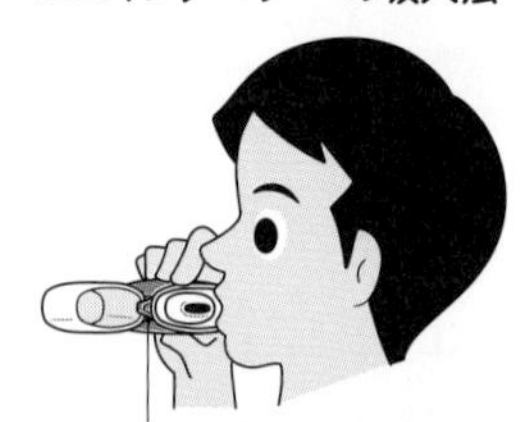

- 吸入時には、上下をもつ。
  - ➡空気が入る部分を指で塞いでしまうと、薬剤がうまく吸気に混ざらなくなってしまうため、十分な効果が得られない。

ブリーズヘラー®

特徴

- オンブレス®（インダカテロール）、シーブリ®（グリコピロニウム）、ウルティブロ®（グリコピロニウムとインダカテロールの合剤）に使用するデバイスである。
  - ➡インダカテロールとグリコピロニウムは、長時間作用性β_2刺激薬に分類される。
- ブリーズヘラー®のキャップを外してカプセルをセットし、ボタンを押して薬剤を充填した後、吸入する。

注意

- 吸入時、正しく薬剤が放出されていれば、カプセルが回転するカラカラという音が聞こえる。カプセルが回転する音が聞こえない場合は、薬剤が正しく放出されていないと判断する。

➡カプセルが変形している場合、吸入が強すぎる場合、ブリーズヘラー®を傾けて吸入した場合などでは、薬剤が正しく放出されない。

■ブリーズヘラー®の吸入法

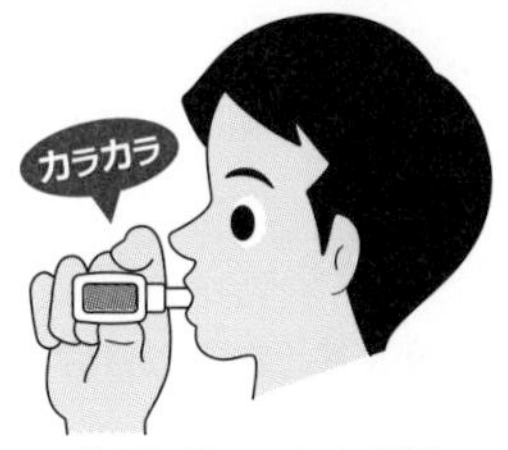

水平に保つことも重要

ツイストヘラー®

特徴

● アズマネックス®(モメタゾン)に使用するデバイスである。

➡モメタゾンは、ステロイドホルモンである。

● ツイストヘラー®を立ててキャップを開けた後、水平にして吸入する。

■ツイストヘラー®の吸入法

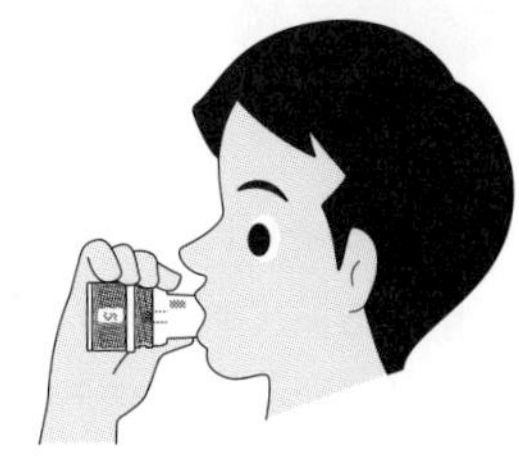

吸入時は水平に持つ

注意

● キャップを外した後、マウスピース(吸入口)を回さない。

➡ツイストヘラー®は、キャップを外すことで薬剤が充填されるため、マウスピースを回すと、残量計と実際に残っている薬の数が合わなくなってしまう。

エリプタ

特徴

● アニュイティ(フルチカゾン)、エンクラッセ(ウメクリジニウム)、レルベア(ビランテロールとフルチカゾンの合剤)、アノーロ(ウメクリジニウムとビランテロールの合剤)に使用するデバイスである。

➡フルチカゾンとビランテロールはステロイドホルモン、ウメクリジニウムは長時間作用性β_2刺激薬である。

- カバーを開け、吸入する。

注意

■エリプタの薬剤充填法

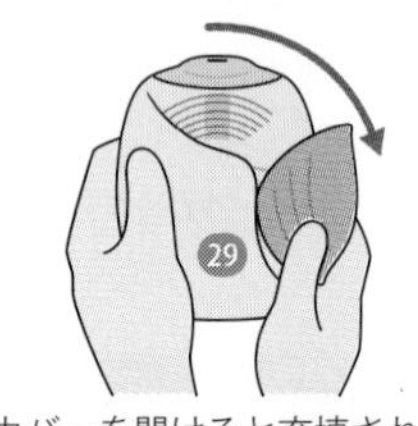

カバーを開けると充填される

- 吸入するとき以外はカバーを開けない。

➡カバーを開けると薬剤が充填されるため、吸入せずにカバーを閉じると1回分の薬がムダになる。

ディスクヘラー

特徴

- フルタイド（フルチカゾン）、セレベント（サルメテロール）に使用するデバイスである。

➡フルチカゾンはステロイドホルモン、サルメテロールは長時間作用性β_2刺激薬である。

- フタ側を上にしてカバーを外し、吸入器を水平にした状態で、フタを垂直になるまで立ててから閉じ、その後吸入する。

■ディスクヘラーの薬剤充填法

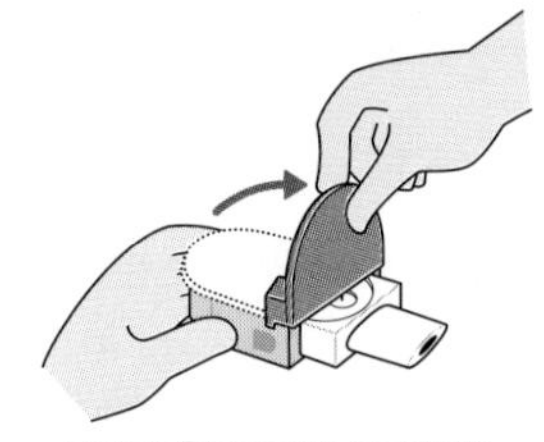
フタを「立ててから戻す」と充填される

注意

- 吸入後、一度トレーを引き出して戻す。

➡トレーの出し入れによってディスクが回転し、吸入し終えた分の薬剤が送られる。

エアゾール用デバイスの種類と特徴

特徴

- エアゾールは、ガスによって噴射したガスを吸入するため、患者の「吸い込む力が弱い」場合でも使用しやすいのが特徴である。
- エアゾール用のデバイスはpMDIと呼ばれ、使用方法も似ている。キャップを外してボンベを押し、噴射された薬剤を吸入すればよい。

➡スピリーバ®（チオトロピウム）とスピオルト®（チオトロピウムとオロダテロールの合剤）の場合は、専用のデバイスを使用する。

注意

- pMDIは、吸入口が下にくるようにして噴射する。

■pMDIの吸入法

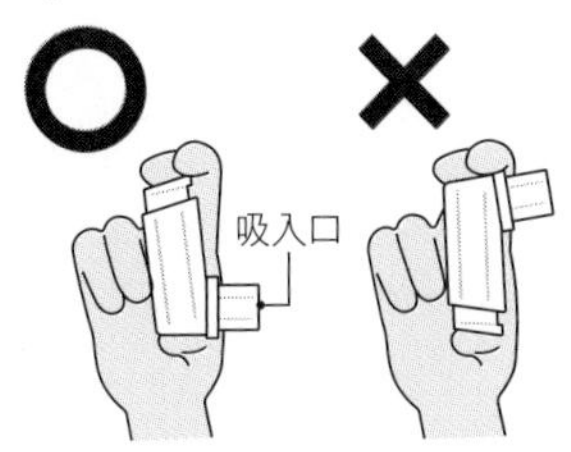

向きに注意する

投与時にナースが気をつけるべきこと

- 大きく息を吐いてからデバイスをくわえて吸入する。

➡ドライパウダーの場合は、十分量が吸えなくなる可能性がある。

- 吸入後、うがいを行って、口腔・咽頭に残った薬剤を洗い流す。

➡患者によっては、甘みや苦みなどを感じる可能性があることをあらかじめ説明しておく。

（澤田覚志、山中克郎）

■代表的な吸入薬

名称		用量と注意点
ステロイド		
フルチカゾン	フルタイド 50・100・200 ロタディスク	●1日最大投与量：成人800μg、小児200μg ●吸入には吸気速度60L/分が必要 ●ディスクヘラー（吸入補助器具）が必要 ●甘く無臭
	フルタイド 50・100・200 ディスカス	●1日最大投与量：成人800μg、小児200μg ●吸入には吸気速度30L/分が必要 ●甘く無臭
	フルタイド 50μgエアゾール120吸入用・100μgエアゾール60吸入用	●1日最大投与量：成人800μg、小児200μg ●スペーサー使用を推奨 ●無臭
ブデソニド	パルミコート® 100μg・200μg タービュヘイラー	●1日最大投与量：成人1600μg、小児800μg ●吸入には吸気速度60（28～36L/分）が必要 ●無味無臭
	パルミコート® 吸入液0.25mg・0.5mg	●1日最大投与量：成人2mg、小児1mg ●ネブライザー使用 ●無味無臭
ベクロメタゾン	キュバール™ 50・100 エアゾール	●1日最大投与量：成人800μg、小児200μg ●アルコール臭あり
モメタゾン	アズマネックス® ツイストヘラー	●1日最大投与量：成人800μg ●無臭
シクレソニド	オルベスコ® インヘラー	●1日最大投与量：成人800μg、小児200μg ●アルコール臭あり
合剤（ステロイド＋長時間β_2刺激薬）		
フルチカゾン＋サルメテロール	アドエア 50・125・250 エアゾール	●アドエア®50は小児に使用できる ●アドエア®125はCOPDに使用されることもある ●スペーサー使用を推奨 ●無臭
	アドエア 100・250・500 ディスカス	●アドエア®100は小児に使用できる ●アドエア®250はCOPDに使用されることもある ●吸入には吸気速度30L/分が必要 ●甘く無臭

名称			用量と注意点
ブデソニド ＋ ホルモテロール		シムビコート® タービュヘイラー	●COPDに使用されることもある ●維持療法で使用している場合、発作時の吸入可 ●無味無臭
β刺激薬			
短時間型	サルブタモール	サルタノールインヘラー	●成人：1回2吸入（最大1日4回＝8吸入） ●小児：1回1吸入（最大1日4回＝4吸入） ●効果は3日間以上持続
	プロカテロール	メプチン® 吸入液	●成人1回0.3～0.5mL ●小児：1回0.1～0.3mL ●ネブライザー使用
		メプチン エアー®	●成人1回2吸入（最大1日4回＝8吸入） ●小児：1回1吸入（最大1日4回＝4吸入）
		メプチン® スイングヘラー®	●成人1回2吸入（最大1日4回＝8吸入） ●小児：1回1吸入（最大1日4回＝4吸入）
		メプチン キッドエアー®	●成人1回4吸入（最大1日4回＝16吸入） ●小児：1回2吸入（最大1日4回＝8吸入）
	フェノテロール	ベロテック® エロゾル	●成人：1回2吸入（最大1日4回） ➡1日1吸入から開始し効果を確認 ➡2～5分たっても効果不十分な場合は、2吸入を限度に追加。それ以上の追加吸入は、少なくとも6時間あけること
長時間	サルメテロール	セレベント ロタディスク ディスカス	●成人：1日1回50μgを1日2回 ●小児：1回25μgを1日2回（1回50μgを1日2回まで増量可） ➡1日2回を超えて使用しない ●吸入には、ロタディスクで60L/分、ディスカスで30L/分の吸気速度が必要
抗コリン薬			
イプラトロピウム		アトロベント® エロゾル	●1回1～2噴射を1日3～4回
チオトロピウム		スピリーバ® 吸入用カプセル	●1回1吸入を1日1回 ●ハンディヘラー®を使用 ●吸入には、20L/分の吸気速度が必要
		スピリーバ® レスピマット®	●1回2吸入を1日1回

ワクチン

分類

- ワクチンは、製造方法から、生ワクチンと不活化ワクチンの2つに大別される。
  ➡生ワクチンはウイルスや細菌の毒性・発病力を弱めたもの、不活化ワクチンは病原体（またはその成分）の感染力・毒をなくす処理を行ったものである。
- 不活化ワクチンのなかには、トキソイド（細菌のもつ毒素を取り出して無毒化し、免疫原性だけを残したもの）も含まれる。
- ここでは、臨床ナースが知っておくべき代表的なワクチンについて説明する。

代表的な不活化ワクチン

PPSV23：23価肺炎球菌莢膜多糖体ワクチン

特徴

- 肺炎球菌の23血清型の莢膜多糖体を抗原とするワクチンで、肺炎球菌による肺炎・髄膜炎・菌血症を予防する。
  ➡肺炎球菌は、菌を覆う莢膜（多糖体でできている）が主な原因となって病原性を強く発揮する。
- B細胞のみを活性化するワクチンであるため、追加接種が必要となる。
  ➡B細胞は、体内に侵入した病原体を排除する抗体を作る。

接種方法

- 定期接種：65歳以上、基礎疾患のある60〜64歳が対象。
  - ➡PPSV23（ニューモバックス®NP）0.5mLを皮下注／筋注する。
- 任意接種：接種後5年以上の間隔で再接種
  - ➡PPSV23摂取後、1年以上の間隔でPCV13（プレベナー13®）接種する方法もある。

注意

- 接種当日は過激な運動を避け、接種部位を清潔に保つ。
- 起こりうる副反応は、アナフィラキシー、ギラン・バレー症候群、血小板減少性紫斑病、蜂窩織炎などである。
- 5年以内にPPSV23を接種すると、副反応が出現する可能性が高まる。

PCV13：沈降13価肺炎球菌結合型ワクチン

- 肺炎球菌の13血清型の莢膜多糖体を、無毒性変異ジフテリア毒素と共有結合させたワクチンで、肺炎球菌による肺炎・髄膜炎・菌血症を予防する。
  - ➡免疫原性はPPSV23より高いが、カバー率は低い。
- T細胞とB細胞を活性化する。
  - ➡T細胞は、ヘルパーT細胞（免疫応答を促進する）、サプレッサーT細胞（免疫反応を抑制する）、キラーT細胞（病原体に感染した細胞やがん細胞を殺す）に分かれる。

接種方法

- 定期接種：生後2か月〜60か月が対象（初回接種3回＋追加1回）。
  - ➡PCV13（プレベナー13®）0.5mLを皮下注する。
- 任意接種：PPSV23との併用が推奨されている。
  - ➡PCV13初回接種後、6か月〜4年以内にPPSV23を追加接種。または、PPSV23接種後、1年以上の間隔でPCV13を接種。

注意

- 接種当日は過激な運動を避け、接種部位を清潔に保つ。
- PCV13接種によって、肺炎球菌による死亡を抑制することはできない。
- 起こりうる副反応は、アナフィラキシー、けいれん、血小板減少性紫斑病などである。

インフルエンザワクチン

特徴

- 発育鶏卵の尿膜管で増殖したインフルエンザウイルスのHAタンパクを原料としたワクチンで、インフルエンザウイルスによる症状の重症化を防ぐ。
  ➡HAタンパクは、感染しようとする細胞に結合し、ウイルスを細胞内に取り込むはたらきをするタンパク質である。
- 国内では、4価(A型2つ＋B型2つ)のワクチンが製造されている。
  ➡ウイルス株は、流行状況をふまえて毎年選定される。
- 免疫効果は、2週間〜5か月間持続する。
  ➡個人の予防効果だけではなく、集団予防効果もある。

接種方法

- 定期接種：65歳以上と基礎疾患のある60〜64歳は1回接種、13歳未満は2回接種。
  ➡0.5mLを皮下注する(海外では筋注する)。
- 毎年接種が必要。

注意

- 接種当日は過激な運動を避け、接種部位を清潔に保つ。

●起こりうる副反応は、接種部位の腫脹、アナフィラキシー、ギラン・バレー症候群などである。

➡卵アレルギーに注意が必要（アナフィラキシーを引き起こす）。

沈降破傷風トキソイドワクチン

特徴

●破傷風菌を純培養し、培養液中の破傷風毒素をホルマリンで不活化し、精製したもの（＝破傷風トキソイド）を、アルミニウム塩に吸着させて不溶化したワクチンである。

●破傷風に対する免疫はワクチン接種のみで得られ、自然感染では獲得できない。

➡1968年からワクチンとして定期接種化。それ以前の年代では抗体保有率が著しく低い。

●副反応は、接種部位の発赤・腫脹、アナフィラキシーなどである。

➡発赤・腫脹は、接種回数が多いと起こりやすい。

接種方法

●初回免疫：20～56日間隔で、0.5mLずつ2回接種（筋注）。

●追加免疫：初回接種後6か月以上あけて、0.5mLを1回接種。

➡10年ごとのブースター（追加接種）が望ましい。

●外傷時に接種する。

注意

●外傷時の接種の場合、創部の状態＋受傷者の破傷風に対する免疫状態（回数・最終接種からの時間）を考慮する。

●生年が1968年以前か以後かもチェックする。

代表的な生ワクチン

風疹ワクチン

特徴

- 妊娠初期の風疹ウイルス感染による先天性風疹症候群を予防するために接種する。
- 1歳以上で2回接種することが重要である。
- 1979年4月1日以前に生まれた男性は、定期接種として風疹ワクチンを受けていないため、抗体保有率が低い。

接種方法

- 定期接種：1歳になったら1回目（0.5mL皮下注）、小学校入学前1年間に2回目の定期接種（0.5mL皮下注）を行う
- 生ワクチンであるため、他のワクチンを受ける場合は中27日以上あける。

注意

- 副反応は、過敏症、アナフィラキシー、血小板減少性紫斑病などである。
- 妊娠中・妊娠の可能性がある場合は接種できない。
  ➡接種後2か月間は妊娠を避ける。
- 温度管理が重要。接種直前に溶解し、ただちに使用する。

接種時にナースが気をつけるべきこと

- 各予防接種の副反応について患者に説明する。副反応による健康被害に対しては、被害者救済制度があることも説明する。
  ➡科学的にワクチンに関連して起きる望ましくない反応のことを、副反応という。

■ワクチンによる副反応

接種直後	●血管迷走神経反射　●蕁麻疹 ●アナフィラキシー
接種後数日	●局所の発赤・腫脹・疼痛　●発熱
接種後数日以降	●弱毒化した生ワクチンによる原病に類似した症状 ●無菌性髄膜炎　●脳炎・脳症 ●急性散在性脳脊髄炎　●ギランバレー症候群 ●血小板減少性紫斑病　など

●接種方法として、国内では皮下注射が通常行われている。

➡筋肉注射でも安全にできることが証明されている。また、筋肉注射のほうが、抗体応答が高い傾向にある。

●接種間隔にも注意が必要である。

➡不活化ワクチン接種後に他種のワクチンを接種する場合は1週間後、生ワクチン接種後に他種のワクチンを接種する場合は1か月後の間隔を空けて接種する。

略語

【PPSV23】
pneumococcal polysaccaride vaccine：23価肺炎球菌莢膜多糖体ワクチン
【PCV13】
pneumococcal conjugate vaccine：沈降13価肺炎球菌結合型ワクチン

（宗像源之）

■代表的なワクチンの特徴

ワクチン	項目	内容
PPSV23 （23価肺炎球菌莢膜多糖体ワクチン）	目的	●肺炎球菌による肺炎・髄膜炎・菌血症の予防
	効果 （5年以内）	●すべての肺炎球菌に対して27.4％ ●血清型の肺炎球菌に対して33.5％
	副反応 （9967780回接種）	●アナフィラキシー（16例） ●ギラン・バレー（12例） ●血小板減少性紫斑病（3例） ●蜂窩織炎（106例）
PCV13 （沈降13価肺炎球菌結合型ワクチン）	目的	●肺炎球菌による肺炎・髄膜炎・菌血症の予防
	効果 （65歳以上）	●血清型の肺炎球菌による市中肺炎を45.6％予防
	副反応 （13980650回接種）	●アナフィラキシー（37例） ●けいれん（71例） ●血小板減少性紫斑病（30例）
インフルエンザワクチン	目的	●インフルエンザウイルスによる症状の重症化予防
	効果	●ワクチン株と流行株が一致していれば50％の予防効果
	副反応	●接種部位の腫脹（10～64％） ●アナフィラキシー（卵アレルギー） ●ギラン・バレー症候群（3.4例/100万接種）
沈降破傷風トキソイドワクチン	目的	●破傷風に対する免疫の獲得
	効果	●接種後、血中抗毒素価 0.01IU/mL以上で有効（0.1IU/mL以上で感染防御） ●ワクチン接種で獲得した抗体は30年以上持続
	副反応	●接種部位の発赤・腫脹（接種回数が多いと起こりやすい） ●アナフィラキシー
風疹ワクチン	目的	●先天性風疹症候群の予防
	効果	●2回接種で95％以上
	副反応	●過敏症（発疹・瘙痒感・発熱など） ●アナフィラキシー（0.1％未満） ●血小板減少性紫斑病（0.0001％）

抗菌薬

分類

- 抗菌薬は、構造から「β-ラクタム系」と「それ以外」に大きく分けられる。
  - ➡β-ラクタム系は、構造式にβ-ラクタム環をもつ薬剤で、ペニシリン系、セフェム系、カルバペネム系などに分類される。
- ここでは、特によく使用するβ-ラクタム系薬剤のうち、代表的な薬剤に絞って解説する。
- β-ラクタム系抗菌薬は、時間依存性に効果を発揮する。
  - ➡投与時間を守ることが重要となる。

■抗菌薬の主な分類

β-ラクタム系抗菌薬	それ以外の抗菌薬
ペニシリン系 セフェム系 カルバペネム系　など	マクロライド系 アミノグリコシド系 ニューキノロン系　など

代表的なペニシリン系抗菌薬

アンピシリン・スルバクタム

特徴

- アンピシリンに、β-ラクタマーゼ阻害剤であるスルバクタムを配合した薬剤（アンピシリン：スルバクタム＝2：1）。

⇒スルバクタムがβ-ラクタマーゼに結合することで不活化される。スルバクタム単独でも、アシネトバクターに対する抗菌作用がある。

- グラム陽性球菌〜陰性桿菌〜嫌気性菌までカバーする。

⇒嫌気性菌が関与する誤嚥性肺炎などに使用される。

- 組織移行性は良好である。

注意点

- 時間依存性で、半減期が短いため、頻回投与が必要である。
- 腎排泄なので、腎機能による投与量調整が必要となる。

■アンピシリン・スルバクタムのカバーする範囲

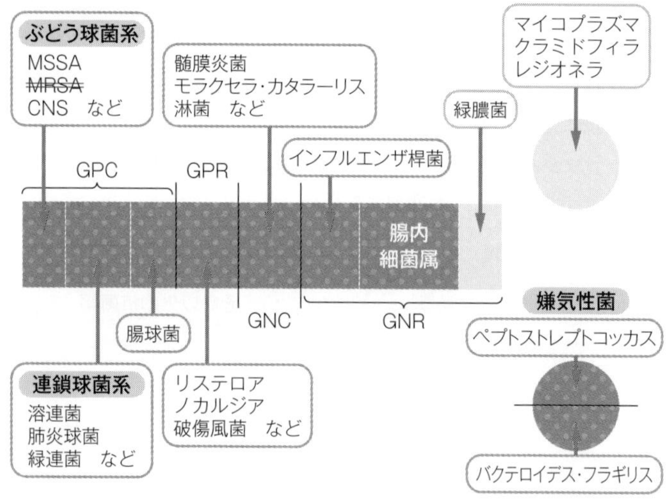

ピペラシリン／タゾバクタム

特徴

- ピペラシリンにβ-ラクタマーゼ阻害剤であるタゾバクタムを配合した薬剤である（ピペラシリン：タゾバクタム＝8：1）。
- グラム陽性球菌〜陰性桿菌〜嫌気性菌までカバーする。

⇒緑膿菌が想定される感染症に使用される。

●組織移行性は良好である。

注意点

●時間依存性で、半減期が短いため、頻回投与が必要である。

●腎排泄なので、腎機能による投与量調整が必要となる。

■ピペラシン・スルバクタムのカバーする範囲

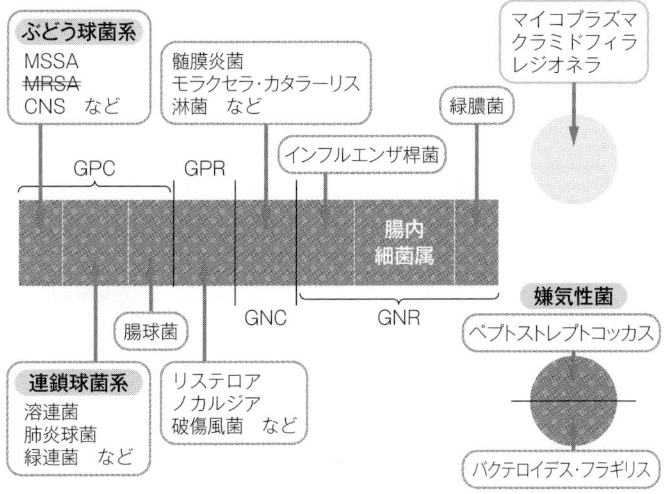

代表的なセフェム系抗菌薬

セファゾリン

特徴

●第１世代セフェム系抗菌薬である。

●グラム陽性球菌に抗菌活性が高い。

➡皮膚軟部組織感染症・周術期感染予防に使用される。

●メシチリン感受性ブドウ球菌（MRSA）に対する第一選択薬である。

● 髄液移行性は不良である。

注意点

● 時間依存性で、半減期が短いため、頻回投与が必要である。
● 腎排泄なので、腎機能による投与量調整が必要となる。

■ セファゾリンのカバーする範囲

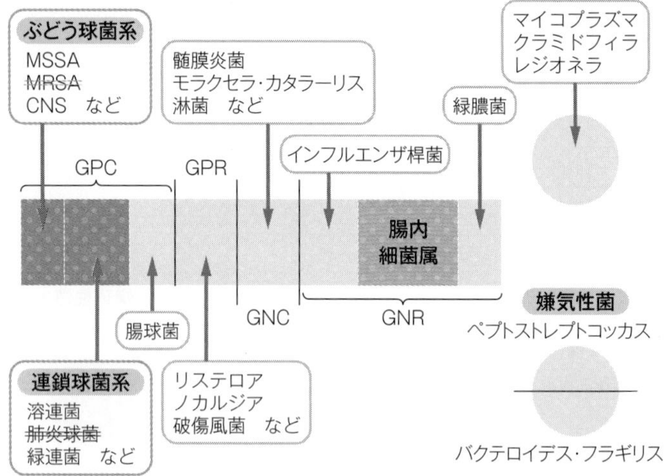

セフメタゾール

特徴

● 第2世代セフェム系薬剤である。
● グラム陰性桿菌＋嫌気性菌に抗菌活性が高く、バクテロイデス・フラギリスやESBL産生菌に有効である。
　➡ ESBL産生菌は、ESBL（基質特異性拡張型βラクタマーゼ）という酵素を産生する菌の総称で、薬剤耐性菌の一種である。
● 下部消化管の術前投与として使用される。
● 髄液移行性は不良である。

注意点

- 時間依存性で、半減期が短いため、頻回投与が必要である。
- 腎排泄なので、腎機能による投与量調整が必要となる。

■ セフメタゾールのカバーする範囲

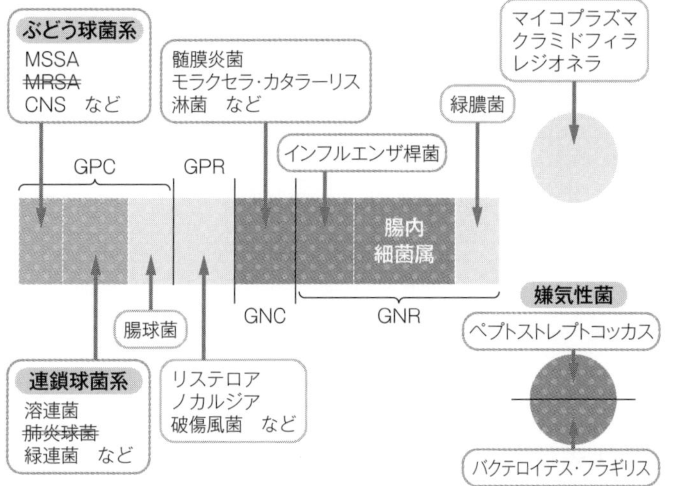

セフトリアキソン

特徴

- 第3世代セフェム系薬剤である。
- グラム陰性桿菌に抗菌活性が高い。
- 緑膿菌、バクテロイデス・フラギリスには無効である。
- 髄液移行性は良好である。

注意点

- 時間依存性だが、半減期は長いため、1日1回投与が可能である。
- 肝代謝なので、腎機能による投与量調整は不要。
- 胆泥の副作用がある。

- Ca含有注射剤と併用すると、結晶形成が生じる。

■セフトリアキソンのカバーする範囲

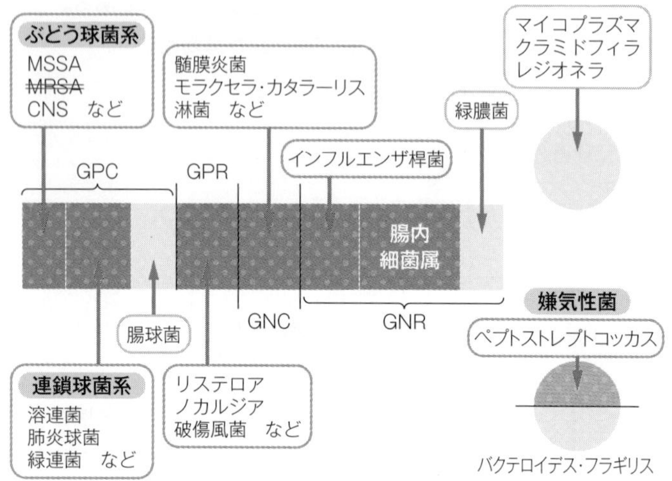

代表的なカルバペネム系抗菌薬

メロペネム

特徴

- グラム陽性球菌〜グラム陰性桿菌〜嫌気性菌に有効で、緑膿菌にも抗菌活性が高い。
- MRSA・腸球菌・ステノトロホモナスには無効である。
- 髄液移行性は良好である。

注意

- 時間依存性で、半減期が短いため、頻回投与が必要である。
- 腎排泄なので、腎機能による投与量調整が必要となる。

■メロペネムのカバーする範囲

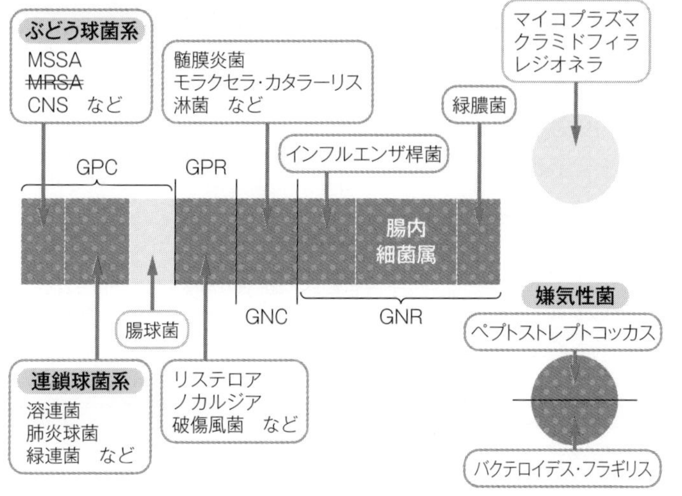

（宗像源之）

■代表的な抗菌薬

ペニシリン系		
アンピシリン／スルバクタム（ユナシン®、スルバシリン®など）	特徴	●嫌気性菌が関与する誤嚥性肺炎などに使用される ●時間依存性で、半減期が短い（1時間） ●腎排泄（65％） ●グラム陽性球菌～陰性桿菌～嫌気性菌までカバー
	投与方法（例）	●ユナシン®Sを、1回1.5～3g・6時間ごとに投与
ピペラシリン／タゾバクタム（ゾシン®、タゾピペ®など）	特徴	●緑膿菌が想定される感染症に使用される ●時間依存性で、半減期が短い（1時間） ●腎排泄（65％）
	投与方法（例）	●ゾシン®を、1回4.5g・6時間ごとに投与
セフェム系		
セファゾリン（セファメジン®など） 第1世代	特徴	●皮膚軟部組織感染症・周術期感染予防に使用される ●MRSAに対する第一選択薬 ●時間依存性で、半減期が短い（1.8時間） ●腎排泄（90％）
	投与方法（例）	●セファメジン®αを、1回1～2g・8時間ごとに投与
セフメタゾール（セフメタゾン®） 第2世代	特徴	●下部消化管の術前投与として使用される ●ESBL産生菌にも有効 ●時間依存性で、半減期が短い（1.1時間） ●腎排泄（84％）
	投与方法（例）	●セフメタゾン®を、1回1g・6時間ごとに投与
セフトリアキソン（ロセフィン®） 第3世代	特徴	●時間依存性で、半減期は長い（8時間） ●肝代謝（45％） ●副作用（胆泥）、Ca含有注射剤との併用で結晶形成が起こりうる
	投与方法（例）	●ロセフィン®を、1回1～2g・24時間ごとに投与
カルバペネム系		
メロペネム（メロペン®）	特徴	●時間依存性で、半減期が短い（1時間） ●腎排泄（60％）
	投与方法（例）	●メロペン®を、1回1g・8時間ごとに投与

MEMO

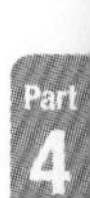

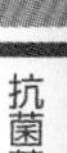

早引き「症状→疾患」編

■本書で取りあげた症状をみたとき、想起できる主な疾患をまとめました。
■Part 3で解説した「臨床で特に重要な疾患」は、色文字で示しています。

意識障害・失神 ▶p.13

- アルコール離脱症候群
- ウェルニッケ脳症
- 外傷
- 感染症
- 肝性脳症
- 急性アルコール中毒
- 高血圧脳症
- 甲状腺機能低下症
- 甲状腺クリーゼ
- **細菌性髄膜炎** ▶p.192
- CO_2ナルコーシス
- 精神疾患
- 自己免疫性脳症
- ショック
- 単純ヘルペス脳炎
- **中毒** ▶p.248
- **電解質異常** ▶p.226
- 低酸素血症
- てんかん
- 頭部外傷
- **糖尿病（低・高血糖）** ▶p.233
- 尿毒症
- **脳血管障害** ▶p.174
- 副腎不全

嘔気・嘔吐 ▶p.85

- アルコール
- 胃がん
- 胃不全麻痺
- **肝炎** ▶p.221
- 肝不全
- 急性胃腸炎
- 術後
- **小脳出血** ▶p.174
- 上腸間膜動脈塞栓症
- 食中毒
- **心筋梗塞** ▶p.195
- **心不全** ▶p.205
- 膵炎
- 精神疾患
- 胆嚢炎
- 虫垂炎
- **腸閉塞** ▶p.252
- **糖尿病性ケトアシドーシス** ▶p.233
- 内耳疾患
- 尿毒症
- 妊娠
- **脳出血** ▶p.174
- 脳腫瘍
- ノロウイルス感染症
- 副腎不全
- 片頭痛
- マロリー・ワイス症候群
- めまい症
- 薬剤性

関節痛 ▶p.154

- SLE（全身性エリテマトーデス）
- 外傷
- 化膿性関節炎
- 関節リウマチ
- 偽痛風
- 血液がん
- 膠原病
- 痛風
- パルボウイルス感染症
- 蜂窩織炎

胸痛 ▶p.55

- 逆流性食道炎
- **急性冠症候群** ▶p.195
- 緊張性気胸
- 胸膜炎
- 自然気胸
- 食道破裂
- 帯状疱疹
- **大動脈解離** ▶p.200
- **肺炎** ▶p.213
- **肺血栓塞栓症** ▶p.210
- 肋軟骨炎

筋力低下 ▶p.147

- ALS（筋萎縮性側索硬化症）
- 壊死性筋膜炎
- ギラン・バレー症候群
- 筋強直性ジストロフィー
- 絞扼性神経障害
- 周期性四肢麻痺
- 重症筋無力症
- 精神疾患
- 脊髄梗塞
- 脊髄腫瘍
- 前脊髄動脈症候群
- 多発性筋炎
- 多発性硬化症
- 多発性皮膚筋炎
- 椎間板ヘルニア
- 電解質異常 ▶p.226
- 脳梗塞・脳出血 ▶p.174
- 脳腫瘍
- 馬尾症候群
- 慢性硬膜下血腫
- 慢性ミエロパシー
- ランバート・イートン症候群

下血（下部消化管出血） ▶p.99

- 炎症性腸疾患
- 感染性腸炎
- 虚血性腸炎
- 血管異形成
- 痔核
- 大腸がん
- 大腸憩室
- 大腸・直腸静脈瘤
- 大腸ポリープ
- 大動脈腸管瘻
- 腸重積
- デュラフォイ病変
- メッケル憩室

血尿 ▶p.112

- IgA腎症
- 外傷
- 膠原病
- 細菌感染
- シャント感染
- 腎盂腎炎 ▶p.191
- 腎結核
- 腎・尿路結石
- 腎細胞がん
- 心内膜炎
- 腎尿路結石
- 前立腺がん
- 前立腺肥大
- 多発性嚢胞腎
- 尿管がん
- 敗血症 ▶p.186
- 膀胱炎
- 膀胱がん
- 菲薄基底膜病
- 連鎖球菌感染症後腎炎
- 薬剤性

下痢 ▶p.105

- アナフィラキシー ▶p.182
- 感染性下痢症
- 偽膜性腸炎
- 甲状腺クリーゼ
- 浸透圧性下痢
- 膵炎
- TSLS（中毒性ショック様症候群）
- TSS（中毒性ショック症候群）
- 敗血症 ▶p.186
- 腹膜炎
- 薬剤性
- 旅行者下痢症

高血圧（高血圧緊急症） ▶p.65

- 悪性高血圧
- 急性冠症候群 ▶p.195
- 急性心不全 ▶p.205
- 高血圧合併妊娠
- 高血圧性脳症
- 子癇
- 大動脈解離 ▶p.200
- 脳血管障害 ▶p.174

しびれ ▶p.137

- 胸郭出口症候群
- ギラン・バレー症候群
- 頸椎症
- 手根管症候群

- 大腿外側皮神経痛
- 多発神経炎
- 中心性頸髄損傷
- 肘部管症候群
- 椎間板ヘルニア
- 手口感覚症候群
- 橈骨神経麻痺
- 馬尾症候群
- 閉鎖孔ヘルニア
- 閉塞性動脈硬化症
- ワレンベルク症候群

出血傾向（凝固異常） ▶p.124

- 肝機能障害
- 凝固因子欠損
- 血管浮腫
- 血友病
- 抗リン脂質抗体症候群
- 第Ⅶ因子欠乏
- DIC（播種性血管内凝固症候群）
- ビタミンK欠乏
- von Willebrand病

出血傾向（血小板減少） ▶p.124

- HIV感染
- HUS（溶血性尿毒症症候群）
- 骨髄異形成症候群
- 再生不良性貧血
- C型肝炎
- TTP（血栓性血小板減少性紫斑病）
- 白血病
- 脾機能亢進
- ピロリ菌感染
- ヘパリン惹起性血小板減少症

ショック ▶p.8

- アナフィラキシー ▶p.182
- 異所性妊娠
- 外傷
- 肝細胞がん破裂
- 急性膵炎
- 緊張性気胸
- 出血
- 心筋梗塞 ▶p.195
- 心筋炎
- 心筋症
- 不整脈 ▶p.60
- 心タンポナーデ
- 脊髄損傷
- 脱水 ▶p.226
- 大動脈瘤破裂
- 糖尿病ケトアシドーシス ▶p.233
- 熱中症
- 熱傷
- 敗血症 ▶p.186
- 肺血栓塞栓症 ▶p.210
- 弁膜症

視力障害 ▶p.42

- 外傷
- 急性閉塞隅角緑内障
- 結膜炎
- 視神経炎
- 脳動脈瘤
- 片頭痛
- 網膜中心動脈閉塞症
- 網膜剥離

せん妄 ▶p.19

- 術後合併症 ▶p.252
- 感染症
- 脱水 ▶p.226
- 電解質異常 ▶p.226
- 中毒 ▶p.248

頭痛 ▶p.30

- 急性緑内障発作
- 巨細胞性動脈炎
- 筋緊張性頭痛
- くも膜下出血 ▶p.174
- 群発頭痛
- 髄膜炎 ▶p.192
- 脳炎
- 脳出血 ▶p.174
- 脳腫瘍
- 脳動脈解離
- 片頭痛

咳 ▶p.76

- アトピー
- 胃食道逆流症
- 咽後膿瘍

- ウイルス性急性上気道炎
- 間質性肺炎
- 感染後咳嗽
- 感染性咳嗽
- 急性喉頭蓋炎
- 後鼻漏症候群
- 咳喘息
- 肺炎 ▶p.213
- 肺がん
- 肺結核
- 肺塞栓症 ▶p.210
- 百日咳
- 副鼻腔気管支症候群
- 扁桃周囲膿瘍
- 薬剤性

聴力障害 ▶p.42

- 急性中耳炎
- 騒音性難聴
- 耳硬化症
- 中耳真珠腫
- 聴神経腫瘍
- 突発性難聴

低酸素血症 ▶p.70

- 間質性肺炎
- COPD ▶p.217
- 神経筋疾患
- 先天性心疾患
- 脳血管障害 ▶p.174
- 肺炎 ▶p.213
- 肺血管腫
- 肺血栓塞栓症 ▶p.210
- 肺水腫
- 肺動静脈瘻
- 貧血
- 放射線肺臓炎
- 無気肺
- 薬剤性

吐血（上部消化管出血） ▶p.99

- 胃炎
- 胃がん
- 胃・食道静脈瘤
- 血管異形成
- 消化性潰瘍
- 食道炎
- デュラフォイ病変
- 大動脈腸管瘻
- マロリー・ワイス症候群

発熱 ▶p.27

- 亜急性甲状腺炎
- 胃腸炎
- カテーテル関連血流感染症
- 化膿性胆管炎
- がん
- 感染症
- 感染性心内膜炎 ▶p.193
- 肝膿瘍
- 膠原病
- 細菌性関節炎
- CAPD腹膜炎
- 自己免疫疾患
- 歯髄炎
- 消化管出血
- 腎盂腎炎 ▶p.191
- 髄膜炎 ▶p.192
- 前立腺炎 ▶p.191
- 糖尿病ケトアシドーシス ▶p.233
- 敗血症 ▶p.186
- 副鼻腔炎
- 蜂窩織炎
- 薬剤性

貧血 ▶p.49

- 悪性貧血
- がん
- 感染症
- 急性出血
- 膠原病
- 自己免疫疾患
- 消化管出血
- ビタミンB_{12}欠乏性貧血
- 溶血性貧血

腹痛（急性腹症） ▶p.92

- カンピロバクター感染症
- 急性憩室炎
- 急性胆管炎
- 急性胆嚢炎
- 急性虫垂炎

- 上腸間膜動脈塞栓症
- 消化性潰瘍
- 心筋梗塞 ▶p.195
- 膵炎
- 腸閉塞 ▶p.252
- 尿管結石
- 腹部大動脈瘤
- 腹膜炎

不整脈 ▶p.60

- 心筋炎
- 心筋梗塞 ▶p.195
- 心筋症
- 心臓弁膜症

浮腫 ▶p.131

- アナフィラキシー ▶p.182
- 血管浮腫
- 甲状腺疾患
- コンパートメント症候群
- 深部静脈血栓症 ▶p.210
- 心不全 ▶p.205
- 腎不全 ▶p.239
- 低アルブミン血症
- 蜂窩織炎
- リンパ浮腫

便秘 ▶p.105

- 甲状腺機能低下症
- 自律神経障害
- 大腸がん
- 腸閉塞
- 電解質異常 ▶p.226
- 脊髄神経障害
- 脳神経障害
- 薬剤性

歩行障害 ▶p.159

- 後索障害
- 小脳梗塞・出血 ▶p.174
- 内耳障害
- 脳梗塞後遺症
- パーキンソン病
- 腓骨神経麻痺
- ポリファーマシー

皮疹 ▶p.164

- アトピー性皮膚炎
- アナフィラキシー ▶p.182
- 壊死性筋膜炎
- SLE（全身性エリテマトーデス）
- 蕁麻疹
- 重症薬疹
- 接触性皮膚炎
- 丹毒
- 腸チフス
- デング熱
- トキシックショック症候群
- ドライスキン
- 敗血症 ▶p.186
- 皮膚筋炎
- 風疹
- 蜂窩織炎
- マラリア
- リケッチア
- レプトスピラ

めまい ▶p.37

- 起立性低血圧
- 前庭神経炎
- 前庭性片頭痛
- 聴神経腫瘍
- 椎骨脳底動脈循環不全
- 小脳梗塞・出血 ▶p.174
- 脳幹部梗塞・出血 ▶p.174
- メニエール病
- 良性発作性頭位めまい症

腰痛 ▶p.118

- 圧迫骨折
- 化膿性椎体炎
- がんの骨転移
- 骨粗鬆症
- 神経根圧迫
- 脊柱管狭窄症
- 帯状疱疹
- 大動脈解離 ▶p.200
- 尿管結石
- 馬尾症候群
- 腹部大動脈瘤
- 腰椎圧迫骨折
- 腰椎椎間板ヘルニア

早引き「**疾患→症状**」編

■本書で取りあげた疾患をみたとき、注意したい主な症状をまとめました。
■Part 2で解説した「臨床で特に重要な症状」は、色文字で示しています。

アナフィラキシー ▶p.182

- 意識障害 ▶p.13
- 嘔気・嘔吐 ▶p.85
- 血圧低下
- 呼吸困難
- 下痢 ▶p.105
- 喘鳴
- 低酸素血症 ▶p.70
- 皮疹 ▶p.164
- 鼻汁
- 鼻閉
- 頻脈
- 腹痛 ▶p.92

肝機能障害 ▶p.221

- 黄疸
- かゆみ
- くも状血管腫
- 倦怠感
- 皮膚の黄染
- 腹部膨満感
- 腹壁静脈瘤

COPD ▶p.217

- 奇異性呼吸
- 口すぼめ呼吸
- 呼吸困難
- 呼吸音減弱
- 呼吸補助筋の肥大
- 咳 ▶p.76
- 喘鳴
- 痰
- チアノーゼ
- ビア樽状胸郭

術後合併症 ▶p.252

術後せん妄、縫合不全、腸閉塞、肺塞栓、クロストリジウム・ディフィシル感染症、心不全、無気肺

- 意識障害・失神 ▶p.13
- 嘔吐 ▶p.85
- 起座呼吸
- 胸痛 ▶p.55
- 頸静脈怒張
- 血圧低下
- 下痢 ▶p.105
- 呼吸音減弱
- 呼吸困難
- 手術部位疼痛
- ショック ▶p.8
- 喘鳴
- 体重増加
- 排液混濁
- 発熱 ▶p.26
- 頻呼吸
- 頻脈
- 不穏
- 腹痛 ▶p.92
- 腹部膨満
- 浮腫 ▶p.131

腎機能障害 ▶p.239

- 意識障害 ▶p.13
- 嘔気・嘔吐 ▶p.85
- 血圧低下
- 下痢 ▶p.105
- 呼吸困難
- 尿量減少

心筋梗塞 ▶p.195

- 嘔気・嘔吐 ▶p.85
- 胸痛 ▶p.55
- 発熱 ▶p.26
- 頻脈
- 腹痛 ▶p.92
- 不整脈 ▶p.60

心不全 ▶p.205

- 意識障害 ▶p.13
- 易疲労感・倦怠感
- 嘔気 ▶p.85

- 呼吸困難
- 起座呼吸
- 頸静脈怒張
- 血圧低下
- 食思不振
- 喘鳴
- チアノーゼ
- 尿量減少
- ピンク色泡沫痰
- 不穏
- 腹部膨満感
- 浮腫 ▶p.131
- 便秘 ▶p.105
- 脈圧低下

大動脈解離 ▶p.200

- 意識障害 ▶p.13
- 間欠跛行
- 胸痛 ▶p.55
- けいれん
- 頭痛 ▶p.30
- 四肢の血圧差
- 対麻痺
- 腹痛 ▶p.92
- めまい ▶p.37
- 冷汗

電解質異常 ▶p.226

低Na血症、低K血症、高K血症、高Ca血症

- 意識障害 ▶p.13
- 嚥下障害
- 嘔気・嘔吐 ▶p.85
- 筋力低下 ▶p.147
- けいれん
- 下痢 ▶p.105
- 構音障害
- 口渇
- 食思不振
- 振戦
- 頭痛 ▶p.30
- 精神症状
- 動悸
- 浮腫 ▶p.131
- 不整脈 ▶p.60
- 便秘 ▶p.105

- 麻痺 ▶p.137

糖尿病 ▶p.233

- 意識障害 ▶p.12
- 嘔気・嘔吐 ▶p.85
- 下痢 ▶p.105
- 倦怠感
- 口渇
- 昏睡
- 食思不振
- 体重減少
- 多飲
- 多尿
- 発熱 ▶p.26

尿路感染症 ▶p.244

- 悪寒戦慄
- 血圧低下
- 四肢冷感
- 尿閉
- 発熱 ▶p.26
- 頻呼吸
- 頻脈
- 腹部膨隆
- 網状皮斑
- 腰痛 ▶p.118

脳血管障害 ▶p.174

- 意識障害・失神 ▶p.12
- 嘔気・嘔吐 ▶p.85
- 気道閉塞
- けいれん
- 構音障害
- 高血圧 ▶p.65
- 嚥下障害
- 呼吸抑制
- 失語
- しびれ・麻痺・脱力 ▶p.137
- 徐脈
- 視力障害 ▶p.42
- 頭痛 ▶p.30
- 低酸素血症 ▶p.70
- 瞳孔異常・対向反射消失
- 吐血・下血 ▶p.99
- 歩行障害 ▶p.159
- めまい ▶p.37

肺炎 ▶p.213

- 意識障害 ▶p.12
- 胸痛 ▶p.55
- 呼吸困難
- 咳 ▶p.76
- 痰
- 発熱 ▶p.26

肺塞栓症 ▶p.210

- 胸痛 ▶p.55
- 血痰
- 呼吸困難
- 頻呼吸
- 浮腫 ▶p.131
- 不整脈

敗血症 ▶p.186

- 意識障害 ▶p.12
- 血圧低下
- 精神症状
- 発熱 ▶p.26
- 頻呼吸
- 網状皮斑

薬物中毒 ▶p.248

一酸化炭素、アセトアミノフェン、有機リン

- 意識障害・失神 ▶p.12
- 嘔吐 ▶p.85
- 気管支けいれん
- 気道分泌増加
- 下痢 ▶p.105
- 傾眠
- 口渇
- 高血圧 ▶p.65
- 呼吸抑制
- 徐脈
- 頭痛 ▶p.30
- 精神症状
- せん妄 ▶p.19
- 唾液分泌増加
- 低血糖 ▶p.23
- 低酸素 ▶p.70
- 瞳孔異常
- 尿閉
- 発汗
- 不整脈 ▶p.60
- 発熱 ▶p.26
- 頻呼吸
- 頻脈
- めまい ▶p.37
- 流涙

索　引

和文

あ

い

う

え

お

か

き

く

け

こ

さ

し

す

せ

ここだけおさえて! 院内で出合う
症状・疾患がわかるBOOK

2020年9月2日　第1版第1刷発行　編　著　山中　克郎
2021年9月8日　第1版第4刷発行　発行者　有賀　洋文
発行所　株式会社 照林社
〒112-0002
東京都文京区小石川2丁目3-23
電　話　03-3815-4921（編集）
03-5689-7377（営業）
http://www.shorinsha.co.jp/
印刷所　共同印刷株式会社

●本書に掲載された著作物（記事・写真・イラスト等）の翻訳・複写・転載・データベースへの取り込み、および送信に関する許諾権は、照林社が保有します。
●本書の無断複写は、著作権法上の例外を除き禁じられています。本書を複写される場合は、事前に許諾を受けてください。また、本書をスキャンしてPDF化するなどの電子化は、私的使用に限り著作権法上認められていますが、代行業者等の第三者による電子データ化および書籍化は、いかなる場合も認められていません。
●万一、落丁・乱丁などの不良品がございましたら、「制作部」あてにお送りください。送料小社負担にて良品とお取り替えいたします（制作部 ☎0120-87-1174）。

検印省略（定価はカバーに表示してあります）
ISBN978-4-7965-2494-0
©Katsuo Yamanaka/2020/Printed in Japan